An der ersten und zweiten Auflage waren beteiligt

R. Bachmann, M. Bartlett, H. Bauer, V. Berndt, W. Giessing, K. Giewekemeyer, K. Grewe, H. Geyer, E. John, R. Kahlert, I. Lambrecht, R. Michel, H. D. Möller, R. O. Scheemann, M. Ch. Schiller, M. Schiller, R. D. Schopen, J. Schreiber, E. Ulhaas, K. E. Windhagen

Interne Notfallmedizin

Programmierter Leitfaden für Praxis und Klinik

Herausgeber
G. Junge-Hülsing M. Hüdepohl G. Wimmer

Unter Mitarbeit von
H.-J. Blank, O.-H. Brinkmann, K. Funke

H. Benduhn, K. D. Bergmann, M. Conradt, W. Hardinghaus,
W. Haßfeld, E. Kahmann, H. Polewsky, R. Prieshof,
H. P. Remke, H. W. Riedesel, R. Stricker
Medizinische Klinik. Chefarzt: Prof. Dr. G. Junge-Hülsing

K. Heinkelein
Neurologische Klinik. Chefarzt: Priv. Doz. Dr. P. Haller

Städtische Kliniken Osnabrück

Dritte, neu bearbeitete und ergänzte Auflage

Springer-Verlag Berlin Heidelberg New York 1981

Prof. Dr. Gerhard Junge-Hülsing
Chefarzt der Medizinischen Klinik

Priv.-Doz. Dr. Dr. Matthias Hüdepohl
Oberarzt der Medizinischen Klinik

Dr. Gudrun Wimmer
Oberärztin der Medizinischen Klinik

Städt. Kliniken Osnabrück
Natruper-Tor-Wall 1
D-4500 Osnabrück

1. Auflage erschien im J. F. Lehmanns Verlag München

ISBN 3-540-10664-2 Springer-Verlag Berlin Heidelberg New York
ISBN 0-387-10664-2 Springer-Verlag New York Heidelberg Berlin

ISBN 3-540-08394-4 2. Auflage Springer-Verlag Berlin Heidelberg New York
ISBN 0-387-08394-4 2nd edition Springer-Verlag New York Heidelberg Berlin

CIP-Kurztitelaufnahme der Deutschen Bibliothek
Interne Notfallmedizin : programmierter Leitf.
für Praxis u. Klinik / Hrsg. G. Junge-Hülsing
. . . Unter Mitarb. von H.-J. Blank . . .
– 3., neu bearb. u. erg. Aufl. – Berlin ; Heidelberg ; New York : Springer, 1981.
ISBN 3-540-10664-2 (Berlin, Heidelberg, New York)
ISBN 0-387-10664-2 (New York, Heidelberg, Berlin)
NE: Junge-Hülsing, Gerhard [Hrsg.]; Blank, H.-J. [Mitverf.]

Satz, Druck- und Bindearbeiten: Triltsch, Würzburg
2119/3321-543210

Inhalt

5 Abdominelle Erkrankungen

6 Nierenerkrankungen

Vorwort zur ersten Auflage

Diese Notfallfibel ist eine gemeinsame Arbeit der Ärzte der Medizinischen Klinik der Städtischen Kliniken in Osnabrück; sie sei den in Praxis und Klinik tätigen Kollegen als Anregung und Hilfe in Notfällen in die Hand gegeben.

Bei der Erarbeitung der einzelnen Themen der Notfallfibel sind wir von dem Grundgedanken ausgegangen, durch eine knappe Fassung der Texte und durch Erstellung von Tabellen eine „Programmierung" und damit Reduzierung des gesamten Themenkomplexes auf die für die praktische Tätigkeit wichtigen Daten zu erreichen und die rasche Erfassung von Information zu erleichtern. Dieses erforderte in vielen Kapiteln mit komplizierter Pathophysiologie und mit einer Vielfalt an therapeutischen Möglichkeiten den Mut zur Vereinfachung. Eine solche Vereinfachung therapeutischer Hinweise wie auch die Nennung von Präparatenamen in den einzelnen Tabellen schien aber gerade im Hinblick auf die Fülle verwirrender Daten und zur Absicherung ärztlichen Handelns geboten zu sein. Auf verschiedenen Seiten des Buches steht zudem genügend Raum für Ergänzungen und persönliche Notizen zur Verfügung. Das Sachregister wurde im Umfang sehr klein gehalten, Einzeldaten wurden nicht aufgenommen, da nach der Aufteilung der Kapitel eine rasche Erfassung möglich ist und damit eine detaillierte Aufzählung von Befunden und Symptomen im Sachregister nicht notwendig erschien.

Die gerafften und gekürzten Therapievorschläge in den Tabellen sollten zur Hand sein, wenn es der Notfall erfordert und dem Arzt in der Praxis die Zeit zur Überprüfung seines Wissens fehlt oder in der Klinik die Erfahrung eines älteren Kollegen nicht hinter der Entscheidung des jüngeren Arztes steht.

Mein Dank gilt Herrn Prof. Dr. Schretzenmayr, von dem wir anläßlich von Vorträgen unserer Mitarbeiter auf Fortbildungsveranstaltungen der Bundesärztekammer in Meran und Grado Anregungen zur Zusammenfassung der Vorträge und zur Erweiterung der Themen für diese Notfallfibel erfuhren. Meinem verehrten klinischen Lehrer, Herrn Prof. Dr. W. H. Hauss, möchte ich für die vielen Jahre gemeinsamer Tätigkeit in Münster besonders danken.

Mein großer persönlicher Dank geht an alle Mitarbeiter und Mitarbeiterinnen der Medizinischen Klinik der Städtischen Kliniken Osnabrück für ihre unermüdliche und gute Zusammenarbeit. In unserem gemeinsamen Dank sind jene eingeschlossen, die durch ihre Hilfe in der Klinik, durch Schreiben, Korrekturenlesen oder nur durch Geduld eine solche Arbeit entstehen ließen, und schließlich auch die Stadt Osnabrück, die uns durch optimale Arbeitsbedingungen die Chance gegeben hat, Erfahrungen für dieses Buch zu sammeln und auszuarbeiten.

Herrn Bernhard Spatz von J. F. Lehmanns Verlag in München sei unser besonders herzlicher Dank gewidmet für die vielen Ratschläge und für die Ermunterung zur Arbeit und ihm und den Mitarbeitern seines Verlages für die hervorragende Ausarbeitung und Ausstattung des Buches.

Osnabrück, Sommer 1973 G. Junge-Hülsing

Vorwort zur dritten Auflage

Die vorliegende dritte Auflage unserer Notfallfibel war schon nach so relativ kurzer Zeit von drei Jahren notwendig geworden, weil sich der Wissensstand in der Behandlung der Notfallerkrankungen wiederum zum Teil erheblich verändert hatte, weil die große Nachfrage einen Neudruck erforderlich machte und aufgrund der Erfahrungen der letzten Jahre einige weitere Kapitel zusätzlich aufgenommen werden mußten.

Das Ziel des Buches blieb unverändert. Durch eine kurze und übersichtliche tabellarische Darstellung der wichtigsten Behandlungsschritte, durch Reduzierung der Textanteile, durch den – oft sehr schwierigen – Weg der Herausnahme verwirrender Details und noch in Diskussion befindlicher Maßnahmen und durch die Hereinnahme ausschließlich gesicherter und erprobter Behandlungsverfahren sollte, wie schon in den vorhergehenden Ausgaben, unsere Notfallfibel Sicherheit vermitteln und zur Hand sein, wenn es der Notfall erfordert und die Zeit für eine ausführliche Information nicht zur Verfügung steht.

Die programmierte Fibel wendet sich wiederum gleichermaßen an die Kolleginnen und Kollegen in der täglichen Praxis, wo vielfach die Entscheidung schnell und ohne das hilfreiche Gespräch mit einem anderen Kollegen fallen muß, wie auch insbesondere an die jüngeren Kolleginnen und Kollegen in den Krankenhäusern, denen sicherlich in vielen Situationen Gleiches an Entscheidung und Verantwortung abgefordert wird.

Unser Dank ist vielfältig und groß; er richtet sich an alle jene aus der Ärzteschaft, die uns durch sorgfältige Lektüre und durch die tägliche Verwendung der Fibel wertvollen Rat und viele Anregungen geben konnten, an die Mitarbeiterinnen und Mitarbeiter der Medizinischen Klinik in Osnabrück, die den mühevollen Weg der Korrektur und Diskussion ihrer Beiträge nicht gescheut haben und allen Aufgaben der Überarbeitung und des Nachlesens mit Freude nachgekommen sind, an die Oberärzte der Klinik, die durch Zeit und Engagement diese dritte Auflage so rasch ermöglichten und an die Damen und Herren des J. F. Bergmann- und des Springer-Verlages, die unermüdlich und großzügig mit all unseren Problemen verfahren sind.

Der besondere Dank an die Ärzte für das in uns gesetzte Vertrauen aber ist zugleich mit der Hoffnung verknüpft, daß auch diese dritte Auflage unseren Weg der programmierten tabellarischen Form der Darstellung der Notfalltherapie bestätigt und gleichermaßen dem Arzt und dem in Not befindlichen kranken Menschen eine Hilfe sein darf.

Osnabrück, Sommer 1981 G. Junge-Hülsing

1 Allgemein lebensbedrohliche Störungen

1.1 Kreislaufstillstand und Reanimation

Definition und Pathophysiologie

Unter der Bezeichnung **Kreislaufstillstand** versteht man das plötzliche Versagen des Herzens mit abrupter Unterbrechung der Blutzirkulation. Direkte Ursachen sind:

1. das Kammerflimmern/-flattern
2. die Asystolie

Beim Kammerflimmern/-flattern kann in manchen Fällen noch ein Restkreislauf vorhanden sein. Für das Kammerflimmern/-flattern ist ein ektopisches Reizbildungszentrum verantwortlich bei Verkürzung der Refraktärphase und Verminderung der Leitungsgeschwindigkeit. Es entsteht oft infolge eines R-auf-T-Phänomens bei Extrasystolen vorwiegend ventrikulären Ursprungs. In 60% aller Fälle des Kreislaufstillstandes handelt es sich um Kammerflimmern/-flattern. Eine Asystolie beruht meist auf einem Sinusausfall, SA- oder AV-Block und Versagen sekundärer sowie tertiärer Reizbildungszentren.

Aufgrund der abrupten Unterbrechung der Blutzirkulation entsteht eine allgemeine Hypoxie, die vorwiegend die auf O_2-Mangel empfindlich reagierenden Organe, wie Herz, Niere und Gehirn, in ihrer Funktion beeinträchtigt. Infolge der gestörten Gewebsperfusion entwickelt sich aufgrund der anaeroben Glykolyse eine schwere metabolische Azidose, die die Katecholaminwirkung auf die Gefäße einschränkt oder aufhebt. Die sich hieraus entwickelnde Vasodilatation kann durch Funktionsschwäche des Vasomotorenzentrums infolge zerebraler Ischämie verstärkt werden.

Unter der Bezeichnung **Reanimation** versteht man Maßnahmen, die dann angewandt werden, wenn lebenswichtige Funktionen des Organismus (Kreislauf, Atmung) von einer plötzlichen Störung betroffen werden, in deren Folge sich der Tod anbahnt oder bereits klinisch nachgewiesen ist. Die Sofortmaßnahmen (Elementartherapie) sind indiziert, wenn Voraussetzungen zur Wiedererlangung einer spontanen ausreichenden Herzaktion – soweit erkennbar – gegeben sind. Sie sind kontraindiziert, wenn es zum Erliegen der Herzaktion im Verlauf einer infausten Erkrankung kommt (z. B. Tumorleiden).

Maßnahmen der Wiederbelebung haben nur dann Aussicht auf Erfolg, wenn der Kreislaufstillstand rechtzeitig erkannt und die Reanimation sofort begonnen wird. Besteht der Kreislaufstillstand länger als 4 min, so sind die Aussichten auf Erfolg gering. Deshalb steht nicht die Differentialdiagnose der Störung, sondern die Elementartherapie der Vitalfunktionen im Vordergrund.

Die Zeit bis zum Eintritt irreversibler Schäden (Wiederbelebungszeit) kann bei Jugendlichen und bei Hypothermie verlängert und bei Vorschädigung des Herzens verkürzt sein.

Literatur

1. Ahnefeld FW (1977) Reanimation. In: Benzer H, Frey R, Hugin W, Mayrhofer O (Hrsg) Lehrbuch der Anästhesiologie, Reanimation und Intensivtherapie, 4. völlig neubearb. Aufl. Springer, Berlin Heidelberg New York
2. Herden H-N (1975) Wiederbelebung. In: Lawin P (Hrsg) Praxis der Intensivbehandlung. 3. neubearb. Aufl. Thieme, Stuttgart
3. Johannsen H, Wolbergs E (1971) Die Reanimation. Wiederbelebungsmaßnahmen bei akutem Herz-Kreislauf- und Atemstillstand. Deutsche Krankenpflegezeitschrift 3:98
4. Köhler JA (1976) Akuter Kreislaufstillstand. In: Köhler JA Kardiologische Notfälle in Klinik und Praxis. Witzstock, Baden-Baden
5. Mandel WJ (1979) Herzrhythmusstörungen (Herzstillstand, Wiederbelebung) In: Berk JL, Sampliner JE, Artz JS, Vinocur B (Hrsg) Handbuch der Intensivmedizin. Karger, Basel München
6. Nemes C, Niemer M, Noack G (1979) Grundlagen der Reanimation. In: Nemes et al. Datenbuch Anästhesiologie und Intensivmedizin, Bd 1. Fischer, Stuttgart
7. Schuster HP (1975) Akuter Kreislaufstillstand. In: Schölmerich P, Schuster HP, Schönborn H, Baum PP Interne Intensivmedizin. Thieme, Stuttgart
8. Stauch M (1973) Kreislaufstillstand und Wiederbelebung. 3. überarb. Aufl. Thieme, Stuttgart

Tabelle 1. Pathophysiologie

Abrupte Unterbrechung der Blutzirkulation

↙ ↘

Allgemeine Vasokonstriktion (Zentralisation)

↓

Metabolische Azidose aufgrund anaerober Glykolyse

↓

Einschränkung oder Aufhebung der Katecholaminwirkung auf die Gefäße

Die Hirnanoxie führt u. a. zur Schädigung des Vasomotorenzentrums

↘ ↙

Allgemeine Vasodilatation (Dezentralisation)

Tabelle 2. Ätiologie des akuten Kreislaufstillstands

	Kammer-flimmern/-flattern	Asystolie
1. Kardiale Ursachen		
Myokardinfarkt (häufigste Ursache)	+	+
Myokarditis	+	+
Herzklappenfehler (bes. Aortenstenose)	–	+
Koronarsklerose	+	+
Myokardose	+	+
2. Extrakardiale Ursachen		
Reflektorisch durch Reizung des Nervus vagus Viszerokardiale Reflexe (Reizung der Mukosa von Pharynx, Trachea, Bronchien und Gastrointestinaltrakt, z. B. beim Absaugen und bei der Intubation) Hypersensibler Karotissinus (bei Kopfdrehung Irritation des Karotissinus)	–	+
Commotio und Contusio cordis	+	+
Elektrolytstörungen		
Hypokaliämie	+	–
Hyperkaliämie	(+)	+
Hyperkalzämie	+	–
Störungen des Säure-Basenhaushalts		
Alkalose	+	–
Azidose	–	+
Hypoxie und Hyperkapnie jeglicher Ursache	–	+
Elektrischer Unfall	+	(+)
Erfrieren	+	+
Ertrinken	+	+
Iatrogen durch Medikamente		
Zu schnelle Injektion	–	+
Kombinierte Applikation von Calcium und Digitalispräparaten	+	–
Digitalisüberdosierung	+	+
Überdosierung von Antiarrhythmika	+	+
Überdosierung von Sympathikomimetika und Parasympathikolytika	+	–
Narkotika	–	+
Anaphylaktische Reaktionen (z. B. jodhaltige Kontrastmittel, Antibiotika)	+	–
Inkompatibilitäten von Medikamenten	+	+

Tabelle 3. Klinische Symptomatik

Pulslosigkeit
Blutdruck nicht meßbar
Fehlen des Herzschlags bei der Herzauskultation
Schwindel nach 3 – 4 s
Bewußtlosigkeit nach 10 – 15 s
Grauzyanotische Verfärbung der Haut nach 15 – 30 s
Generalisierte oder fokale Krämpfe nach 40 s
Erweiterung und Lichtstarre der Pupillen nach 40 – 90 s
Sistieren der Atmung nach 60 – 120 s

Tabelle 4. Diagnostische Maßnahmen

Klinischer Befund
Alle weiteren diagnostischen Maßnahmen erst nach Einsetzen der Elementartherapie (Beatmung, Herzmassage und Azidosebehandlung)
Differentialdiagnose Asystolie/Kammerflimmern/-flattern mittels EKG

	sofort	Überwachung
Labordiagnostik		
Blutgasanalyse	+	½ stdl., nach erfolgreicher Reanimation mehrfach täglich
Serumelektrolyte	+	mehrmals nach Grundkrankheit und klinischem Verlauf
Hb, HK	+	
Harnstoff-N		
Kreatinin		
Blutzucker		
Enzyme (CK, CKMB, SGOT, α-HBDH)		
Zentraler Venendruck	+	
EDPAP, PCP	+	
Röntgen Thorax	+	

Die Enzymaktivitäten CPK, CKMB, SGOT und α-HBDH sind stets erhöht und somit nicht beweisend für Herzinfarkt

Tabelle 5. Therapie in der Praxis

Maßnahme	Verordnung	Bemerkungen
Ⓐ Atemwege freimachen:		Entfernung von Fremdkörpern aus dem Mund-Rachenbereich. Bei Erstickung infolge Fremdkörperaspiration Heimlich-Handgriff (s. u.) Überstreckung des Kopfes, Anheben und Vorziehen des Unterkiefers
Ⓑ Beatmung:	Mund-zu-Mund (Nase des Patienten zuhalten) Hilfsgeräte (Guedeltubus, Safartubus) oder Mund-zu-Nase (Mund des Patienten zuhalten) oder mit Maske und Beutel oder	
	Endotracheale Intubation und Beutelbeatmung	Wenn möglich
	Verhältnis Herzmassage/Beatmung 5:1	Wenn nur 1 Person reanimiert 15:4
Ⓒ Circulation: Extrathorakale Herzmassage	Zunächst zwei Handkantenschläge in die Herzgegend; wenn erfolglos (Karotispuls nicht palpabel) ruckartige, senkrechte Kompression des Thorax über dem unteren Sternumdrittel mit den Ballen der gekreuzten Hände	Voraussetzungen: flache Lagerung, harte Unterlage (Fußboden, Brett), Hochlagern der Beine. Mögliche Komplikationen: Leber- und Milzruptur, Lungenverletzungen, Pneumothorax
Wenn technisch möglich und Helfer Beatmung und Herzmassage übernehmen können		
Ⓓ Drugs:	Schaffung eines venösen Zuganges	
	Natriumbikarbonat 8,4%ig 250 ml infundieren	Pro 10 min 100 ml
	Urbason solubile forte 1000 1 Amp. = 1000 mg i. v. Alupent, 1 Amp. = 0,5 mg 1–2 Amp. i.v.	
Fortführung von Herzmassage und Beatmung während des Krankentransportes		Möglichst gemeinsam mit einem Helfer. Bei Beutelbeatmung O_2-Anschluß (4 l/min)

Heimlich-Handgriff:

1. Am liegenden Patienten:
In Hüfthöhe rittlings über den Patienten knien – Hände, mit den Handflächen nach unten, übereinander zwischen Nabel und Brustbein legen – kurz und kräftig in Richtung auf das Zwerchfell drücken. Durch den erhöhten Druck in der Trachea wird der Fremdkörper in den meisten Fällen ausgestoßen.

2. Am sitzenden oder stehenden Patienten:
Arme von hinten um die Taille schlingen – über dem Bauch des Patienten zwischen Nabel und Brustbein eine Hand zur Faust ballen, Ergreifen dieser Faust mit der anderen Hand, den Bauch dann kurz und kräftig in Richtung auf das Zwerchfell eindrücken.

Tabelle 6. Therapie in der Klinik

Maßnahme	Verordnung	Bemerkungen
Ⓐ Atemwege frei machen: Ⓑ Beatmung:	Endotracheale Intubation und Beutelbeatmung mit O_2 (4 l/min) Falls keine Intubation möglich: Mund-zu-Mund oder Mund-zu-Nase oder mit Beutel und Maske Verhältnis Herzmassage/Beatmung 5:1	Entfernung von Fremdkörpern aus dem Mund-Rachenbereich (Herauswischen oder Absaugen). Bei Erstickung infolge Fremdkörperaspiration Heimlich-Handgriff (s. S. 6) Überstreckung des Kopfes, Anheben und Vorziehen des Unterkiefers. Maschinelle Beatmung erst nach Einsetzen einer spontanen Herzaktion
Ⓒ Circulation: Extrathorakale Herzmassage	Zunächst zwei Handkantenschläge in die Herzgegend, wenn erfolglos, ruckartige senkrechte Kompression des Thorax über dem unteren Sternumdrittel mit den Ballen der gekreuzten Hände, Frequenz: 70–80/min	Voraussetzungen: flache Lagerung, harte Unterlage (Fußboden, Brett), Hochlagern der Beine. Mögliche Komplikationen: Leber- und Milzruptur, Lungenverletzungen und Pneumothorax. Intrathorakale Herzmassage nur bei Lungenverletzungen und im Op.
Ⓓ Drugs:	Schaffung eines venösen Zugangs durch Anlegen eines Venenkatheters	V. subclavia oder V. jugularis oder V. cubiti (langer Katheter)
Behandlung der Azidose	Natriumbikarbonat 8,4%ig 150–250 ml infundieren Weitere Azidosetherapie nach Blutgasanalyse. Wenn Blutgasanalyse nicht möglich, 50–80 ml/10 min während der Reanimationsmaßnahmen	Nach der Formel: Base-Excess × kg KG × 0,3 = benötigte mval

Fortsetzung ▶

Tabelle 6 (Fortsetzung). Therapie in der Klinik

Maßnahmen	Verordnung	Bemerkungen
	Unter Fortführung von Herzmassage und Beatmung Differentialdiagnose der Störung mittels EKG	
Bei Asystolie: Maßnahmen in der angegebenen Reihenfolge bis zum Erfolg durchführen	1. Alupent pro infus. 1 Amp. = 5 mg i. v. 1–10 Amp.	Langsam bis zum Erfolg
	2. Calcium gluconicum 10%ig 1–2 Amp. i. v.	
	3. Suprarenin, 1 ml = 1 mg 1 Amp. i. v.	Mit 9 ml NaCl 0,9%ig verdünnen. Bei fehlendem Effekt mehrmals wiederholen
	4. Externe Schrittmachertherapie	1. Transvenöse Elektroden 2. Externe Elektrostimulation (80–150 V) 3. Transthorakale Elektrode (IV. ICR links parasternal)

Fortsetzung ▶

Tabelle 6 (Fortsetzung). Therapie in der Klinik

Maßnahme	Verordnung	Bemerkungen
Bei Kammerflimmern/-flattern: Maßnahmen in der angeführten Reihenfolge bis zum Erfolg durchführen	1. Defibrillation mit 200–400 Ws	Elektrodenlage über Herzbasis und Herzspitze
	2. Gleichzeitig Xylocain 2%ig 1 Amp. = 100 mg i. v. und 500 ml Glukose 10%ig + Trommcardin, 4 Amp. + Alt-Insulin 12 E und Xylocain 20%ig 1 Amp. infundieren	Falls kein Defibrillator zur Hand sofort Xylocain 2%ig 2 Amp. i. v. Wiederholung möglich
	3. Bei therapieresistentem hochfrequentem Kammerflimmern: Alupent pro infus. 1 Amp. = 5 mg 2–10 ml i. v.	Zur Überführung in niederfrequentes Kammerflimmern zur Vorbereitung für erneute Defibrillation
Schocktherapie	1. Macrodex 6%ig 500–1000 ml	Schnell infundieren, zentralen Venendruck beachten
	2. Urbason solubile forte 1000 1 Amp. = 1000 mg 2 Amp. i. v.	
	3. Dopamin (Dopamin-Giulini) 1 Amp. = 50 mg 100 mg in 500 ml NaCl 0,9%ig oder Glukose in 6–9 Std infundieren (18–30 Tropfen/min)	Bei anhaltendem Schock Kombination mit Dobutamin möglich siehe Kap. Schock S. 10 **Cave:** Keine alkalischen Lösungen!
	4. β-Methyl-Digoxin (Lanitop) 1 Amp. = 0,2 mg i. v.	

Weitere Maßnahmen bei Schock siehe Kapitel Schock Seite 10

1.2 Schock

Im weitesten Sinn kann unter dem Begriff „Schock" eine hämodynamische Störung mit konsekutiver Verminderung des Strom-Zeit-Volumens sowie Ausbildung einer Gewebshypoxie verstanden werden. Ein einheitliches pathophysiologisches Schema und eine Einteilung in Stadien, die regelmäßig durchlaufen werden, ist nicht möglich. Der gemeinsame Befund beim Schock ist die generalisierte Störung der Austauschfunktion zwischen Blut und Gewebe durch eine Insuffizienz der Mikrozirkulation.

Kollaps und Schock wurden lange Zeit als Synonyma angesehen; heute wird von den meisten Autoren der Begriff „Kollaps" für orthostatische oder vagovasale Kreislaufregulation verwendet und vom Schock abgegrenzt.

Zahlreiche Grundkrankheiten können einen Schock auslösen. Letztlich führen sie jedoch alle zu einer Gewebshypoxie, sei es infolge eines Volumenmangels, einer Gefäßparalyse mit erhöhter Gefäßpermeabilität, einer Verminderung der kardialen Leistung oder anderer Ursachen. Nach dem klinischen Bild lassen sich vier Hauptursachen der einzelnen Schockformen unterscheiden:

1. Primäre Volumenverluste (z. B. Blutungen, Exsikkose, Plasmaverluste durch Verbrennungen),
2. Primär-kardiales Versagen (z. B. Myokardinfarkt, Rhythmusstörungen, Linksherzinsuffizienz),
3. Intrathorakale Strombahnhindernisse (z. B. Lungen- und Fettembolie),
4. Vasal-peripheres Versagen (z. B. bei Sepsis oder Anaphylaxie).

Insofern ist es möglich, die Therapie unter Berücksichtigung der wichtigsten pathogenetischen Faktoren weitgehend zu vereinheitlichen. Es muß Klarheit darüber bestehen, daß mit der Schocktherapie nur eine symptomatische Behandlung betrieben wird. Der auslösende Faktor – sei es z. B. ein blutendes Ulcus ventriculi oder ein Myokardinfarkt – muß erkannt und kausal behandelt werden.

Literatur

1. Braasch W (1977) Kreislaufschock. In: Hornbostel H, Kaufmann W, Siegenthaler W (Hrsg) Innere Medizin in Praxis und Klinik Bd 1. Thieme, Stuttgart
2. Dietzmann RH, Motsay GJ, Lillehei RC (1971) Die Anwendung von Arzneimitteln bei der Schock-Behandlung. Internist 12:103

3. Gersmeyer EF, Yaşargil EC (1978) Schock- und hypotone Kreislaufstörungen. Thieme, Stuttgart
4. Heller L, Halberstadt E (1970) Der septische Schock. Zentralbl Gynäkol 92:111
5. Herden HN (1975) Schock. In: Lawin P (Hrsg) Praxis der Intensivbehandlung, 3. Aufl Thieme, Stuttgart
6. Hossli G, Gattiker R, Haldemann G (1977) Dopamin, Grundlagen und bisherige klinische Erfahrungen vor allem in der Intensivmedizin. Thieme, Stuttgart
7. Pichlmayr I (1971) Schockbehandlung. Fortschr Med 89:819
8. Schölmerich P, Schuster HP, Schönborn H, Baum PP (1975) Interne Intensivmedizin. Thieme, Stuttgart
9. Schröder R (1975) Dopamin. Arbeitstagung über die klinische Anwendung, Berlin Juli 1974. Schattauer, Stuttgart

Tabelle 1. Pathophysiologie

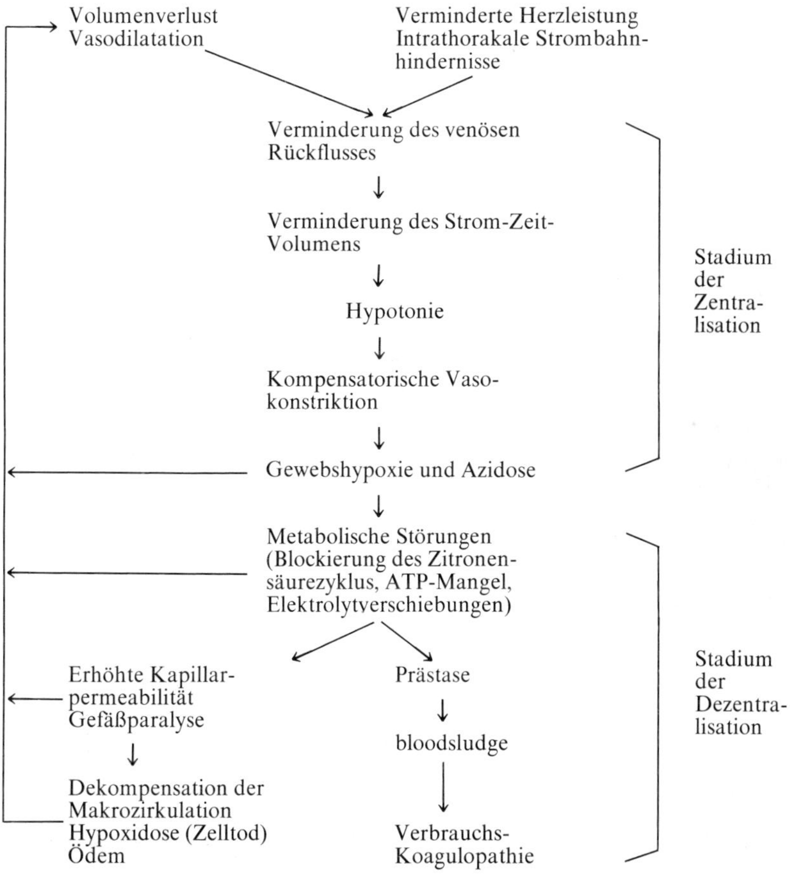

Tabelle 2. Schockformen

1. Schock durch primäre Volumenverluste

Blutung nach innen und außen
Plasmaverlust (z. B. Verbrennungen)
Dehydratation (z. B. Ileus, Erbrechen, Durchfälle)

2. Schock bei primär-kardialem Versagen

Myokardinfarkt
Akute Linksherzinsuffizienz
Herzrhythmusstörungen
Perikarditis
Hämoperikard

3. Schock bei intrathorakalen Strombahnhindernissen

Lungenembolie
Fettembolie
Arteriovenöse Aneurysmen

4. Schock bei vasal-peripherem Versagen

a) Infektiös-toxischer Schock
Endotoxinschock (septischer Schock)
Hypodynamisch zentralisierte Form, meist infolge gramnegativer Keime
Hyperdynam-febril-dezentralisierte Form, meist infolge grampositiver Keime

Toxine anderer Herkunft

b) Anaphylaktischer Schock
Medikamente (z. B. Antibiotika, jodhaltige Verbindungen)
Fremdeiweiß (z. B. Seren, Transfusionsblut, Insektengifte)

Tabelle 3. Klinische Symptomatik

Untersuchung, Symptom	Befund	Ausnahme
Blutdruck	erniedrigt/normal	Initial oft kurzfristig erhöht
Blutdruck-amplitude	klein	Bei hyperdynam-septischem Schock vergrößert
Herzfrequenz	beschleunigt	Bei kardiogenem Schock gelegentlich Bradykardie, oft Arrhythmien
Hautbeschaffenheit	Blässe, Akrozyanose, kühle Haut, kalter Schweiß	Bei hyperdynam-septischem Schock heiße, gerötete, trockene Haut
Durst	verstärkt	
Atmung	beschleunigt	
Bewußtseinslage	Unruhe, Apathie oder Euphorie; erst sehr spät Bewußtseinsverlust	
Urinausscheidung	Oligurie bis Anurie	
Blutungsneigung	oft als Ausdruck einer Verbrauchskoagulopathie, besonders bei infektiös-toxischem Schock	
Hb-Hämatokrit	bei Blutungsschock erniedrigt, bei Dehydratation erhöht	Initial oft normaler Hb-HK-Wert
Blutgasanalyse	metabolische Azidose	Bei septischem Schock infolge gramnegativer Keime respiratorische Alkalose
Zentraler Venendruck (ZVD)	erniedrigt	Bei kardiogenem Schock, Lungenembolie und hyperdynam-febrilem septischem Schock erhöht
Blutvolumen	erniedrigt	Bei kardiogenem Schock

Tabelle 4. Diagnostische Maßnahmen

Untersuchung	sofort	Verlauf
Blutdruckmessung	+	ständig
Messung der Pulsfrequenz	+	ständig, möglichst monitoring
Hb, HK	+	initial, 1/2stdl., später 2–4stdl.
Blutbild	+	täglich
Blutgasanalyse	+	nach klin. Befund
Blutzucker	+	täglich
SGOT, SGPT	+	täglich
Na, K, Ca, Cl, Serumeiweiß	+	täglich
Harnstoff-N, Kreatinin	+	täglich
Thrombozyten, Hitzefibrin, PIT, Quickwert, Reptilase-Zeit Thrombelastogramm	+	2× täglich
Blutgruppe	+	–
Zentraler Venendruck (ZVD)	+	kontinuierlich
EDPAP PAP	+	nach klin. Befund
EKG	+	monitoring
Urinausscheidung		stdl.
Körpertemperatur	+	stdl.
Rö.-Thorax	+	nach klin. Befund

Tabelle 5. Therapie in der Praxis

Störung	Verordnung	Bemerkungen
Störungen, die bei allen Schockformen auftreten können		
Unterkühlung	Wärmende Decken	
Zerebrale und kardiale Minderdurchblutung	Kopftief- und Beinhochlagerung	**Ausnahme:** kardiogener Schock
Hypoxie	O_2-Nasensonde 2–6 l/min	**Cave:** chronisches Cor pulmonale
Metabolische Azidose	Natriumbikarbonat 8,4%ig 100 ml	Langsam infundieren
1. Zusätzliche Störungen bei Schock infolge primärer Volumenverluste		
Volumenmangel	Macrodex 6%ig, 500 ml i.v.	Bei Blut- und Plasmaverlusten
	Normofundin, 500 ml i.v.	Bei Dehydratation
Schmerz, Unruhe	Dolantin Spezial 1 Amp. = 50 mg i.v.	**Cave:** vasokonstriktorische Medikamente
2. Zusätzliche Störungen bei Schock infolge primär kardialem Versagen		
Schmerz	L-Polamidon, 1 Amp. i.v.	
Herzinsuffizienz	β-Methyl-Digoxin (Lanitop) 1 Amp. = 0,2 mg i.v.	
RR-Abfall	Akrinor, 1 Amp. = 200 mg, 200–400 mg i.v.	
Kortikoidgabe	Urbason solubile forte 1000 1 Amp. = 1000 mg i.v.	
3. Zusätzliche Störungen bei Schock infolge intrathorakalen Strombahnhindernissen		
a) Lungenembolie	s. Kap. Lungenembolie S. 125	
b) Fettembolie	Eine spezifische Therapie ist nach Sicherung der Diagnose in der Klinik möglich	

Fortsetzung ▶

Tabelle 5 (Fortsetzung). Therapie in der Praxis

Störung	Verordnung	Bemerkungen
4. Zusätzliche Störungen bei Schock infolge vasal-peripherem Versagen		
a) Septischer Schock Septikämie	Mezlocillin (Baypen) 2–4 g i.v.	Wenn rasche Klinikeinweisung nicht möglich
Toxisch-metabolische Störungen	Urbason solubile forte 1000 1 Amp. = 1000 mg i.v.	
Volumenmangel	Macrodex 6%ig, 500 ml i.v.	
b) Anaphylaktischer Schock Generalisierte, toxische Gefäßdilatation	Suprarenin, 1 Amp. = 1 mg 1/2–1 Amp. s.c. Wenn nicht verfügbar: Novadral, 1 Amp. = 10 mg 1–2 Amp. i.v. Urbason solubile forte 1000 1 Amp. = 1000 mg i.v.	In schweren Fällen 0,25 mg in 5 ml NaCl 0,9% langsam i.v.
Volumenmangel	Macrodex 6%ig, 500 ml i.v.	

Tabelle 6. Therapie in der Klinik

Störung	Verordnung	Bemerkungen
Störungen, die bei allen Schockformen auftreten		
Unterkühlung	Wärmende Decken	
Zerebrale und kardiale Minderdurchblutung	Kopftief- und Beinhochlagerung	**Ausnahme:** kardiogener Schock
Hypoxie	O_2-Nasensonde 2–4 l/min frühzeitige assistierte oder kontrollierte Beatmung	**Beachte:** resp. Insuff. häufigste Todesursache
Metabolische Azidose	Natriumbikarbonat 8,4%ig nach Blutgasanalyse BE × kg KG × 0,3 in mval/l	
Zusätzliche, bei allen Schockformen mögliche Komplikationen		
Respiratorische Insuffizienz (Schocklunge)	Heparin, 20–30000 E/24 Std. in NaCl 0,9%ig. Frühzeitige Intubation und maschinelle PEEP-Beatmung	
Verbrauchskoagulopathie	Heparin (z. B. Liquemin) 500 IE/Std. in NaCl 0,9%ig	Evtl. höhere Dosierung. Siehe Kapitel Hämorrhagische Diathese S. 277
Verbrauchskoagulopathie mit stark im Vordergrund stehender Hyperfibrinolyse. Freisetzung toxisch wirkender lysosomaler Proteasen	Trasylol, 500000 KIE initial i.v., dann 200000 KIE alle 4–6 Std. langsam i.v. Gleichzeitig: initial 5000 E Heparin i.v., dann 15000–20000 E über 24 Std. in 500 ml NaCl 0,9%ig	Kontrolle durch wiederholte Gerinnungsanalysen. Siehe Kapitel Hämorrhagische Diathese S. 277
Drohendes Nierenversagen	Ausreichender vorheriger Volumenersatz (s. u.) Dopamin (Dopamin-Giulini 1 Amp. = 50 mg)	**Cave:** Hypovolämie und Elektrolytverluste durch vermehrte Diurese. Siehe auch Kapitel Akutes Nierenversagen S. 233
	100 mg in 500 ml NaCl 0,9%ig oder Glukose in 6–9 Std. infundieren (18–30 Tropfen/min). Wenn kein Erfolg zusätzlich: Lasix 1 Amp. = 250 mg i.v.	**Cave:** Keine alkalischen Lösungen!
1. Störungen bei Schock infolge primärer Volumenverluste		
Volumenverlust	Plamaproteinlösung (PPL) Humanalbumin 20%ig	Sofortige Blutentnahme für Kreuzprobe

Fortsetzung ▶

Tabelle 6 (Fortsetzung). Therapie in der Klinik

Störung	Verordnung	Bemerkungen
	Macrodex 6%ig oder Longasteril 75 und Normofundin	Dosierung von RR, Puls, ZVD, Hb und HK abhängig
	Erythrocyten-Konzentrat bzw. Vollblutkonserven	Erst bei einem Hb-Abfall unter 10 g% und einem HK unter 30. **Cave:** Gerinnungsstörungen. Siehe auch Kap. Hämorrhagische Diathesen S. 277
	Calcium, 1 Amp. i.v. nach jeder Konserve	
	Gegebenenfalls chirurgische Intervention	
Schmerz, Unruhe	Dolantin Spezial 1 Amp. = 50 mg i.v.	
Störungen des Elektrolythaushaltes	Gezielte Substitution durch Infusionszusätze von Elektrolytkonzentraten	Siehe auch Kap. Wasser- und Elektrolythaushalt S. 21
Zentralisierung	Hydergin, 2–3 Amp./Std als Dauertropfinfusion	Nur nach ausreichender Volumensubstitution
2. Störungen bei Schock infolge primär kardialem Versagen		
Behandlung der Grundkrankheit	s. entsprechende Kapitel	
Weitere Behandlung	Dopamin (Dopamin-Giulini, 1 Amp. = 50 mg) 100 mg in 500 ml NaCl 0,9%ig oder Glukose in 6–9 Std infundieren (18–30 Tropfen/min)	**Cave:** Keine alkalischen Lösungen
	Dobutamin (Dobutrex, 1 Amp. = 250 mg), 2,5–10 mg/kg KG/min als i.v.-Infusion	Gegebenenfalls Kombination mit Dopamin in gleicher Dosierung
	Lasix, 1 Amp. = 50 mg 1–2 Amp. i.v.	Wenn ZVD unverändert erhöht
	Nitroglycerin, 1 Amp. = 5 mg in Infusion, Dosis nach Kreislaufparametern	
	β-Methyl-Digoxin (Lanitop) 2 × 1 Amp. a 0,2 mg i.v.	

Fortsetzung ▶

Tabelle 6 (Fortsetzung). Therapie in der Klinik

Störung	Verordnung	Bemerkungen
	Urbason solubile forte 1000 2 Amp. = 2000 mg i.v.	
	Assistierte Zirkulation mit aortaler Gegenstrom- pumpe	
3. Schock bei intrathorakalen Strombahnhindernissen		
a) Lungenembolie	Siehe Kapitel Lungenembolie	
b) Fettembolie	4 × 4 Amp. Lipostabil	Wirkung umstritten
4. Schock bei vasal-peripherem Versagen		
a) **Infektiös-toxischer Schock**		
Septikämie	Chirurgische Ausschaltung des Sepsisherdes	Blutkultur
	Optocillin, 1 Amp. = 6 g 3 × 6 g/24 Std	**Cave:** Herxheimer- reaktion mit Schock- verstärkung
	Immunglobuline Gammavenin 5 g pro Tag	Nach Schwere des Krankheitsbildes für 3–5 Tage
Toxisch-metabolische Störungen	Urbason solubile forte 1000 2 × 1 Amp. = 2 × 1000 mg	
Volumen- und Eiweißmangel	Plasmaproteinlösung (PPL) oder Humanalbumin 5%ig 1–4 × 250 ml, Macrodex 6%ig oder Longasteril 75 500–1000 ml und Normofundin 2–3 × 500 ml	Dosierung nach ZVD
Elektrolytstörungen	Gezielte Substitution	
Verbrauchskoagulo- pathie	Liquemin, 500 IE/Std in NaCl 0,9%ig	Bei septischem Schock absolute Indikation! Siehe Kapitel Hämor- rhagische Diathesen S. 277
Hyperthermie	Physikalisch: Eisbeutel, Wadenwickel, Kühlzelt Medikamentös: Novalgin o. ähnl.	
Hyperdynam-warmer Schock (Vasodilatation)	Novadral pro infus. 2–3 Amp. als Zusatz zur laufenden Infusion in 2 Std	
Hypodynam-zentrali- sierter Schock	Hydergin, 3–5 Amp. als Dauerinfusion in 2 Std	

Fortsetzung ▸

Tabelle 6 (Fortsetzung). Therapie in der Klinik

Störung	Verordnung	Bemerkungen
b) **Anaphylaktischer Schock**		
Generalisierte toxische Gefäßdilatation	Suprarenin 1 Amp. = 1 mg 1/2–1 Amp. s.c. wenn nicht verfügbar: Novadral 1 Amp. = 10 mg 1–2 Amp. i.v. Urbason solubile forte 1000 1 Amp. = 1000 mg i.v.	In schweren Fällen 0,25 mg in 5 ml NaCl 0,9%ig langsam i.v.
Volumenmangel	Macrodex 6%ig oder Longasteril 75 und Normofundin	Dosierung nach Diurese, ZVD und klinischem Bild
Starke Unruhe	Dolantin Spezial, 1 Amp. = 50 mg i.v. oder Tacitin 1 Amp. = 10 mg i.v.	
Hirnödem	Lasix, 1 Amp. = 50 mg 2 Amp. i.v. Fortecortin, 1 Amp. = 4 mg, 1–2 Amp. i.v.	Evtl. wiederholen
Glottisödem	Tracheotomie	Sofern vorherige Maßnahmen ohne Erfolg

1.3 Störungen des Wasser- und Elektrolythaushaltes

Voraussetzung einer intakten Zellfunktion ist die Homöostase des extra- und intrazellulären Flüssigkeitsraumes (EZR = 20%, IZR = 40% des Körpergewichts) in bezug auf Volumen und osmotischen Druck (Wasser- und Natriumhaushalt) sowie auf Ionenzusammensetzung (z. B. Kalium-, Kalzium-, Magnesiumhaushalt) und auf Wasserstoffionenkonzentration (Säure-Basen-Haushalt, s. S. 45).

Bilanzstörungen (Änderung der Zufuhr oder Ausscheidung) gefährden pimär den EZR wegen seiner engen anatomischen Beziehung zu den Regulationsorganen (Niere, Lunge, Magen, Darm, Haut). Sie können *Verteilungsstörungen* im IZR nach sich ziehen, z. B. einen zellulären Wasserein- bzw. -ausstrom infolge Änderung des osmotischen Druckes des EZR oder einen zellulären Natriumeinstrom und Kaliumverlust infolge Schädigung transmembranöser Ionenpumpen durch z. B. Azidose, Hypoxie und endogene und exogene Toxine. Primäre Störungen im IZR bedingen stets ein Nebeneinander von Bilanz- und Verteilungsstörungen.

Literatur

1. Hornbostel H, Kaufmann W, Siegenthaler W (Hrsg) (1978) Innere Medizin in Praxis und Klinik, Bd II. Thieme, Stuttgart
2. Losse H, Zumkley H (1972/1973) Extra- und intrazelluläre Magnesiumkonzentrationen bei endokrinen Erkrankungen. Almanach für ärztliche Fortbildung. Lehmanns, München
3. Siegenthaler W (1979) Klinische Pathophysiologie, 4. Aufl. Thieme, Stuttgart
4. Truniger B (1977) Störungen des Elektolythaushaltes – Meßgrößen, Nomenklatur und Störfaktoren. In: Ahnefeld FW (Hrsg) Klinische Anästhesiologie und Intensivtherapie. Springer, Berlin Heidelberg New York
5. Truniger B (1974) Wasser- und Elektrolythaushalt, Diagnostik und Therapie. Thieme, Stuttgart
6. Zumkley H (1977) Klinik des Wasser-, Elektrolyt- und Säure-Basen-Haushalts. Thieme, Stuttgart

Störungen im Wasser-, Natrium- und Chloridhaushalt

Folgen sind stets Änderungen des Volumens (Dehydratation, Hyperhydratation) ohne bzw. mit Änderungen des osmotischen Druckes.

1. Volumenänderungen ohne Änderungen des osmotischen Druckes sind auf *Bestandsänderungen des austauschbaren Natriums*

zurückzuführen, sofern diesen ein äquivalentes Volumen Lösungswasser ungehindert folgen kann. Sie betreffen ausschließlich den EZR, das größte Reservoir für austauschbares Natrium. Natrium ist als Hauption für die Volumenkonstanz des EZR verantwortlich. Natriummangel hat eine isotone Dehydratation, Natriumüberschuß eine isotone Hyperhydratation zur Folge. Dabei bleibt das Serumnatrium normal. Volumenrezeptoren steuern die Natriumausscheidung über die Nieren und stellen die Isohydrie wieder her.

2. Volumenänderungen infolge *Bestandsänderungen von elektrolytfreiem Wasser* führen zu Änderungen des osmotischen Druckes. Sie betreffen zu einem Drittel den EZR, zu zwei Drittel den IZR, so daß sich gleichgroße Änderungen des osmotischen Druckes in beiden Räumen ergeben. Isotonie setzt ein konstantes Verhältnis von Wasser zu allen gelösten Bestandteilen eines Flüssigkeitsraumes, im Serum insbesondere zum Natrium voraus. Wassermangel, z. B. beim Diabetes insipidus oder mellitus, bedingt eine Hypernatriämie (hypertone Dehydratation), Wasserüberschuß, z. B. bei chronischer Herz- und Niereninsuffizienz, eine Hyponatriämie (hypotone Hyperhydratation). Osmorezeptoren steuern über die ADH-Inkretion die Wasserausscheidung und stellen Isotonie und Isohydrie wieder her.

Kombinierte Störungen infolge Änderungen des Natrium- und Wasserbestandes werden durch die Diagnosen hypertone Hyperhydratation (z. B. bei Zufuhr von konzentrierter Kochsalzlösung) oder hypotone Dehydratation (z. B. nach Zufuhr von kochsalzarmem Wasser unter forcierter Saluretikatherapie) umschrieben. Sie sind selten krankheitsbedingt (M. Conn bzw. M. Addison), häufiger akzidentell oder iatrogen entstanden. Meistens gehen auch die nur den Wasserstatus beschreibende hypertone Dehydratation (trotz Hypernatriämie) mit einem absoluten Kochsalzmangel und die hypotone Hyperhydratation (trotz Hyponatriämie) mit einem absoluten Kochsalzüberschuß einher, ohne daß diese Bestandsänderungen des Natriums aus den Umschreibungen erkennbar sind.

Klinisch führen alle Volumenänderungen zu Kreislaufstörungen (z. B. Schock bzw. Lungenödem), während zusätzliche Abweichungen der Osmolarität zentralnervöse Symptome bis zum Koma bedingen. Der Grad der Bewußtseinsstörung korreliert mit der Änderung der Osmolarität, die durch die Formel 2 × (Serum-

Na^+ + 5) errechnet wird. Isotonie ist durch eine Gesamtkonzentration von 290 mosm/l gekennzeichnet und schließt ein Elektrolytkoma aus. Ein lebensbedrohliches Koma tritt bei einer Osmolarität von 290 ± 50 mosm/l ein. Außer Wassermangel (= Hypernatriämie) können Hyperglykämie, Azotämie und Paraproteinämie die Osmolarität erhöhen, und zwar pro 100 mg% Blutzucker oder pro 30 mg% Harnstoff um 5 bzw. 10 mosm/l.

Meßgröße der Volumenänderung ist für akute Störungen die Abweichung vom individuellen Körpergewicht in kg bzw. Liter. Defizit oder Überschuß können auch aus dem zentralen Venendruck oder Pulmonalarteriendruck unter gleichzeitiger Berücksichtigung der Herzleistung abgeschätzt werden. Wichtig sind der physikalische und röntgenologische Lungenbefund und nicht zuletzt die Anamnese (Erbrechen, Diarrhoe, Diurese, Fieber, Dursten u. a.).

Die Korrektur des Volumens erfodert eine Abschätzung des Anteils von elektrolytfreiem Wasser an der gesamten Volumenänderung. Ein normales Serumnatrium erfordert die volle Korrektur der Volumenänderung in isotoner Lösung. Bei Abweichung des Serumnatriums wird der Anteil von elektrolytfreiem Wasser, der sich auf den EZR und IZR verteilt, aus dem Serumnatrium formelmäßig errechnet. Größere Korrekturen erfordern einen Behandlungszeitraum von mindestens 48 Std.

Der Verteilungshyponatriämie liegt ein Natriumeinstrom in die Zelle zugrunde, mit dem häufig ein Einstrom von Wasserstoffionen und ein Ausstrom von Kalium (Verteilungshyperkaliämie) verbunden sind. Ursachen sind Störungen der transmembranösen Ionenpumpen infolge Azidose, Hypoxie, endogener und exogener Toxine und Katabolismus bei vielen chronischen Erkrankungen und Vergiftungen. Die Folgen sind z. B. ein intrazelluläres Hirnödem mit zentralnervösen Symptomen.

Chlor ist in seiner Verbindung mit Natrium für den Wasserhaushalt verantwortlich. Konzentrationsänderungen folgen passiv denen des Natriums in äquivalentem Verhältnis, solange der Säure-Basen-Haushalt ausgeglichen ist. Bei Abweichungen des Serumchlorid infolge Störungen im Säure-Basen-Haushalt s. S. 45.

Tabelle 1. Pathogenese bei Störungen im Wasser- und Natriumhaushalt

Hypertone Dehydratation Konzentrationshypernatriämie (Wassermangel im EZR und IZR) Serum-Na^+ meist > 147 mval/l	*Verlust hypotoner (kochsalzarmer) Flüssigkeit durch* Niere: z. B. Polyurie bei akuter und chronischer Niereninsuffizienz und Hyperkalzämie, Diabetes insipidus (bei Hirnblutungen, Hirntraumen u. a.), Diabetes mellitus Haut: z. B. Fieber, starkes Schwitzen Lunge: z. B. Hyperventilation Magen-Darm: z. B. Erbrechen, Diarrhoe Therapeutische Maßnahmen: z. B. forcierte osmotische Diurese, Peritonealdialyse mit stark hypertoner Spülflüssigkeit Ungenügende Wasserzufuhr bei Bewußtlosigkeit, Schluckunfähigkeit, Verlust des Durstgefühls, Gabe konzentrierter Sondennahrung
Isotone Dehydratation (Wasser- und Salzverlust entsprechend ihrem Verhältnis im Plasma nur aus dem EZR) Serum-Na^+ normal 137–147 mval/l	*Verlust isotoner Flüssigkeit durch* Niere: z. B. forcierte Diuretikatherapie, Polyurie bei akuter und chronischer Niereninsuffizienz Magen-Darm: z. B. häufig bei Ileus, Peritonitis, selten bei Erbrechen, Diarrhoe, Fisteln Kreislaufsystem: z. B. Blutverluste, Plasmaverluste (Aszitespunktionen, Pankreatitis, Verbrennungen, sezernierende Wunden u. a.)
Hypotone Dehydratation Salzmangelexsikkose (EZR entwässert, IZR überwässert) Serum-Na^+ < 137 mval/l	*Verlust hypertoner (kochsalzreicher) Flüssigkeit bei* Renalem Salzverlust: z. B. chronische oder forcierte Saluretikatherapie, Salzverlustniere, Kochsalzbeschränkung bei chronischer Niereninsuffizienz, NNR-Insuffizienz Extrarenalem Salzverlust: z. B. nach Erbrechen, Durchfällen, Schwitzen, Fasten (aus 100 g Fettgewebe entstehen 100 ml endogenes Wasser) oder infolge einer Verteilungshyponatriämie (Na^+-Einstrom in die Zelle bei Azidose, Intoxikationen, Hypoxie u. a.) bei ungenügender Natriumzufuhr bzw. alleiniger Wasserzufuhr

Fortsetzung ▶

Tabelle 1 (Fortsetzung). Pathogenese bei Störungen im Wasser- und Natriumhaushalt

Hypertone Hyperhydratation Hypersalämie (EZR überwässert, IZR entwässert) Serum-Na^+ >147 mval/l	*Übermäßige parenterale oder perorale Zufuhr hypertoner (konzentrierter) Kochsalzlösungen* (z. B. hypertone Infusionen, Trinken von Meerwasser, Sondenernährung), besonders bei eingeschränkter Nierenfunktion Renale Retention von Kochsalz bei Überfunktion der NNR (Conn-Syndrom, Cushing-Syndrom), exogener Steroidzufuhr
Isotone Hyperhydratation (Wasser- und Salzüberschuß entsprechend ihrem Verhältnis im Plasma nur im EZR) Serum-Na^+ normal 137–147 mval/l	*Retention isotoner Flüssigkeit* bei chronischen Erkrankungen mit Ödemneigung z. B. chronische Herzinsuffizienz, eiweißverlierende Nieren-, Darm- und entzündliche Gefäßerkrankungen, dekompensierte Leberzirrhose Übermäßige parenterale oder perorale Zufuhr isotoner Kochsalzlösungen, übermäßiger Ersatz von Blut- und Plasmaverlusten, besonders bei eingeschränkter Nierenfunktion
Hypotone Hyperhydratation Wasservergiftung, Verdünnungshyponatriämie (Überwässerung im EZR und IZR) Serum-$Na^+ < 137$ mval/l	*Retention hypotoner Flüssigkeit* Erkrankungen mit Ödemneigung (s. o., Übergang von der isotonen in die hypotone Hyperhydratation) Schwarz-Bartter-Syndrom (Erkrankungen mit vermehrter ADH-Inkretion) bei Bronchial- und Pankreaskarzinom, Hirntumoren, Schädelhirntrauma, Porphyrie, Lungentuberkulose, tuberkulöser Meningitis Übermäßige parenterale oder perorale Zufuhr hypotoner (kochsalzarmer) Flüssigkeit bei z. B. NNR-Insuffizienz, Versuch einer Diuresesteigerung bei eingeschränkter Nierenfunktion

Tabelle 2. Klinische Symptomatik bei Störungen im Wasser- und Natriumhaushalt

	Dehydratation		
	hyperton	isoton	hypoton
Allgemein	starker Durst verminderter Speichelfluß, erschwertes Schlucken und Sprechen, Schwäche	wenig Durst Schwäche, Schwindel, Muskelkrämpfe	kein Durst „falsches Durstgefühl" = metallischer Geschmack, Schwindel, Muskelkrämpfe
ZNS	frühzeitig: Apathie, Delirien, Durstfieber, Bewußtseinsstörungen bis zum Koma	im Spätstadium: Apathie, Somnolenz	frühzeitig: Apathie, Delirien, Kopfschmerzen, Bewußtseinsstörungen bis zum Koma
Herz-Kreislauf	im Spätstadium: Tachykardie, RR-Abfall, Schock	frühzeitig: Tachykardie, RR-Abfall, Schock	frühzeitig: Tachykardie, RR-Abfall, Schock
Haut, Schleimhaut, Gewebe	trockene Zunge, Schleimhäute, stehenbleibende Hautfalten, Fieber durch periphere Fehlregulation	Minderung des Gewebeturgors, schlaffe Muskulatur, weiche Bulbi, trockene Zunge	Minderung des Gewebeturgors, schlaffe Muskulatur, weiche Bulbi, trockene Zunge
Magen, Darm, Abdomen	Erbrechen	Erbrechen, Meteorismus	Erbrechen, Magen-Darm-Atonie Pylorospasmus

Fortsetzung ▶

Tabelle 2 (Fortsetzung). Klinische Symptomatik bei Störungen im Wasser- und Natriumhaushalt

	Hyperhydratation		
	hyperton	isoton	hypoton
Allgemein	wenig Durst Atemnot,	kein Durst Atemnot, Heiserkeit, schwere Augenlider	kein Durst Atemnot, Tränen- und Speichelfluß, Übelkeit, fehlende Schweißsekretion
ZNS	frühzeitig: Unruhe, Erregungen, Hyperreflexie, Fieber, Bewußtseinsstörungen bis zum Koma	im Spätstadium: Unruhe, Erregungen, Hyperreflexie, Bewußtseinsstörungen	frühzeitig: Unruhe, Kopfschmerzen, Sehstörungen, plötzliches Erbrechen, „Druckpuls", Hyperreflexie, positiver Babinski, Krämpfe, Koma
Herz-Kreislauf	frühzeitig: Herzinsuffizienz, RR-Anstieg, später RR-Abfall	frühzeitig: Herzinsuffizienz, RR-Anstieg, später RR-Abfall	im Spätstadium: Herzinsuffizienz, RR-Anstieg
Haut, Schleimhaut, Gewebe	generalisierte Ödeme, Lungenödem, Hautrötung	generalisierte Ödeme, Lungenödem	Ödeme kein obligates Symptom
Magen, Darm, Abdomen	Erbrechen, Durchfall	Erbrechen, Aszites	Erbrechen, abdominelle Krämpfe, Durchfall

Tabelle 3. Labor-Differentialdiagnose der Störungen des Wasser- und Natriumhaushaltes

↑ = Anstieg ↓ = Abfall → = normal	Dehydratation (Wassermangel)			Hyperhydratation (Wasserüberschuß)		
	hyperton	isoton	hypoton	hyperton	isoton	hypoton
Na^+ im Serum	(↑)	→	↓	↑	→	↓
Erythrozytenzahl, Hämoglobin	↑	↑	↑	↓	↓	↓
Hämatokrit	↑	↑	↑↑	↓↓	↓	(↓)
Gesamteiweiß	↑	↑	↑	↓	↓	↓
* Mittleres korpuskuläres Erythrozytenvolumen (MCV)	↓	→	↑	↓	→	↑↑
** Mittlere korpuskuläre Hämoglobin-konzentration	↑	→	↓	↑	→	↓

$$* \ \text{MCV} = \frac{\text{Hämatokrit (\%)} \times 10}{\text{Erythrozytenzahl (Mill./mm}^3\text{)}} \quad (\text{normal } 80\text{–}94\,\mu^3)$$

$$** \ \text{MCHC} = \frac{\text{Hämoglobin (g\%)} \times 100}{\text{Hämatokrit (\%)}} \quad (\text{normal } 31\text{–}36\%)$$

Tabelle 4. Diagnostische Maßnahmen bei Störungen im Wasser- und Elektrolythaushalt

Untersuchung	sofort	Verlauf	Bemerkungen
Anamnese	+		Beachte Grunderkrankung
Befunderhebung	+	+	
Blutdruckmessung	+	monitoring	Flüssigkeitsbilanzierung (Blutdruckmessung bis Rö-Thoraxaufnahme)
Pulsmessung	+	monitoring	
Zentraler Venendruck (ZVD)	+	1–4× tgl.	
Pulmonalarteriendruck (EDPAP)	+	1–4× tgl.	
Harnzeitvolumen	+	stdl. und 24stdl.	
Messung von pathologischen Verlusten	+	+	
Körpergewicht	+	1–4× tgl.	
Rö-Thoraxaufnahme	+	1× tgl.	
Serum-Natrium	+	1–4× tgl.	
Serum-Chlor	+	nach Verlauf	
Serum-Kalium	+	1–4× tgl.	
Serum-Kalzium	+	1–4× tgl.	
Serum-Magnesium	+	1–4× tgl.	
Serum-Phosphat		+	< 1,4 mval/l bei primärem Hyperparathyreoidismus > 2,6 mval/l bei sekundärem Hyperparathyreoidismus
Alk. Phosphatase		+	
EKG	+	1–2× tgl., monitoring	
Erythrozytenzahl	+	1× tgl.	
Hb, HK	+	1–4× tgl.	
Gesamteiweiß	+	1× tgl.	
Elektrophorese	+	1× wöchentl.	
Blutgasanalyse	+	1–4× tgl.	
Harnstoff-(N)	+	1–4× tgl.	
Kreatinin	+	1–4× tgl.	
Blutzucker	+	1–4× tgl.	
Röntgenuntersuchungen des Skeletts, der Nieren und der Galle		+	Bei Verdacht auf Hyperparathyreoidismus

Fortsetzung ▶

Tabelle 4 (Fortsetzung). Diagnostische Maßnahmen bei Störungen im Wasser- und Elektrolythaushalt

Untersuchung	sofort	Verlauf	Bemerkungen
Urinanalyse: pH, spez. Gewicht, Eiweiß, Zucker, Sediment	+	1× tgl.	
Renale Natriumausscheidung		+	Bei Volumendefizit im EZR: Urin-Na^+ < 20 mval/l = extrarenaler Na^+-Verlust Urin-Na^+ > 20 mval/l = renaler oder suprarenaler Na^+-Verlust Bei akuter Oligoanurie: Urin-Na^+ < 20 mval/l = prärenale Azotämie Urin-Na^+ > 50 mval/l = manifestes akutes Nierenversagen
Renale Kaliumausscheidung		+	Bei Hypokaliämie: Urin-K^+ < 10 mval/l = extrarenaler K^+-Verlust Urin-K^+ > 10 mval/l = renaler K^+-Verlust
Renale Kalziumausscheidung		+	> 12,5 mval/die bzw. Sulkowitsch-Probe positiv bei primärem Hyperparathyreoidismus
Renale Phosphatausscheidung		+	> 2 g/die bei primärem Hyperparathyreoidismus < 2 g/die bei sekundärem Hyperparathyreoidismus

Tabelle 5. Therapie bei Störungen im Wasser- und Natriumhaushalt

Störung	Verordnung	Bemerkungen
Hypertone Dehydratation (Wassermangel im EZR und IZR) Serum-Na^+ meist > 147 mval/l	Zufuhr von elektrolytfreiem Wasser z. B. Glukose 5%ig, Lävulose 5%ig Zufuhr in Liter = $\frac{\text{Serum-Na}^+ - 142}{142} \times \text{kg KG} \times 0{,}6$	Größeres Defizit vorsichtig innerhalb von zwei Tagen ausgleichen Bei Hyperosmolarität infolge Hyperglykämie, Azotämie und Hyperproteinämie Grundkrankheit mitbehandeln Bei Schock s. Kap. Schock S. 10
Isotone Dehydratation (Wasser- und Salzverlust entsprechend ihrem Verhältnis im Plasma) Serum-Na^+ normal	Zufuhr von Flüssigkeit, die der Zusammensetzung im EZR entspricht z. B. Ionosteril oder Sterofundin Vollblutkonserven Plasmaproteinlösung oder Plasmaersatzmittel z. B Longasteril 75, Macrodex 6%ig	Bei Schock raschen Ausgleich anstreben, s. Kap. Schock S. 10 Grundkrankheit mitbehandeln Bei Blutverlusten unter Kontrolle von Hb, HK Bei Plasmaverlusten unter Kontrolle von Serum-Gesamteiweiß
Hypotone Dehydratation NaCl-Mangel (EZR entwässert, IZR überwässert) Serum-Na^+ < 137 mval/l	NaCl-Lösung 0,9%ig, 1 mval $Na^+ \triangleq 6{,}5$ ml NaCl-Lösung 5,85%ig, 1 mval $Na^+ = 1{,}0$ ml als Infusionszusatz Zufuhr in mval = $(142 - \text{Serum-Na}^+) \times \text{kg KG} \times 0{,}6$	Bei Schock raschen Ausgleich anstreben, s. Kap. Schock S. 10 Grundkrankheit mitbehandeln Bei gravierenden zentralnervösen Symptomen hypertone NaCl-Lösung verwenden. Bei Azidose Na^+-Gehalt von Natriumbikarbonat 8,4%ig, 1 ml = 1 mval Na^+, berücksichtigen, s. auch Kap. Säure-Basen-Haushalt S. 45

Fortsetzung ▶

Tabelle 5 (Fortsetzung). Therapie bei Störungen im Wasser- und Natriumhaushalt

Störung	Verordnung	Bemerkungen
Hypertone Hyperhydratation NaCl-Überschuß (EZR überwässert, IZR entwässert) Serum-Na^+ > 147 mval/l	Lasix, 1 Amp. = 20 mg und Aldactone, 1 Amp. = 200 mg je 1–4 Amp. i.v./24 Std.	**Cave:** Na^+-Zufuhr Grundkrankheit mitbehandeln
	Lasix, 1 Amp. = 250 mg, 1–4 Amp./24 Std. in Lävulose 5%ig oder	Bei Oligo-Anurie nach Ausschluß eines postrenalen Nierenversagens
	Peritoneal-/Hämodialyse	Mit hypotoner Lösung
Isotone Hyperhydratation (Wasser- und Salzüberschuß entsprechend ihrem Verhältnis im Plasma) Serum-Na^+ normal	Lasix, 1 Amp. = 20 mg und Aldactone, 1 Amp. = 200 mg je 1–4 Amp. i.v./24 Std.	**Cave:** Na^+-Zufuhr Hydropische Grundkrankheit mitbehandeln
	Humanalbumin Evtl. Peritonealdialyse, Hämofiltration oder Hämodialyse	Ausgleich eines Eiweißdefizits insbesondere bei Niereninsuffizienz
Hypotone Hyperhydratation Wasservergiftung (Überwässerung im EZR und IZR) Serum-Na^+ < 137 mval/l	Osmosteril 20%ig oder Tutofusin S 40 250 ml/24 Std.	**Cave:** Wasser-Zufuhr Grundkrankheit mitbehandeln Erwünschte Urinausscheidung in Liter = $\frac{142 - \text{Serum-Na}^+}{142} \times \text{kg KG} \times 0{,}6$
	NaCl-Lösung 5,85%ig, 50–100 ml langsam i.v. Fortecortin, 1 Amp. = 8 mg, 4–6 Amp. i.v./24 Std.	Bei Koma bzw. Krämpfen infolge eines Hirnödems (Serum-Na^+ < 130 mval/l)
	Peritoneal- bzw. Hämodialyse	Mit hypertoner Lösung

Störungen im Kaliumhaushalt

Kalium ist als Hauption der Zelle für die Aufrechterhaltung des intrazellulären Volumens und der transmembranösen bioelektrischen Potentiale sowie für die Bereitstellung des Kofaktors für Enzyme verantwortlich. 98% des Bestandes werden durch einen energieverbrauchenden transmembranösen Pumpvorgang, einem starken Konzentrationsgefälle entgegen (1 : 35), in allen Körperzellen angereichert. Die geschädigte Zelle muß zwangsläufig Kalium verlieren.

Verteilungsstörungen mit Hyperkaliämie treten auf bei Azidose, Hypoxie, Intoxikationen, Katabolismus und der Behandlung mit Depolarisationsblockern (Succinylcholin bzw. Lysthenon), solche mit Hypokaliämie bei Alkalose, Kohlenhydratassimilation und Insulintherapie. Sie erfordern eine Behandlung der ihr zugrundeliegenden Störungen.

Bilanzstörungen mit Hyper- oder Hypokaliämie beruhen häufiger auf einer verminderten bzw. gesteigerten renalen Ausscheidung oder verstärkten gastrointestinalen Verlusten als auf einer gestörten Zufuhr (Tagesbedarf 60–80 mval). Sie müssen durch Kaliumsubstitution bzw. -elimination ausgeglichen werden.

Kombinierte Verteilungs- und Bilanzstörungen können leicht verkannt werden und zu lebensbedrohlichen Komplikationen führen. So bedeutet ein normales Serumkalium bei Azidose Kaliummangel, bei Alkalose Kaliumüberschuß, so daß bei Alkalisierung eine schwere Hypokaliämie und bei Ansäuerung eine schwere Hyperkaliämie die Folge ist. Besonders schwerwiegend sind eine Hypokaliämie bei Azidose bzw. Hyperkaliämie bei Alkalose.

Meßgröße des Kaliumbestandes ist das Serumkalium. Bei Ausschluß einer Verteilungsstörung besteht folgende eindeutige, jedoch nicht lineare Beziehung: Die Normalisierung des Serumkaliums bei Werten zwischen 3 und 4 mval/l erfordert eine Substitution von 80 bis 180 mval, bei Werten zwischen 2 und 3 mval/l eine solche von 180 bis 460 mval.

Tabelle 1. Pathogenese bei Störungen im Kaliumhaushalt

	Hyperkaliämie
Vermehrte Zufuhr	Übermäßige parenterale oder perorale Kaliumzufuhr, insbesondere bei verminderter Kaliumausscheidung
Verminderte Ausscheidung	*Primär renal:* Oligo-anurisches Stadium der akuten und chronischen Niereninsuffizienz, Nierenerkrankungen mit Tubulusfunktionsstörungen *Primär hormonell:* NNR-Insuffizienz, adrenogenitales Syndrom, kaliumsparende Natriuretika (z. B. Aldosteronantagonisten)
Verteilungs-hyperkaliämie	K^+-Ausstrom aus der Zelle bei Azidose, Hypoxie, Intoxikationen, Katabolismus, Zellzerfall (Hämolyse, Crush-Syndrom, Leberdystrophie), Gabe von Succinylcholin bei Narkose, paroxysmale Hyperkaliämie (Gamstorp-Syndrom)
	Hypokaliämie
Mangelhafte Zufuhr	Hungerzustände (z. B. Anorexia nervosa), Stenosen des oberen Verdauungstraktes, einseitige Ernährung (z. B. Sonderernährung, stärke- und zellulosehaltige Reduktionskost), parenterale Zufuhr kaliumfreier oder -armer Infusionen
Gesteigerte Ausscheidung	*Primär renal:* Polyurisches Stadium der akuten und chronischen Niereninsuffizienz, chronische Pyelonephritis, Tubulopathien jeder Genese (z. B. Albright- und Fanconi-Syndrom), Therapie mit Diuretika, Na-PAS, Penizillin G-Na, Vitamin D *Primär hormonell:* Hyperkortizismus z. B. bei Cushing-Syndrom (hypophysär, adrenal, paraneoplastisch), Steroid- und ACTH-Therapie, Ulkustherapie mit Succus liquiritiae, Biogastrone (Glycyrrhetinsäure); primärer (M. Conn) und sekundärer (z. B. Leberzirrhose, renovaskuläre Hypertonie) Aldosteronismus *Gastrointestinal:* Erbrechen, Durchfälle, Ileus, Galle-, Pankreas-, Darmfisteln, Drainagen, Magenspülung, Steatorrhoe, Laxantienabusus, Kationenaustauscher
Verteilungshypokaliämie	K^+-Einstrom in die Zelle bei Alkalose, Anabolismus, Insulinbehandlung, Glukoseinfusionen, familiäre paroxysmale Muskellähmung

Tabelle 2. Klinische Symptomatik bei Störungen im Kaliumhaushalt

Hyperkaliämie	Hypokaliämie
Allgemeine Adynamie (selten) In schweren Fällen aufsteigende Lähmung mit Befall der Atemmuskulatur	Allgemeine Adynamie (häufig) In schweren Fällen aufsteigende schlaffe Lähmung mit Befall der Atemmuskulatur
Parästhesien (häufig) der unteren Extremitäten, Taubheitsgefühl der Lippen, metallener Mundgeschmack, Ohrgeräusche	Parästhesien (selten)
Hyperreflexie, Muskelzuckungen, Tetaniesyndrom (nur bei gleichzeitiger Alkalose)	Reflexabschwächung, Areflexie
Bewußtseinsstörungen	Apathie, Verwirrtheit, Bewußtseinsstörungen bis zum Coma hypokaliaemicum
Kardiale Insuffizienz, Hypotonie	Kardiale Insuffizienz, Hypotonie
EKG: Bradykarde Herzrhythmusstörungen, zunehmende AV-Blockierung bis zum Herzstillstand, häufig auch multifokale Ersatzerregungen, Kammerflimmern, T-Welle schmalbasig, hoch, spitz positiv, QRS-Komplex zunehmend verbreitert bis zum Bild des Schenkelblockes	EKG: Tachykarde Herzrhythmusstörungen, Kammerflimmern, ST-Senkung, T-Welle biphasisch oder negativ, U-Welle, T-U-Verschmelzung, Digitalisüberempfindlichkeit
Erbrechen, Magen-Darmspasmen, Durchfälle	Erbrechen, Magen-Darm-Atonie, Obstipation, paralytischer Ileus
	Polydipsie, Polyurie, Isosthenurie (kaliopenische Nephropathie)

Tabelle 3. Diagnostische Maßnahmen bei Störungen im Kaliumhaushalt

Siehe Tabelle 4. Diagnostische Maßnahmen bei Störungen im Wasser- und Elektrolythaushalt (S. 21)

Tabelle 4. Therapie bei Störungen im Kaliumhaushalt

Störung	Verordnung	Bemerkungen
Hyper-kaliämie	Lasix, 1 Amp. = 20 mg 1–4 Amp. i.v./24 Std. und NaCl 0,9%ig, 500 ml	
	Glukose 10%ig, 500 ml mit Altinsulin, 12 E zusammen per infus.	Erkennbarer Wirkungseintritt nach 1 Std 4 g Glukose = 1 E Altinsulin langsam infundieren
	Natriumbikarbonat 8,4%ig (1 ml = 1 mval) ml Lösung = neg. BE × kg KG × 0,3	Bei Azidose wichtigste Maßnahme langsam infundieren
	Kationenaustausch mit Sorbisterit in Kalzium- oder Aluminium-Phase oder	Erkennbarer Wirkungseintritt nach 2 Std **Cave:** Hyperkalzämie
	Resonium A (Na^+-haltig) peroral: 20 g in 150 ml Wasser gelöst, 1–3× tgl. rektal: 40 g in 150 ml Glukose 5%ig gelöst, 1–3× tgl. als Verweileinlauf (6 Std)	**Cave:** Hypernatriämie, Hyperhydratation Evtl. unter Zusatz von 20 g Sorbosan (Sorbit) zur Beschleunigung der Darmpassage
	Wenn rascher Wirkungseintritt notwendig:	
	Natriumchlorid 20%ig 20 ml i.v. oder Calcium-Gluconium 10%ig 10 ml i.v.	ggf. nach 30 min wiederholen **Cave:** Hyperkalzämie bei Digitalistherapie
	Peritoneal-/Hämodialyse	Auch bei Nichtansprechen der oben genannten Maßnahmen

Fortsetzung ▶

Tabelle 4 (Fortsetzung). Therapie bei Störungen im Kaliumhaushalt

Störung	Verordnung	Bemerkungen
Hypokaliämie	Kaliumsubstitution: (= Defizit, einschließlich Tagesbedarf)	Höchstdosis beachten: 20–(40) mval/Std 240 mval/24 Std Zwei Drittel des Defizits am 1. Tag, ein Drittel am 2. Tag ausgleichen
Serum-K^+		
3–4 mval/l	80–180 mval	
2–3 mval/l	180–460 mval	
	parenteral: Kaliumchlorid 7,46%ig (1 ml = 1 mval) als Infusionszusatz	
	oder	
	Kaliumbikarbonat 10,01%ig (1 ml = 1 mval) als Infusionszusatz	Nur bei Azidose (selten vorkommend) bis zum Ausgleich des pH-Wertes, dann weitere Substitution mit KCl
	peroral: Rekawan-Granulat 1 Briefchen = 13,4 mval K^+	Bei geringem Kaliumdefizit
	oder	
	Kalium-Duriles 1 Tbl. = 10 mval K^+	
	oder	
	Kalinor-Brausetbl. 1 Tbl. = 40 mval K^+	Nur bei Azidose (selten vorkommend)
	Aldactone, 1 Amp. = 200 mg 1–2 Amp. i.v.	Besonders bei primärem und sekundärem Hyperaldosteronismus
	oder	
	Aldactone 50,2 × 1 Drg.	

Störungen im Kalziumhaushalt

Extrazelluläres Kalzium fördert die Blutgerinnung und setzt die neuromuskuläre Erregbarkeit herab. Intrazelluläres Kalzium fördert die elektromechanische Kopplung der Muskelzelle und stimuliert die Exkretion und Inkretion von Drüsenzellen sowie zahlreiche Zellenzyme. Bei Routineuntersuchungen wird das Gesamtserumkalzium bestimmt, das aus einer ionisierten (ca. 50%), eiweißgebundenen, und einer nichtionisierten Fraktion besteht. Biologisch wirksam ist die ionisierte Fraktion. Der Ionisationsgrad nimmt bei Azidose und Eiweißmangel zu, bei Alkalose und Eiweißüberschuß ab. Akute Änderungen des Serumkalziumspiegels führen zu lebensbedrohlichen Krankheitsbildern. Kalzium ist mit zahlreichen Stoffen, z. B. Tetrazyclinen und Proteinen, inkompatibel.

Bei hyperkalzämischer Krise entscheidet die Grunderkrankung über die Prognose. Häufigste und zugleich gefährlichste Ursache ist der primäre Hyperparathyreoidismus, der bei akutem Verlauf ohne operative Behandlung einen letalen Ausgang nimmt. Hinweise auf diese Erkrankung sind Hyperkalzämie, Hyperkalzurie, Hypophosphatämie, Hyperphosphaturie, ausgeprägte Skelettveränderungen (röntgenologisch grobporige Atrophie des Schädels und der Hände, Zysten, Spontanfrakturen, periossäre Verkalkungen), langjährige Anamnese mit Urolithiasis (in 85%) bei Nephrokalzinose, Ulkusleiden, Pankreatitis mit Verkalkung, Knochenschmerzen, Spontanfrakturen.

Seltener findet sich als Ursache einer hyperkalzämischen Krise ein autonom gewordener sekundärer (= tertiärer) Hyperparathyreoidismus mit Hypo- bis Hyperkalzämie, Hypokalzurie, Hyperphosphatämie, Hypophosphaturie, geringen Skelettveränderungen, langjähriger Anamnese mit chronischer Niereninsuffizienz oder enteraler Malassimilation.

Gute Beeinflussung zeigt die hyperkalzämische Krise bei Malignomen und Systemerkrankungen unter Akutbehandlung und gleichzeitiger Mitbehandlung des Grundleidens.

Tabelle 1. Pathogenese bei Störungen im Kalziumhaushalt

	Hyperkalzämie
Endokrine Erkrankungen	Primärer Hyperparathyreoidismus, Hyperthyreose, NNR-Insuffizienz, endokrine Polyadenomatose (z. B. mit Hauptsymptom Akromegalie)
Paraneoplastisches Syndrom (Bildung PTH-ähnlicher Substanzen)	Malignome der Mamma, Lunge, Leber, Niere und Ovarien ohne direkten Skelettbefall
Tumorbedingte Knochenzerstörung	Malignome der Mamma und Prostata, Plasmozytom, M. Hodgkin
Primäre Knochenerkrankungen	Inaktivitätsosteoporose, Immobilisation bei M. Paget
Sekundärer Hyperparathyreoidismus	Spätfolge einer Hypokalzämie bei enteraler Malassimilation und einer Hypokalzämie und Hyperphosphatämie bei chronischer Niereninsuffizienz
Überempfindlichkeit gegenüber Vitamin D	Sarkoidose (M. Boeck) mit und ohne Skelettbefall, Tuberkulose, idiopathische infantile Hyperkalzämie
Medikamente	Milch-Alkali-Syndrom (Burnett-Syndrom), Überdosierung von AT-10 und Vitamin D
	Hypokalzämie
Verminderte Aufnahme	Malassimilation mit Störung der Fettresorption (Bildung von Kalkseifen) und Vitamin D-Resorption bei Pankreasinsuffizienz, Zöliakie, Acholie, Ileumresektion u. a. Mangel an biologisch aktiven Vitamin D-Metaboliten bei chronischer Niereninsuffizienz, Leberzirrhose, Therapie mit Antikonvulsiva Vitamin D-Mangel (orale Aufnahme, kutane Bildung)
Erhöhter Verbrauch	Schwangerschaft, Laktation, akute Pankreatitis (Bildung von Kalkseifen), Rachitis im Verlaufe der Therapie, Ca^{2+}-Bindung bei Oxalat- und Fluorvergiftungen, große Mengen von Bluttransfusionen (Zitrat-Oxalateffekt)
Gesteigerte Ausscheidung	Überproduktion (z. B. beim Schilddrüsenkarzinom) oder therapeutische Anwendung von Calcitonin (hemmt gleichzeitig die Knochenresorption), Polyurie, Saluretikatherapie, Azidose, Eiweißmangel, Tubulopathien
Hypoparathyreoidismus	Strumektomie, Schwangerschaft, Menopause, Metastasierung in die Nebenschilddrüse

Tabelle 2. Klinische Symptomatik bei Störungen im Kalziumhaushalt

Hyperkalzämie	**Hypokalzämie**
Herabsetzung der neuromuskulären Erregbarkeit, Hyporeflexie, Muskelschwäche	Steigerung der neuromuskulären Erregbarkeit, Hyperreflexie, Tetaniesyndrom: Akroparästhesien, Karpopedalspasmus, Laryngospasmus, Bronchospasmus, Verkrampfung der Extremitäten- und Atemmuskulatur Latente Tetanie: Positive Zeichen nach Chvostek und Trousseau
Apathie, Verwirrtheit, Depressionen, Kopfschmerzen, Bewußtseinsstörungen Bei hyperkalzämischer Krise Koma	Psychische Störungen, Depressionen
Übelkeit, Erbrechen, Sodbrennen, Magenschmerzen, rezidivierende Ulzera, Obstipation, Meteorismus	Abdominalspasmen, z. B. Gallenkoliken
Tachykarde Herzrhythmusstörungen EKG: QT-Verkürzung, Digitalisüberempfindlichkeit	Herzinsuffizienz, EKG: QT-Verlängerung
Knochenschmerzen	
Polydipsie, Polyurie, Isosthenurie, Nierenkoliken (Urolithiasis) Bei hyperkalzämischer Krise Oligo-Anurie (infolge turbulärer Verkalkungsvorgänge)	

Tabelle 3. Diagnostische Maßnahmen bei Störungen im Kalziumhaushalt

Siehe Tabelle 4. Diagnostische Maßnahmen bei Störungen im Wasser- und Elektrolythaushalt (S. 21)

Tabelle 4. Therapie bei Störungen im Kalziumhaushalt

Störung	Verordnung	Bemerkungen
Hyper-kalzämie	*Bei ausreichender Nierenfunktion:* NaCl-Lösung 0,9%ig 4–10 l/24 Std und Lasix, 1 Amp. = 250 mg 4–8 Amp./24 Std in Dauertropfinfusion bis zu 48 Std	**Cave:** Digitalis. Bei tachykarden Rhythmusstörungen Kalzium-Antagonisten einsetzen **Beachte:** Wasser- und Elektrolythaushalt
	Bei Oligo-Anurie oder unzureichender Ca-Ausscheidung: Peritoneal- oder besser Hämodialyse	Bei primärem Hyperparathyreoidismus wegen der sonst infausten Prognose baldige Operation anstreben.
	oder Phosphatinfusion Natriumphosphat 7,53%ig 1 ml = 1 mval Phosphat 100 ml in Glukose 5%ig über 8–12 Std	Nur wenn Dialyse nicht möglich ist, einmalig anwenden, beachte Ausfällung von Kalzium-Phosphat-Komplexen in Körpergeweben
	Maßnahmen mit langsamer Wirkung: Fortecortin, 1 Amp. = 8 mg 2–3 Amp. i.v.	Keine Wirkung bei primärem Hyperparathyreoidismus, Hemmung der Ca-Aufnahme und Osteolyse
	Salm-Calcitonin (Calcitonin-Sandoz) 1 Amp. = 100 I. E. 4–6 Amp./24 Std in Dauertropfinfusion	Hemmung der Osteolyse
	Mithramycin 1 Amp. = 2,5 mg	Bei malignen Erkrankungen neben der üblichen zytostatischen und Bestrahlungstherapie
Hypo-kalzämie	Calcium-Gluconicum 10%ig, 1 Amp. = 10 ml 1–2 Amp. langsam i.v.	Evtl. wiederholen **Cave:** Digitalis
	Sedierung mit z. B. Valium, 1 Amp. = 10 mg 1 Amp. i.m. oder i.v.	Bei psychischer Alteration
	In schweren Fällen: peroral A. T. 10 Perlen à 0,5 mg 2–4 Perlen oder mehr	Unter häufiger Kontrolle von Serum-Ca und Urin-Ca Beachte ausreichende perorale Ca-Zufuhr
	parenteral Vigantol forte pro inject., 1 Amp. – 15 mg 1 Amp. i.v.	Bei Malabsorptionssyndrom nur parenterale Zufuhr Kontraindikationen beachten

Störungen im Magnesiumhaushalt

Extrazelluläres Magnesium (1% = 6,4 mval) setzt wie Kalzium die neuromuskuläre Erregbarkeit herab. In hoher Konzentration bewirkt es an der motorischen Endplatte durch Hemmung der Freisetzung von Azetylcholin eine kurareähnliche Lähmung und im ZNS durch Besetzung von Zellmembranen die sog. Magnesiumnarkose. Beide Wirkungen können durch Kalziumgaben aufgehoben werden. Intrazelluläres Magnesium (99%) fördert wie Kalzium die elektromechanische Kopplung und steuert, an Zellorganellen gebunden, wichtige Stoffwechselvorgänge. Der Magnesiumbestand wird nicht immer durch den Serumspiegel repräsentiert (Reflexprüfung!). Magnesium kumuliert wie Kalium bei Niereninsuffizienz.

Tabelle 1. Pathogenese bei Störungen im Magnesiumhaushalt

	Hypermagnesiämie
Verminderte Ausscheidung	Oligo-anurisches Stadium der akuten und chronischen Niereninsuffizienz
Endokrine Erkrankungen	Hypothyreose, NNR-Insuffizienz
Verteilungshypermagnesiämie	Mg^{2+}-Ausstrom aus der Zelle bei Azidose (z. B. unbehandeltes diabetisches Koma) und bei möglicherweise weiteren Ursachen wie bei der Verteilungshyperkaliämie
	Hypomagnesiämie
Gesteigerte Ausscheidung	Polyurisches Stadium der akuten und chronischen Niereninsuffizienz, Diuretikatherapie, Hyperkalzämie
Verminderte Aufnahme	Starkes Erbrechen, chronische Diarrhoe (z. B. Colitis ulcerosa), Steatorrhoe jeder Genese (Bildung von Magnesiumseifen), akute Pankreatitis, Delirium tremens
Endokrine Erkrankungen und hormonelle Umstellungen	Hyperparathyreoidismus, nach Ektomie eines Nebenschilddrüsenadenoms (!), Hyperaldosteronismus, Hyperthyreose, Schwangerschaft, hormonelle Kontrazeptiva
Leberzirrhose	Komplexe Störung mit verminderter enteraler Resorption (Mangel an Gallensäuren), gesteigerter Ausscheidung (sekundärer Hyperaldosteronismus, Diuretikatherapie) und Albuminmangel
Verteilungshypomagnesiämie	Mg^{2+}-Einstrom in die Zelle bei Alkalose (z. B. anbehandeltes diabetisches Koma) und bei möglicherweise weiteren Ursachen wie bei der Verteilungshypokaliämie

Tabelle 2. Klinische Symptomatik bei Störungen im Magnesiumhaushalt

Hypermagnesiämie	**Hypomagnesiämie**
Herabsetzung der neuromuskulären Erregbarkeit, Hyporeflexie, Muskelschwäche, -lähmung, periphere Ateminsuffizienz (infolge kurareähnlicher Wirkung)	Steigerung der neuromuskulären Erregbarkeit, Hyperreflexie, Tetaniesyndrom: Parästhesien, Karpopedalspasmen, Athetosen, tonisch-klonische Krämpfe, Grobschlägiger Tremor, Positives Zeichen nach Chvostek
Apathie, Bewußtseinsstörungen bis zur „Magnesiumnarkose"	Verwirrtheit, Agitation, Angstzustände, Kopfschmerzen, Somnolenz, Depressionen
Übelkeit, Erbrechen, Obstipation	Abdominalspasmen
Blasensperre	
Bradykarde Herzrhythmusstörungen, zunehmende AV-Blockierung bis zum Herzstillstand, EKG: Repolarisationsstörungen wie bei Hyperkaliämie	Tachykarde Herzrhythmusstörungen, EKG: Repolarisationsstörungen wie bei Hypokaliämie, Digitalisüberempfindlichkeit
Hypotonie, Wärmegefühl, Flush (infolge peripherer Vasodilatation)	Gefäßspasmen im Bereich aller Organe, z. B. Stenokardien

Tabelle 3. Diagnostische Maßnahmen bei Störungen im Magnesiumhaushalt

Siehe Tabelle 4. Diagnostische Maßnahmen bei Störungen im Wasser- und Elektrolythaushalt (S. 21)

Tabelle 4. Therapie bei Störungen im Magnesiumhaushalt

Hyper-magnesiämie	Calcium-Gluconicum 10%ig, 1 Amp. = 10 ml 1–2 Amp. langsam i.v.	Prompte Wirkung durch Antagonismus **Cave:** Digitalis
	Lasix, 1 Amp. = 20 mg 1–2 Amp. i.v.	
	Peritoneal- oder Hämodialyse	Bei „Magnesiumnarkose", Niereninsuffizienz
	Prostigmin 1 Amp. = 0,5 mg 1–2 Amp. i.m.	Bei Atemlähmung infolge kurareähnlicher Magnesiumwirkung
	Beatmung	
Hypo-magnesiämie	Magnesium Verla 1 Btl. = 10 mval Mg^{2+} 1–3 Btl. in Wasser gelöst p.o. oder	Unter Kontrolle von Serum-Mg und Sehnenreflexen vorsichtig ausgleichen
	Magnorbin 20%ig 1 Amp. = 5 ml 1 ml = 1 mval Mg^{2+} 70–140 mval/24 Std als Infusionszusatz	Unter Kontrolle langsam infundieren

1.4 Störungen des Säure-Basen-Haushaltes

Störungen im Säure-Basen-Haushalt sind Folge- bzw. Begleiterkrankungen. Sie entstehen als Komplikation eines Grundleidens. Eine frühzeitige Erfassung und Differenzierung der Störungen ist notwendig, weil ein entgleister Säure-Basen-Haushalt den Verlauf der Grundkrankheit entscheidend beeinflußt. So ist ein ungestörter Funktionsablauf vitaler biologischer Reaktionen nur dann gewährleistet, wenn die Wasserstoffionenkonzentration (pH) in den Körperflüssigkeiten konstant gehalten wird.

Zur Aufrechterhaltung eines normalen pH dienen intra- und extrazelluläre Puffersysteme sowie renale und pulmonale Regulationsvorgänge. Durch die Regulationssysteme Lunge/Niere können Störungen wechselseitig kompensiert und der pH konstant gehalten werden → **kompensierte Störung** im Säure-Basen-Haushalt. Ein Versagen der Regulationssysteme Lunge/Niere führt zur Entgleisung des pH → **dekompensierte Störung** im Säure-Basen-Haushalt. Nach dem Entstehungsmechanismus unterscheidet man **respiratorische** und nicht respiratorische bzw. **metabolische Störungen.** Bei Verschiebung der Reaktion zur sauren Seite entsteht eine **Azidose,** bei Verschiebung zur alkalischen Seite eine **Alkalose.**

Zur Objektivierung von Störungen im Säure-Basen-Haushalt ist die Kenntnis der drei folgenden Meßgrößen, die blutgasanalytisch ermittelt werden, notwendig:

1. Aktueller pH-Wert (pH normal 7,40 ± 0,04) = repräsentativer Parameter für die aktuelle Reaktion des Blutes; Erhöhung = Alkalose, Erniedrigung = Azidose. Er gibt den gemeinsamen Einfluß respiratorischer und metabolischer Störungen wieder. Eine Unterscheidung ist nur möglich bei Kenntnis des BE und pCO_2.
2. Baseexcess-Wert (BE normal 0 ± 3 mval/l) = repräsentativer Parameter für metabolische Störungen; negativer Wert = metabolische Azidose, positiver Wert = metabolische Alkalose.
3. Aktueller Kohlendioxyd-Partialdruck (pCO_2 normal 36,0–44,0 mm Hg) = repräsentativer Parameter für respiratorische Störungen; Erhöhung = respiratorische Azidose, Erniedrigung = respiratorische Alkalose.

Die Differentiallabordiagnose zeigt Tabelle 3.

Respiratorische Störungen werden in der Regel mit physikalischen, metabolische Störungen mit medikamentösen Methoden beeinflußt. Bei gemischten Störungen sind ggf. beide Behandlungsgrundsätze zu kombinieren. Therapeutisches Vorgehen ist nur bei Versagen der Kompensationsmechanismen (Lunge/Niere/Puffersubstanzen) indiziert. Einer spezifischen Therapie bedürfen gewöhnlich metabolische Störungen, wenn BE < -5 und $> +5$. Neben den Laborergebnissen ist das klinische Bild im Auge zu halten. Eine zu schnelle Normalisierung des pH führt nicht selten zu erheblicher klinischer Verschlechterung.

Eine besondere Bedeutung für die Therapie kommt außer der Blutgasanalyse der Bestimmung der Serumchloridkonzentration zu. Azidose und Alkalose führen zu gegensinnigen Konzentrationsänderungen von Bikarbonat und Chlorid, wobei die Summe beider Anionen konstant bleibt. Dies fordert das Gesetz der Elektroneutralität zwischen Anionen und Kationen. Metabolische Azidose und kompensierte respiratorische Alkalose bedingen Hyperchlorämie und Bikarbonatmangel. Dagegen führen metabolische Alkalose und kompensierte respiratorische Azidose zu Hypochlorämie und Bikarbonatüberschuß. Das gegensinnige Verhalten beider Anionen hat zur Folge, daß die vom Wasserhaushalt bekannte äquivalente Abhängigkeit der Chloridkonzentration von Änderungen der Natriumkonzentration bei Störungen im Säure-Basen-Haushalt nicht mehr zutrifft. Dies wird besonders deutlich bei der metabolischen Alkalose infolge anhaltenden Erbrechens, bei welchem der Chloridverlust den gleichzeitigen Natriumverlust weitaus übersteigt. Die Therapie besteht nicht in der Substitution saurer Valenzen, sondern im Chloridersatz. Allein die Zufuhr von Kochsalz vermag die metabolische Alkalose auszugleichen.

Literatur

1. Ferlinz R, Schmidt W (1977) Klinik der respiratorischen Alkalose und Azidose. In: Zumkley H (Hrsg) Klinik des Wasser-, Elektrolyt- und Säure-Basen-Haushaltes. Thieme, Stuttgart
2. Hodler J (1977) Klinik der metabolischen Alkalose und Azidose. In: Zumkley H (Hrsg) Klinik des Wasser-, Elektrolyt- und Säure-Basen-Haushaltes. Thieme, Stuttgart
3. Holzgreve H (1976) Diagnostik bei Störungen des Elektrolyt- und Säure-Basen-Haushaltes. Internist 17:106
4. Krück F (1978) Störungen des Säure-Basen-Haushaltes. In: Hornbostel H, Kaufmann W, Siegenthaler W (Hrsg) Innere Medizin in Praxis und Klinik, Bd II. Thieme, Stuttgart
5. Stumpe KO, Magnussen H, Kolloch R (1977) Physiologie und Regulation des Säure-Basen-Haushaltes. In: Zumkley H (Hrsg) Klinik des Wasser-, Elektrolyt- und Säure-Basen-Haushaltes. Thieme, Stuttgart
6. Truninger B (1974) Wasser- und Elektrolythaushalt, 4. Aufl. Thieme, Stuttgart

Tabelle 1. Pathogenese

	Metabolische Azidose
Gesteigertes Säurenangebot (Additionsazidose)	Endogen: Ketoazidose infolge intrazellulärer Glukoseverwertungsstörung mit Zunahme des Fettumsatzes bei: Diabetes mellitus, Hungerzuständen, Fieber, Hyperthyreose, azetonämischem Erbrechen Milchsäureazidose infolge anaerober Glykolyse bei: Schockzuständen, kardialer Stauungsinsuffizienz, Leberkoma, Hypoxie, Anämie, Leukämien, malignen Systemerkrankungen, CO-Vergiftung, bakteriellen Infekten (vor allem mit gramnegativen Keimen), Glykogenspeicherkrankheit, Hypothermie, Therapie mit Biguaniden Exogen: Zufuhr metabolischer Gifte oder saurer Valenzen wie: Methylalkohol, Paraldehyd, Glykole, Salzsäure, Ammoniumchlorid, Massentransfusionen mit ACD-Konserven (pH 5,9–6,9)
Gesteigerter Alkaliverlust (Subtraktionsazidose)	Verlust von Bikarbonat bei: Chronischer Diarrhoe, Duodenal-, Gallen-, Dünndarmfisteln, Ileus, Colitis ulcerosa, Laxantienabusus, Therapie mit Kationenaustauschern Verlust von Bikarbonat und vermehrte Rückresorption von Chlorid bei Ureter-Darm-Anastomose
Verminderte Säurenelimination (Retentionsazidose)	Störung der renalen Ammoniumelimination und Bikarbonatregeneration bei akuter und chronischer Niereninsuffizienz Ammonium- und Kaliumelimination mit Chloridretention bei chronischer Pyelonephritis, interstitieller Nephritis, Zystennieren H^+-Ionenelimination mit Chloridretention, mit oder ohne Störung der Bikarbonatregeneration bei proximaler bzw. distaler renal-tubulärer Azidose H^+-Ionen- und Ammoniumelimination und Bikarbonatregeneration bei NNR-Insuffizienz und Therapie mit Carboanhydraseinhibitoren (Diamox)

Fortsetzung ▶

Tabelle 1 (Fortsetzung). Pathogenese

	Metabolische Alkalose
Gesteigertes Basenangebot (Additionsalkalose)	Endogen: Anfall basischer Valenzen bei: Gastrointestinaler Blutung (Ösophagusvarizen, Ulkus), insbesondere bei gleichzeitiger Leberinsuffizienz (Leberkoma, portokavaler Kurzschluß) Exogen: Zufuhr basischer Valenzen bei: Übermäßiger Gabe von „Puffersubstanzen" wie Natriumbikarbonat oder THAM
Gesteigerter Säurenverlust (Subtraktionsalkalose)	Einstrom von H^+-Ionen in den IZR bei: Kaliummangelzuständen unterschiedlicher Genese (kaliopenische Alkalose ≙ intrazelluläre Azidose)
	Gastrogener Verlust von H^+ und Chlorionen sowie Bildung von Bikarbonat bei: Anhaltendem Erbrechen, Pylorusstenose, Magenausheberung, hochsitzendem Darmverschluß, Hyperemesis gravidarum Renaler Verlust von H^+-Ionen anstelle der tubulären Kaliumsekretion bei: Extrarenalem Kaliummangel mit Alkalose (paradoxe Azidurie trotz Alkalose unter dem Zwang der Kaliumkonservierung), z. B. Verstärkung einer Alkalose infolge von Kaliumverlusten bei Erbrechen Renaler Verlust von H^+- und Kaliumionen bei: extrarenalen Natriummangelzuständen (Azidurie und Alkalose unter dem Zwang der Natriumkonservierung), z. B. Natriumverlust bei Erbrechen
Verminderte Basenelimination (Retentionsalkalose)	Unzureichende Bikarbonatelimination bzw. gesteigerte Bikarbonatregeneration infolge gestörter Chloridreabsorption bei: Chronischer Saluretikatherapie, Hyperaldosteronismus, Hyperkortizismus und Phäochromozytom

Fortsetzung ▶

Tabelle 1 (Fortsetzung). Pathogenese

	Respiratorische Azidose
Verminderte CO_2-Elimination	Obstruktive Ventilationsstörungen bei: z. B. Asthma bronchiale, chronischer Bronchitis, Verlegung der Atemwege (Tumor, Aspiration, Sekret) Restriktive Ventilationsstörungen bei: z. B. Atelektasen, Lungenfibrose, Lungenresektion, Pleuraverschwartung, Kyphoskoliose, Thoraxverletzungen, Spontanpneumothorax Depression der medullären Atemrezeptoren durch: z. B. Narkotika, Alkohol Atemmuskellähmung bei: z. B. Polyneuropathie, Poliomyelitis, Kaliummangel Gedrosselte kontrollierte maschinelle Beatmung
	Respiratorische Alkalose
Gesteigerte CO_2-Elimination	Psychogene Hyperventilation z. B. bei Angst Stimulierung der medullären Atemrezeptoren bei entzündlichen, toxisch bedingten und traumatischen Erkrankungen des ZNS (frühes Zeichen eines beginnenden septischen Schocks bei Infektionen mit gramnegativen Keimen) Hypoxiereaktionen bei: z. B. Anämie, Herzinsuffizienz, pulmonalen Diffusionsstörungen Forcierte kontrollierte maschinelle Beatmung

Tabelle 2. Klinische Symptomatik

Metabolische	Azidose	Tiefe, große, sog. Kussmaulsche Atmung (kompensatorische Hyperventilation), Schwäche, Desorientiertheit, Bewußtseinsstörungen bis zum Koma, bradykarde Herzrhythmusstörungen, Neigung zur Hypotonie und zum Lungenödem, verminderte Wirkung von Sympathikomimetika und Insulin
	Alkalose	Flache Atmung (kompensatorische Hypoventilation), Schwäche, Adynamie, Apathie, „Coma hypochlorämicum", Darmatonie, Meteorismus, Hyperreflexie, Tetanie, z. B. „Magentetanie" bei chronischem Erbrechen (Ionisation des Serum-Ca^{++} vermindert), tachykarde Herzrhythmusstörungen
Respiratorische	Azidose	Hypoventilation bei meist erschwerter Atemarbeit, Zyanose, Schwäche, Unruhe, Syndrom des zerebralen Pseudotumors mit Kopfschmerzen, Sehstörungen, Desorientiertheit, Bewußtseinsstörungen bis zum Koma
	Alkalose	Hyperventilation, Unruhe, Schwindel, Hypotension, Doppeltsehen, Hyperreflexie, Tetanie (Ionisation des Serum-Ca^{++} vermindert), Bewußtseinsstörungen

Tabelle 3. Differentialdiagnose nach Blutgasanalyse

Blutgasanalyse	Normalwerte	Azidose				Alkalose			
		metabolisch		respiratorisch		metabolisch		respiratorisch	
		komp.	dekomp.	komp.	dekomp.	komp.	dekomp.	komp.	dekomp.
pH	7,4 ± 0,04	→	↓	→	↓	→	↑	→	↑
BE	0 ± 3 mval/l Blut	↓	↓	↑	↑→	↑	↑	↓	↓→
pCO_2	36,0–44,0 mm Hg	↓	↓→	↑	↑	↑	↑→	↓	↓

→ = normal ↑ = erhöht ↓ = erniedrigt

Tabelle 4. Therapie

Störung	Verordnung	Bemerkungen
Metabolische Azidose	Natriumbikarbonat 8,4%ig, 1 ml = 1 mval ml Lösung = neg. BE × kg KG × 0,3	Langsam infundieren Wirkung: extrazelluläre Pufferung vor allem organischer Säuren (bei Keto- und Laktatazidosen) Relative Kontraindikationen: Respiratorische Insuffizienz (Pufferung erfolgt unter Freisetzung von CO_2), Ödemneigung, Lungenödem, Hypertonie, Eklampsie **Cave:** Natriumüberladung
	Tris-steril (THAM) 1 ml = 0,3 mval ml Lösung = neg. BE × kg KG maximal 0,2 ml/kg KG/min	Besonders bei Hypernatriämie Wirkung: intrazelluläre Pufferung aller Säuren Kontraindikation: Schwere Niereninsuffizienz, Anurie (Pufferung erfolgt durch renale CO_2-Elimination) Relative Kontraindikationen: Respiratorische Insuffizienz (sofern ohne Beatmung) **Cave:** Hypoglykämie, Atemdepression, lokale Unverträglichkeitsreaktionen
	Acetolyt 1 Meßlöffel = 2,5 g anfangs bis zu 10 g/tgl. Dauermedikation 5 g/tgl.	Indiziert bei chronischer Niereninsuffizienz Wirkung: Pufferung einer metabolischen Azidose unter gleichzeitiger Ca^{++}-Substitution **Beachte:** Gastro-duodenale Beschwerden, Natriumüberladung
Metabolische Alkalose	Kaliumchlorid 7,46%ig 1 ml = 1 mval K^+ Serum-K^+/K^+-Bedarf: 3–4 mval/l ≙ 80–180 mval 2–4 mval/l ≙ 180–460 mval	Bei hypokaliämischen Alkalosen Als Infusionszusatz verwenden Dosierung schließt Tagesbedarf ein
	Natriumchlorid 5,85%ig 1 ml = 1 mval Cl^- Cl^--Bedarf in mval = (105 – Serum-Cl^-) × kg KG × 0,4	Bei hypochlorämischen Alkalosen und Alkalosen mit Natriummangel Als Infusionszusatz verwenden

Fortsetzung ▶

Tabelle 4 (Fortsetzung). Therapie

Störung	Verordnung	Bemerkungen
	L-Arginin-Hydrochlorid 21,07%ig 1 ml = 1 mval Cl^- ml Lösung = pos. BE × kg KG × 0,3	Bei allen Alkalosen, insbesondere bei gleichzeitig bestehenden Lebererkrankungen Als Infusionszusatz verwenden
	Aldactone 1 Amp. = 200 mg 1–2 Amp. i.v. oder Aldactone 50, 2 × 1 Drg.	Insbesondere bei hypokaliämischen Alkalosen infolge eines Hyperaldosteronismus
Respiratorische Azidose	Atemgymnastik Bronchospasmolyse Sekretolyse Intubation Endotracheale Absaugung Bronchuslavage Assistierte oder kontrollierte Beatmung	Grundkrankheit mitbehandeln Beachte Adaptation an die Hyperkapnie bei chronischer respiratorischer Globalinsuffizienz, Atemdepression infolge O_2-Gabe
Respiratorische Alkalose	Valium 1 Amp. = 10 mg i.v. oder Luminal 1 Amp. = 0,2 g 1–2 Amp./24 Std	Gleichzeitig verbal sedieren
	Rückatmung von CO_2	Mittels eines luftundurchlässigen Beutels
	Kontrollierte Beatmung	Bei Schädelhirntraumata unter gleichzeitiger starker medikamentöser Dauersedierung

2 Herz-, Kreislauf- und Gefäßerkrankungen

2.1 Myokardinfarkt und kardiogener Schock

Durch Koronarsklerose, thrombotischen oder selten auch embolischen, arteriitischen, rheumatisch-hyperergischen Verschluß einer Koronararterie entsteht ein ischämischer Infarkt. In Ausnahmefällen ist auch ohne akuten Verschluß einer Koronararterie ein ischämischer Infarkt möglich.

Die Myokardanoxie mit Nekrose und lokaler Gewebsazidose löst durch die im Herzen befindlichen Rezeptoren Schmerzen aus. „Stumme Infarkte" sind besonders bei älteren Menschen, bei Patienten mit Diabetes mellitus und Hypertonie möglich. Ein Angst- und Vernichtungsgefühl können das Beschwerdebild beherrschen. Durch Ischämie, Nekrosen, metabolische Azidose, Mobilisation der Katecholamine, vagale Reflexe und Elektrolytstörungen werden Herzrhythmusstörungen bedingt (36–97%), meist in Form ektopischer Reizbildung. Alle Formen von Herzrhythmusstörungen kommen beim Herzinfarkt vor. Herzrhythmusstörungen, arterielle Hypoxie, metabolische Azidose und verminderte koronare Durchblutung können eine Herzinsuffizienz bewirken (15–45%).

Bei stärkerer Abschwächung oder Versagen der regelmäßigen Kontraktionsleistung des Herzens und/oder bei peripherer Fehlregulation des Gefäßsystems kommt es zum kardiogenen Schock (15–30%). Die mangelnde Pumpleistung des Myokards bedingt eine Verminderung des Strom-Zeitvolumens mit einem Blutdruckabfall bei verkleinerter Blutdruckamplitude. Ein stärkerer Blutdruckabfall wird meistens durch eine Erhöhung des peripheren Widerstandes verhindert, der durch periphere Vasokonstriktion und vermehrte endogene Katecholaminwirkung erzielt wird. Die Vasokonstriktion findet in Haut, Muskulatur, Nieren und Splanchnikusgebiet statt, nicht im Bereich des Herzens und des Gehirns (Zentralisation). Bei Nichtbehebung dieses Zustandes entsteht eine weitere Gewebshypoxydose und eine metabolische Azidose. Letztere steigert die Gefäßpermeabilität, es kommt zum Flüssigkeitsaustritt. Die metabolische Azidose bedingt außerdem eine Herabsetzung der Ansprechbarkeit der Gefäße auf Katecholamine. Die Folge ist eine Vasodilatation. Die Stase bewirkt eine Aggregation der Erythro-, Leuko- und Thrombozyten, Mikrothrombenbildung und Fibrinogenverminderung. Diese Pathophysiologie des kardiogenen Schocks bedingt die klinische Symptomatik. Einen frühen diagnostischen Hinweis können Messungen des pulmonalen Kapillar- und Aortendruckes, des peripheren Widerstandes, des Herzzeitvolumens, des zentralen Venendruckes, der Respirationsgrößen, der Veränderungen des Säuren-Basen- und des Elektrolythaushaltes geben.

Die Therapie beim Herzinfarkt, insbesondere bei den Komplikationen wie Herzrhythmusstörungen, Herzinsuffizienz, kardiogener Schock sollte möglichst früh beginnen. Der Zeitfaktor ist von großer Wichtigkeit für den Erfolg der Therapie.

Literatur

1. Bussmann W-D (1975) Neue Aspekte zur Behandlung der Linksinsuffizienz. Die Wirkung von Nitroglycerin. Med Klin 70:1697
2. Gersmeyer EF, Yaşargil EC (1978) Schock und hypotone Kreislaufstörungen. Thieme, Stuttgart
3. Grosser KD (1977) Die Behandlung des akuten Myokard-Infarktes. Intensivbehandlung 2:119
4. Hauss WH (1976) Koronarsklerose und Herzinfarkt. Thieme, Stuttgart
5. Reindell H, Roskamm H (1977) Herzkrankheiten. Springer, Berlin Heidelberg New York
6. Wirtzfeld A, Blümer H (1978) Myokardinfarkt. Herz 3:28

Tabelle 1. Klinische Symptomatik beim Herzinfarkt

Schmerz:	Häufig: (75%, thorakal, abdominal, zervikal, ausstrahlend)
Herzrhythmusstörungen:	Häufig: (95%, alle Formen, besonders Extrasystolen)
Bei Herzinsuffizienz und kardiogenem Schock	
Haut:	Blass, zyanotisch, kaltschweißig, selten warm, rosafarben
Blutdruck:	Initial oft erhöht oder normal, bei manifestem oder protrahiertem Schock meist erniedrigt mit kleiner Blutdruckamplitude oder nicht meßbar
Puls:	Meist tachykard, selten bradykard, oft arrhythmisch, leicht unterdrückbar bis nicht tastbar
Auskultation:	Herz: Betonter zweiter Herzton, dritter und/oder vierter Herzton, oft Galopprhythmus, Summationsgalopp Lungen: Giemen, Brummen, fein- bis grobblasige Rasselgeräusche, Distanzrascheln
Atmung:	Orthopnoe, Dyspnoe, Dystachypnoe, rötlich schaumiges Sputum
Diurese:	Bei manifestem oder protrahiertem Schock meist Oligurie bis Anurie
Allgemeine Symptome:	Motorische Unruhe, Aggressivität, Euphorie, bei manifestem oder protrahiertem Schock getrübtes Sensorium bis Bewußtlosigkeit

Tabelle 2. Diagnostische Maßnahmen

	sofort	Verlauf
EKG, Puls, RR	+	Monitoring
Zentraler Venendruck (ZVD)	+	evtl. fortlaufend
Pulmonalarteriendruck (EDPAP)	+	
Herzzeitvolumen (HZV)		
Diurese	+	stdl. Urinmenge
Harnstatus	+	
Blutbild, BKS	+	
HK, Blutvolumen	+	bei kardiogenem Schock 2stdl.
Quick-Wert, PTZ	+	
Blutzucker	+	
CK, SGOT, LDH, α-HBDH, CKMB	+	12–24stdl. Kontrollen
Lactat-Pyruvat-Quotient		
Harnstoff-N, Kreatinin	+	bei kardiogenem Schock 12stdl.
Blutgasanalyse	+	evtl. 4–8stdl.
Na, K, Ca, Cl	+	je nach Infusionstherapie
Rö.-Thorax	+	evtl. tgl.
Ventrikulographie		+
Koronarangiographie		+
Kinematographie		+
Farbstoffverdünnungstest		+

Tabelle 3. Differentialdiagnose

Angina pectoris gravis
Lungenembolie
Pleuritis sicca
Perikarditis
Hiatushernie
Aneurysma dissecans
Akutes Abdomen
Pneumothorax

Tabelle 4. Therapie des Herzinfarktes und kardiogenen Schocks in der Praxis

Maßnahme	Verordnung	Bemerkungen
Lagerung	Halbhochsitzend Flachlagerung evtl. Seitenlagerung	 Bei Schock Bei Bewußtlosigkeit
Schmerz- und Angstbekämpfung	Pantopon, 1 Amp. = 20 mg i.v. oder i.m.	Bei Schock grundsätzlich i.v.-Gabe **Beachte:** Blutdruck und Vagusreiz
	Fortral, 1 Amp. = 30 mg 1/2–1 Amp. i.v.	Bei arterieller Hypotonie, nicht bei Herzinsuffizienz (bei gleichzeitiger Xylocain-Gabe Atemdepression möglich)
	Valium, 1 Amp. = 10 mg i.v. i.m.	
O_2-Gabe	4–6 l/min über Nasensonde	**Cave:** chronische respiratorische Insuffizienz
Bei Herzinsuffizienz	Nitrolingual, Kapsel 0,8 mg Spray 0,4 mg, 0,8–1,6 mg s.l. Isoket, 1 Tbl. = 20 mg β-Methyl-Digoxin (Lanitop) 1 Amp. = 0,2 mg i.v.	
Bei Lungenödem	S. Kap. Lungenödem S. 84	
Bei Rhythmusstörungen: Tachykarde und bei Extrasystolen	 Xylocain 2%ig, 1 Amp. = 5 ml langsam i.v.	 Wiederholung möglich
Bradykarde (auch bei Bradykardie-induzierten Extrasystolen)	Atropin sulfur. 1 Amp. = 0,5 mg langsam i.v. oder i.m.	Wiederholung möglich
Bei Hypotonie	Akrinor, 1 Amp. = 200 mg 1–2 Amp. langsam i.v.	Wenn Blutdruck unter 80 mm Hg
Bei Herzstillstand	Präkordialer Faustschlag Externe Herzmassage Beatmung Natriumbikarbonat 8,4%ig 100 ml je 10 min Reanimationsdauer	
	Klinikeinweisung	

Tabelle 5. Therapie des Herzinfarktes und kardiogenen Schocks in der Klinik

Maßnahme	Verordnung	Bemerkungen
Lagerung	Halbhochsitzend Flachlagerung	 Bei Schock
Schmerz- und Angstbekämpfung	Pantopon, 1 Amp. = 20 mg i.v. oder i.m.	Bei Schock grundsätzlich i.v.-Gabe **Beachte:** Blutdruck und Vagusreiz
	Fortral, 1 Amp. = 30 mg 1/2–1 Amp. i.v.	Bei arterieller Hypotonie, nicht bei Hypertonie und erhöhtem ZVD (bei gleichzeitiger Xylosegabe Atemdepression möglich)
	Valium, 1 Amp. = 10 mg i.v., i.m. oder Tacitin, 1 Amp. = 10 mg 2–5 Amp. in 500 ml NaCl 0,9%ig in 12 Stunden	**Beachte:** Gesamtflüssigkeitszufuhr
O_2-Gabe	4–6 l/min über Nasensonde	**Cave:** Chronische respiratorische Insuffizienz
Beatmung	Kontrollierte Beatmung mit PEEP	Bei beginnendem und protrahiertem Schock
Bei Rhythmusstörungen	Entsprechend den im EKG erkennbaren Veränderungen, s. Kap. Rhythmusstörungen S. 60	
Bei Extrasystolie und stärkerer Tachykardie	Xylocain 2%ig, 1 Amp. = 5 ml i.v. und Infusion mit: 500 ml Glukose 10%ig, 5 Amp. Trommcardin, 12 E Altinsulin Xylocain 20%ig (1 Amp. = 1000 mg) Evtl. frühzeitige Elektrotherapie	**Beachte:** Gesamtflüssigkeitszufuhr
Bei stärkerer Bradykardie	Atropin, 1 Amp. = 0,5 mg langsam i.v.	Wiederholung möglich
	Alupent, 1 Amp. = 0,5 mg langsam i.v.	Kann Rhythmusstörungen verstärken, besonders bei Hypoxämie und Azidose
	Solu-Decortin H, 1 Amp. = 50 mg, 2 Amp. i.v. Passagere Elektrostimulation	
Antikoagulation	Heparin, 10000 E initial, 20000–40000 E in 24 Std. in NaCl 0,9%ig	**Beachte:** Kontraindikation und Gesamtflüssigkeitszufuhr

Fortsetzung ▶

Tabelle 5 (Fortsetzung). Therapie des Herzinfarktes und kardiogenen Schocks in der Klinik

Maßnahme	Verordnung	Bemerkungen
Volumenersatz	Normofundin oder Macrodex 6%ig 100–500 ml	Unter Kontrolle von ZVD und nach Möglichkeit EDPAP
Bei Herzinsuffizienz	Nitrolingual, 1 Amp. = 5 mg initial 0,5–1,5 mg danach 0,75–3 mg/Std i.v. als Infusion Lasix, 1 Amp. = 20 mg 1–2 Amp. i.v. β-Methyl-Digoxin (Lanitop), 1 Amp. = 0,2 mg i.v.	Dosierung der Substanzen nach Herz- und Kreislaufparameter, ZVD, PCP, PAP, HZV
und drohendem oder manifestem kardiogenem Schock	Dopamin, 1 Amp. = 50 mg 100 mg in 500 ml NaCl 0,9%ig in 6–9 Std (18–30 Tropfen/min) oder/und Dobutamin, 1 Amp. = 250 mg 250 mg in 500 ml NaCl 0,9%ig in 6–9 Std. Urbason solubile forte 1000 1–2 Amp. i.v.	**Beachte:** Gesamtflüssigkeitszufuhr **Cave:** Keine alkalischen Lösungen Kombination beider Substanzen möglich und sinnvoll Wirkung nicht gesichert
Bei Azidose	Natriumbikarbonat 8,4%ig 1 mval = 1 ml	1 ml = BE × kg KG × 0,3 S. Kap. Säure- und Basenhaushalt S. 45
Assistierte Zirkulation	Intraaortale Ballonpulsation	
Akute Herzchirurgie	Bei mechanischen Defekten, Resektion akuter Herzwandaneurysmen	
Bei Hyperkinese	Dociton, 1 Tbl. = 40 mg 3 × 20–40 mg/24 Std	**Beachte:** Nebenwirkungen Hyperkinese nur bei 5% der Infarkte

2.2 Herzrhythmusstörungen

Herzrhythmusstörungen sind bei Herzkranken und Gesunden ein häufiges Ereignis. Die Vielfalt der Herzrhythmusstörungen, ihre differentialdiagnostische Abgrenzung sowie ihre unterschiedliche klinische Wertigkeit bedingen nicht selten therapeutische Probleme.

Eine sofortige Therapie ist immer dann erforderlich, wenn infolge der Dysrhythmien stärkere hämodynamische Störungen, eine prognostische Gefährdung und/oder erhebliche subjektive Beschwerden vorliegen.

Hämodynamische Auswirkungen sowohl bei Tachykardie als auch bei Bradykardie können gering sein bei gesundem Herzen. Bei geschädigtem Herzen, vor allem beim Herzinfarkt, kann eine Entwicklung zum kardiogenen Schock rasch erfolgen.

Besteht keine dringende Indikation zur Soforttherapie, sollte eine eingehende Diagnostik erfolgen (Tabelle). Oft bringt die Behandlung der Grundkrankheit die Beseitigung oder Besserung der Rhythmusstörungen.

Im Notfall hat eine sofortige medikamentöse und gegebenenfalls elektrische Therapie den Vorrang vor einer ausgiebigen Diagnostik zur Erforschung ätiologischer Faktoren. Allgemeine klinische Parameter gestatten nur selten eine Differenzierung der zugrundeliegenden Rhythmusstörungen. Entscheidend für die Diagnose ist das EKG, das mehr als bei jeder anderen Herzerkrankung eine Differenzierung der Störungen erlaubt. Es sollte auch nach dem körperlichen Untersuchungsbefund, wenn möglich, eine kurze Anamnese erhoben werden, besonders mit Befragung nach Nieren- und Lebererkrankungen sowie vorausgegangener Medikation, z. B. Digitalis, Diuretika, Laxantien.

In den letzten Jahren ist eine verwirrende Zahl von neuen Antiarrhythmika geschaffen worden, eine ideale Substanz für alle Dysrhythmien gibt es aber noch nicht. Aufgrund ihrer unterschiedlichen Wirkungsmechanismen und Angriffspunkte ergeben sich aber in einem gewissen Umfang differentialtherapeutische Möglichkeiten. Dies setzt einerseits eine exakte Analyse der Rhythmusstörungen und ihrer Ursachen voraus, andererseits muß das Antiarrhythmikum in seiner Wirkungsart, in seinem Angriffsort und vor allem in seinen möglichen Nebenwirkungen gekannt werden. Häufige spezielle Nebenwirkungen der Antidysrhythmika sind negative Inotropie, Auslösung von Extrasystolen und Überleitungsstörungen, als unspezifische Begleiterscheinungen gastrointestinale Störungen, Allergie, Lupus erythematodes – Phänomene bei Procainamid, Zahnfleischhyperplasie bei Diphenylhydantoin, Cholestase bei Ajmalin.

Ist die orale Therapie erfolgversprechend, sollte auf eine parenterale Gabe verzichtet werden, da bei vielen Antidysrhythmika die intravenöse Applikation mit großem Risiko verbunden ist. In der Praxis ist meistens die Möglichkeit einer Elektrotherapie nicht gegeben. Sie hat bei akut bedrohlichen Herzrhythmusstörungen den Vorzug wegen ihrer raschen und sicheren Wirkung.

Literatur

1. Blömer H, Wirtzfeld A, Delius W, Sebening H (1977) Das Sinusknotensyndrom. Perimed, Erlangen
2. Nusser E, Trieb G (1979) Herzrhythmusstörungen. Schattauer, Stuttgart
3. Reindell H, Roskamm H (1977) Herzkrankheiten. Springer, Berlin Heidelberg New York
4. Rieker G (1975) Klinische Kardiologie. Springer, Berlin Heidelberg New York
5. Thorsbecken R, Hassenstein P (1975) Rhythmusstörungen des Herzens. Thieme, Stuttgart
6. Wirtzfeld A, Baedeker BD (1979) Rhythmusstörungen des Herzens. Urban & Schwarzenberg, München Berlin

Tabelle 1. Ursachen der Herzrhythmusstörungen

Toxisch	Digitalis, Antiarrhythmika, Barbiturate, Nikotin, Alkohol, Koffein
Infektiös-toxisch	Virusinfekte, bakterielle Infekte, Fokaltoxikose, akutes rheumatisches Fieber
Hämodynamisch	Vitien, Hochdruck, Druckerhöhung im kleinen Kreislauf, Perikarditis
Koronarinsuffizienz	Häufigste Ursache
Angeboren	WPW-Syndrom
Traumatisch	Commotio oder Contusio cordis
Elektrisch	Stromschäden, SM-Fehlfunktion
Mechanisch	Herztumoren
Dyselektrolytämien	Kalium, Kalzium, Magnesium
Stoffwechselentgleisungen	Thyreotoxikose, Myxödem, Phäochromozytom, Hypo- sowie Hyperglykämie, Tetanie, Klimakterium, Karzinoidsyndrom
Vegetative Dystonie	Respiratorische Arrhythmie, hyperkinetisches Herzsyndrom
Reflektorisch	Osteochondrose der HWS, Römheld-Syndrom, Carotissinus-Syndrom, Hirndrucksteigerung

Tabelle 2. Diagnostische Maßnahmen

Untersuchungsmethode	Beobachtung
Anamnese (Familienvorgeschichte, subjektive Zeichen, bisherige Medikation – Digitalis, Saluretika, Antiarrhythmika)	
Inspektion	
Puls (zentral, peripher)	Nach Art und Schwere der Störung Monitoring, Langzeit- und Speicher-EKG
RR (beidseitige Messung)	
EKG (evtl. auch Oesophagus- und Intrakardial-EKG, His-Bündel-EKG)	
Auskultation und Phonokardiogramm	
Blutbild, Hämatokrit, SGOT, SGPT, CK, CKMB, α-HBDH, K, Na, Ca, Cl, Mg Harnstoff-N, Kreatinin, Blutzucker, Blutgasanalyse	
Schilddrüsen-in-vitro-Teste Evtl. spezielle weitere Untersuchungen	
Röntgenuntersuchungen (rotierende Durchleuchtung, Thoraxaufnahme, Herzdarstellung in den zwei schrägen Ebenen, Kymogramm)	
Spezielle Untersuchungsverfahren (ZVD, Farbstoffverdünnungskurve, Herzkatheter, Carotisdruckversuch, Atropintest, Isoptintest, Vorhofstimulation, Sinusknotenerholungszeit)	

Therapie der bradykarden Rhythmusstörungen

Bradykarde Rhythmusstörungen sind bedeutungsvoll, wenn durch ungenügende Förderleistungen des Herzens stärkere Störungen der Durchblutung des Herzens, des Gehirns oder anderer Organe akut oder chronisch bedingt werden. Bradykarde Dysrhythmien erlangen immer dann eine klinische Bedeutung, wenn das Herzzeitvolumen erheblich absinkt. Je nach Ausmaß dieser hämodynamischen Veränderungen ergibt sich das klinische Erscheinungsbild vom kurzfristig bradykardiebedingten Schwindel bis zum zerebralen Insult, vom subjektiven Herzstolpern bis zum Adams-Stokes-Anfall infolge Asystolie.

Die wichtigsten bradykarden Rhythmusstörungen sind:

- Starke Sinusbradykardie
- Sinuaurikulärer Block II. und III. Grades
- Partieller und totaler Block (AV-Block II. und III. Grades, trifaszikulärer Block)
- Sick-sinus-Syndrom
  - Persistierende Sinusbradykardie
  - Sinusstillstand
  - Sinuaurikulärer Block, evtl. mit Ersatzrhythmus
  - Nicht digitalisbedingte langsame Form des Vorhofflimmerns
  - Bradykardie-Tachykardie-Syndrom
- Hypersensitives Karotissinus-Syndrom

Für die Behandlung schwerer bradykarder Rhythmusstörungen stehen besondere Medikamente und die Elektrotherapie (Schrittmacher-Behandlung) zur Verfügung. Die medikamentöse Therapie dient in den meisten Fällen nur zur Überbrückung der Notfallsituation und ist wegen der Tachyphylaxie der Sympathikomimetika für die Dauertherapie nur bedingt geeignet. Bei schweren bradykarden Rhythmusstörungen ist als Dauertherapie die Anwendung eines Schrittmachers das Mittel der Wahl.

Die medikamentöse Therapie eignet sich besonders für passager zu erwartende bradykarde Rhythmusstörungen (z. B. reversible Rhythmusstörungen bei Myokardinfarkt, Myokarditis, Digitalisintoxikation, Rhythmusstörungen bei diagnostischen und therapeutischen Eingriffen, Überbrückung bis zur operativen Einpflanzung eines Schrittmachers).

Tabelle 3. Bradykarde Rhythmusstörungen. Therapie in der Praxis

Störungen	Verordnungen	Bemerkungen
Sofern Differenzierung durch EKG nicht möglich	Atropinum sulfuricum 1 Amp. = 0,5 mg i.v. oder i.m. und/oder Alupent, 1 Amp. = 0,5 mg i.m. oder langsam i.v.	Besonders bei Herzinfarkt Wiederholung möglich Kann Extrasystolen hervorrufen oder verstärken
Nach Differenzierung durch EKG Höhergradige Sinusbradykardie SA- und AV-Block II. und III. Grades Sick-sinus-Syndrom mit Bradykardie Karotissinus-Syndrom	Therapie in der Regel nur zur Überbrückung Atropinum sulfuricum 1 Compr. = 0,5 mg, 3 × 1–2 Compr. oder 1 Amp. = 0,5 mg i.v. oder i.m. oder Ildamen, 1 Tbl. = 8 mg 3 × 1 Tbl. tgl. oder Ildamen, 1 Amp. = 4 mg 1–2 Amp. tgl. oder Alupent, 1 Tbl. = 20 mg 6 × 1/2–1 Tbl. tgl. oder 1 Amp. = 0,5 mg i.m. oder langsam i.v.	**Beachte:** digitalisinduzierte Bradykardien und Rhythmusstörungen
Bei Adams-Stokes-Anfall mit Asystolie	Reanimation: präkordialer Faustschlag Externe Herzmassage Beatmung	S. Kap. Reanimation S. 1
Bradykardie bei Herzinfarkt	Atropinum sulfuricum 1 Amp. = 0,5 mg i.v. Solu-Decortin H, 1 Amp. = 50 mg 50–100 mg i.v. Alupent, 1 Amp. = 0,5 mg langsam i.v.	Wiederholung möglich Besonders bei AV-Block Bei Nichtansprechen von Atropin

Tabelle 4. Bradykarde Rhythmusstörungen. Therapie in der Klinik

Höhergradige Sinusbradykardie SA- und AV-Block II. und III. Grades Sick-sinus-Syndrom Karotissinus-Syndrom	Atropinum sulfuricum 1 Amp. = 0,5 mg i.v. oder Ildamen, 1 Amp. = 0,4 mg i.v. oder Alupent, 1 Tbl. = 20 mg 6 × 1/2–1 Tbl. tgl. oder 1 Amp. = 0,5 mg i.m. oder langsam i.v. oder als Dauertropfinfusion 1 Amp. = 5 mg, 1–2 Amp. in Normofundin 500 ml Schrittmacherimplantation passager oder permanent	Wiederholung möglich
Bei Adams-Stokes-Anfall infolge Asystolie	Reanimation s. Kap. Reanimation S. 1 Schrittmacherimplantation	
Bradykardie bei Herzinfarkt	Atropinum sulfuricum 1 Amp. = 0,5 mg i.v. Urbason solubile forte 1000 1 Amp. = 1000 mg i.v. 1–2 Amp. tgl. Passagere Schrittmacherstimulation	Wiederholung möglich
Bei stärkerer Bradykardie besonders mit Herzinsuffizienz und bei Vorderwandinfarkt	Schrittmacherimplantation passager, meist permanent Danach s. Kap. Herzinsuffizienz S. 77 oder Kap. Myokardinfarkt S. 53	

Therapie der tachykarden Rhythmusstörungen

Die Trennung in eine supraventrikuläre und ventrikuläre Extrasystolie und Tachykardie ist zweckmäßig wegen der unterschiedlichen pathognomischen Bedeutung und der Behandlung. Ventrikuläre Tachykardien sind oft Symptom einer schweren Erkrankung des Herzens.

Die wichtigsten tachykarden Rhythmusstörungen sind:

Sinustachykardie
Extrasystolie – supraventrikulär und ventrikulär
Paroxysmale, supraventrikuläre Tachykardie
WPW-Syndrom
Paroxysmales Vorhofflimmern, -flattern
Paroxysmale, ventrikuläre Tachykardie
Kammerflimmern, Kammerflattern

Bei der Behandlung der Herzrhythmusstörungen ist häufig der Einsatz von Digitalis notwendig. Dabei ist zu beachten, daß Digitalis bei Überdosierung oder herabgesetzter Glykosidtoleranz bzw. -verträglichkeit Rhythmusstörungen auslösen kann. Diese Dysrhythmien können auch dann schon vorhanden sein, wenn der Patient noch nicht über subjektive Symptome klagt.

Die intravenöse Gabe potenter Antiarrhythmika, z. B. β-Blokker, Ajmalin, Procainamid, Diphenylhydantoin u. a. ist nur unter laufender EKG-Kontrolle durchzuführen.

In den Therapietabellen ist als Vertreter der β-Blocker Dociton aufgeführt, auch wurden aus der großen Auswahl der Antiarrhythmika nur einige ausgewählt und diese nicht bei allen Indikationen eingesetzt. Es bleibt dem behandelnden Arzt überlassen andere Antidysrhythmika anzuwenden bei Kenntnis ihrer Anwendungsart, ihres Hauptangriffsortes, ihrer Dosierung, ihrer Indikation und Kontraindikation und ihrer möglichen Nebenwirkungen sowie ihrer Antidote.

Tabelle 5. Tachykarde Rhythmusstörungen. Therapie in der Praxis

Störungen	Verordnungen	Bemerkungen
Sofern Differenzierung durch EKG nicht möglich	Valium, 1 Tbl. = 10 mg oral oder 1 Amp. = 10 mg 1/2–1 Amp. i.v. Xylocain 2%ig, 1 Amp. = 100 mg i.v. Isoptin, 80 mg, 3 × 1 Drg. tgl.	 Evtl. Wiederholung
Nach Differenzierung durch EKG	Abklärung der Genese und Behandlung der Grundkrankheit	
Sinustachykardie	Valium, 1 Tbl. = 10 mg 3 × 1 Tbl. tgl. Dociton 40, 1 Tbl. = 40 mg 2–3 × 1 Tbl. tgl.	 Besonders bei hyperkinetischem Herzsyndrom **Beachte:** Obstruktive Ventilationsstörung
Supraventrikuläre Extrasystolie	Isoptin 80 mg, 2–3 × 1 Drg. oder 1 Amp. = 5 mg, 1–2 Amp. langsam i.v. Dociton 40, 1 Tbl. = 40 mg 2–3 × 1 Tbl. tgl. Depasan, 1 Tbl. = 100 mg 2–3 × 1 Tbl. tgl. oder 1 Amp. = 100 mg 1–2 Amp. i.v. Rytmonorm, 1 Tbl. = 150 mg 3 × 1–2 Tbl. tgl.	
Ventrikuläre Extrasystolie	Xylocain 2%ig 1 Amp. = 100 mg i.v. Neo-Gilurytmal 1 Tbl. = 20 mg 3 × 1–2 Tbl. tgl. Dociton 40, 1 Tbl. = 40 mg 2–3 × 1 Tbl. tgl. Rytmonorm, 1 Tbl. = 150 mg 3 × 1–2 Tbl. tgl. Phenhydan, 1 Tbl. = 100 mg 3 × 1 Tbl. tgl.	Evtl. Klinikeinweisung Besonders bei digitalisbedingter Extrasystolie
Supraventrikuläre paroxysmale Tachykardie	Valium, 1 Amp. = 10 mg 1/2–1 Amp. i.v. Vagusreiz,, Karotisdruckversuch Valsalva-Preßversuch β-Methyl-Digoxin (Lanitop) 1 Amp. = 0,2 mg i.v. Isoptin, 1 Amp. = 5 mg 1–2 Amp. langsam i.v. Depasan, 1 Amp. = 100 mg 1–2 Amp. i.v.	 Jeweils nur einseitig durchführen

Fortsetzung ▶

Tabelle 5 (Fortsetzung). Tachykarde Rhythmusstörungen. Therapie in der Praxis

Störungen	Verordnungen	Bemerkungen
	Dociton 40, 1 Tbl. = 40 mg 2–3 × 1 Tbl. tgl.	
WPW-Syndrom mit supraventrikulärer Tachykardie	Gilurytmal, 1 Amp. = 50 mg in 15 min langsam i.v. Neo-Gilurytmal, 1 Tbl. = 20 mg 3 × 1–2 Tbl. tgl. Isoptin, 1 Amp. = 5 mg 1–2 Amp. langsam i.v. Dociton 40, 1 Tbl. = 40 mg 2–3 × 1 Tbl. tgl.	Bei Frequenzsenkung Beendigung der Injektion
Tachyarrhythmie (paroxysmales Vorhofflimmern, Vorhofflattern)	β-Methyl-Digoxin (Lanitop) 1 Amp. = 0,2 mg i.v. (rasche Vollsättigung anstreben) Isoptin, 1 Amp. = 5 mg, 1–2 Amp. langsam i.v. oder Isoptin 80 mg 2–3 × 1 Drg. tgl. Dociton 40, 1 Tbl. = 40 mg 2–3 × 1 Tbl. tgl.	
Ventrikuläre paroxysmale Tachykardie	Xylocain 2%ig 1 Amp. = 100 mg i.v. Gilurytmal 1 Amp. = 50 mg in 15 min langsam i.v. Novocamid 1 ml = 100 mg 0,5–2 g in fraktionierten Dosen, 100 mg alle 4 min i.v.	Evtl. wiederholen Rasche Klinikeinweisung
Kammerflimmern Kammerflattern	Schlag gegen die Herzregion Externe Herzmassage Künstliche Beatmung	Siehe auch Kap. Reanimation S. 1
Digitalisintoxikation (tachykarde Form)	Absetzen bzw. Reduzierung von Digitalis Phenhydan, 1.Tbl. = 100 mg 4 × 1 Tbl. tgl. oder 1 Amp. = 250 mg langsam i.v. Trommcardin Drg. 3 × 1–2 Drg. tgl.	**Beachte:** Digitalisüberdosierung bei Hypokaliämie, Niereninsuffizienz **Beachte:** Nachresorption
	Klinikeinweisung	

Tabelle 6. Tachykarde Rhythmusstörungen. Therapie in der Klinik

Störungen	Verordnungen	Bemerkungen
	Abklärung der Genese und Behandlung der Grundkrankheit	
Sinustachykardie	Valium, 1 Amp. = 10 mg i.m. oder i.v., 1–3 × tgl. Dociton 40, 1 Tbl. = 40 mg 2–3 × 1 Tbl. tgl. oder 1 Amp. = 1 mg langsam i.v.	Besonders bei hyperkinetischem Herzsyndrom **Beachte:** Obstruktive Lungenventilationsstörungen
Supraventrikuläre Extrasystolie	Isoptin 80 mg 2–3 × 1 Drg. tgl. oder 1 Amp. = 5 mg, 1–2 Amp. langsam i.v. Depasan, 1 Tbl. = 100 mg 2–3 × 1 Tbl. tgl. oder 1 Amp. = 100 mg, 1–2 Amp. i.v.	
	Dociton 40, 1 Tbl. = 40 mg 2–3 × 1 Tbl. tgl. oder 1 Amp. = 1 mg langsam i.v. oder	**Beachte:** Obstruktive Lungenventilationsstörung
	Rytmonorm, 1 Tbl. = 150 mg 3 × 1–2 Tbl. tgl. oder 1 Amp. = 70 mg langsam i.v.	
Ventrikuläre Extrasystolie	Xylocain 2%ig 1 Amp. = 100 mg i.v. Wiederholung, dann: Infusion mit Glukose 10%ig, 500 ml + 12 E Alt-Insulin + Trommcardin, 4 Amp. und Xylocain 20%ig (1 Amp. = 1000 mg) Neo-Gilurytmal, 1 Tbl. = 20 mg 3 × 1–2 Tbl. tgl.	
	Gilurytmal 1 Amp. = 50 mg in 15 min langsam i.v.	Bei Frequenzsenkung Beendigung der Injektion
	Dociton 40, 1 Tbl. = 40 mg 2–3 × 1 Tbl. tgl. oder 1 Amp. = 1 mg langsam i.v.	**Beachte:** Obstruktive Lungenventilationsstörung
	Rytmonorm, 1 Tbl. = 150 mg 3 × 1–2 Tbl. tgl. oder 1 Amp. = 70 mg langsam i.v.	
	Phenhydan, 1 Tbl. = 100 mg 3 × 1 Tbl. tgl.	Besonders bei digitalisbedingter Extrasystolie

Fortsetzung ▶

Tabelle 6 (Fortsetzung). Tachykarde Rhythmusstörungen. Therapie in der Klinik

Störungen	Verordnungen	Bemerkungen
Supraventrikuläre paroxysmale Tachykardie	Valium, 1 Amp. = 10 mg 1/2–1 Amp. i.v. Vagusreiz, Karotisdruckversuch Valsalva-Preßversuch β-Methyl-Digoxin (Lanitop) 1 Amp. = 0,2 mg, 1–4 Amp. i.v. Isoptin, 1 Amp. = 5 mg, 1–2 Amp. langsam i.v. oder Depasan, 1 Amp. = 100 mg, 1–2 Amp. i.v. oder Dociton, 1 Amp. = 1 mg langsam i.v.	**Beachte:** Obstruktive Lungenventilationsstörung
	Gilurytmal 1 Amp. = 50 mg in 15 min langsam i.v.	Bei Frequenzsenkung Beendigung der Injektion
	Bei Nichtansprechen der medikamentösen Therapie: Defibrillation	
WPW-Syndrom mit supraventrikulärer Tachykardie	Gilurytmal 1 Amp. = 50 mg in 15 min langsam i.v. Neo-Gilurytmal, 1 Tbl. = 20 mg 3 × 1–2 Tbl. tgl. Isoptin 1 Amp. = 5 mg, 1–2 Amp. langsam i.v. Dociton 40, 1 Tbl. = 40 mg 2–3 × 1 Tbl. tgl.	Bei Frequenzsenkung Beendigung der Injektion
Tachyarrhythmie (paroxysmales Vorhofflimmern, Vorhofflattern)	β-Methyl-Digoxin (Lanitop) 1 Amp. = 0,2 mg i.v. (rasche Volldigitalisierung anstreben) Isoptin, 1 Amp. = 5 mg, 1–2 Amp. langsam i.v. oder Isoptin 80 mg, 2–3 × 1 Drg. tgl.	
	Dociton 40, 1 Tbl. = 40 mg 2–3 × 1 Tbl. tgl. oder 1 Amp. = 1 mg langsam i.v.	**Beachte:** Obstruktive Lungenventilationsstörung
	Bei Nichtansprechen der medikamentösen Therapie: Kardioversion	
Ventrikuläre paroxysmale Tachykardie	Xylocain 2%ig 1 Amp. = 100 mg i.v. Wiederholung, dann: Infusion mit 500 ml Glukose 10%ig	

Fortsetzung ▶

Tabelle 6 (Fortsetzung). Tachykarde Rhythmusstörungen. Therapie in der Klinik

Störungen	Verordnungen	Bemerkungen
Ventrikuläre paroxysmale Tachykardie	Alt-Insulin 12 E + 4 Amp. Trommcardin und Xylocain 20%ig (1 Amp. = 1000 mg) Neo-Gilurytmal, 1 Tbl. = 20 mg 3–4 × 1 Tbl. tgl.	
	Gilurytmal 1 Amp. = 50 mg in 15 min langsam i.v.	Bei Frequenzsenkung Beendigung der Injektion
	Dociton 40, 1 Tbl. = 40 mg 2–3 × 1 Tbl. tgl. oder 1 Amp. = 1 mg langsam i.v.	**Beachte:** Obstruktive Lungenventilationsstörung
	Phenhydan, 1 Tbl. = 100 mg 3 × 1 Tbl. tgl.	Besonders bei digitalisbedingter Tachykardie
	Novocamid, 1 ml. = 100 mg 0,5–2 g in fraktionierten Dosen, 100 mg alle 4 min i.v.	
	Bei Nichtansprechen der medikamentösen Therapie: frühzeitige Defibrillation	
Kammerflimmern, Kammerflattern	Schlag gegen die Herzregion Externe Herzmassage Künstliche Beatmung	Siehe auch Kap. Reanimation S. 1
Digitalisintoxikation (tachykarde Form)	Absetzen bzw. Reduzierung von Digitalis	**Beachte:** Hypokaliämie, Niereninsuffizienz
	Trommcardin, 1 Amp. = 500 mg 4 Amp. in 500 ml Glukose 10%ig 2–3 Infusionen tgl.	**Beachte:** Hypokaliämie
	Phenhydan, 1 Tbl. = 100 mg 4 × 1 Tbl. tgl. oder 1 Amp. = 250 mg langsam i.v. Dociton, 1 Amp. = 1 mg i.v.	Je nach Schwere der Intoxikation Gabe dieser Medikamente unter Schutz eines ventrikulären Schrittmachers
	Quantalan, 1 Btl. = 4 g 10–16 g/24 Std	Zur Unterbrechung des enteropathischen Kreislaufs
	Natriumcitrat 3,8%ig 50–100 ml in 2–3 Std	Nur bei schwerer Intoxikation
	Defibrillation	
	Hämodialyse	

Tabelle 7. Differentialtherapie der tachykarden Rhythmusstörung

Störung	Medikamentenwahl
Sinustachykardie	Sedierung, Herzglykoside, Beta-Blocker
Supraventrikuläre Extrasystolie	Isoptin, Beta-Blocker, Chinidin, Depasan, Rhythmodul, Norpace, Rytmonorm, Gilurytmal, Antistin
Paroxysmale Tachykardie	Sedierung, Vagusreiz, Isoptin, Beta-Blocker, Herzglykoside, Depasan, Chinidin, Gilurytmal, Rhythmodul, Norpace, Rytmonorm Elektrotherapie
Vorhofflimmern/ Vorhofflattern	Herzglykoside, Isoptin, Chinidin, Beta-Blocker, Rhythmodul, Norpace, Chininum Elektrotherapie
WPW-Syndrom	Gilurytmal, Isoptin, Beta-Blocker
Ventrikuläre Extrasystolie	Xylocain, Gilurytmal, Beta-Blocker, Phenhydan, Rhythmodul, Norpace, Rytmonorm, Depasan, Mexetil
Ventrikuläre paroxysmale Tachykardie	Xylocain, Gilurytmal, Rhythmodul, Norpace, Rytmonorm, Mexetil, Novocamid, Amidonal (nur bei Therapieresistenz gegen andere Substanzen) Elektrotherapie
Kammerflimmern/ Kammerflattern	Reanimation Elektrotherapie

2.3 Herzschrittmacherkomplikationen

Die Herzschrittmacherbehandlung weist auch heute trotz Verbesserungen der Schrittmachersysteme und Implantationstechniken zahlreiche Komplikationen auf, die oftmals Revisionseingriffe notwendig machen.

Diese Störungen können zum einen der intra- und unmittelbar postoperativen Phase, zum anderen der Überwachungsphase zugeordnet werden. Bei transvenöser Stimulation, die heute in über 80% aller Implantationen angewendet wird, beträgt die operative Letalität 0,5 bis 2%, die Komplikationshäufigkeit liegt etwa zwischen 15 bis 25%.

In Anbetracht der Tatsache, daß die Schrittmacherimplantation in den meisten Fällen wegen einer Adams-Stokes-Symptomatik durchgeführt wurde, sind Komplikationen, die eine Impulsübertragung vom Schrittmacher zum Myokard unterbrechen, erneut lebensbedrohliche Situationen.

Die Störungen beim operativen Eingriff und während der stationären Überwachung werden in der Regel schnell erkannt und behoben. Bedrohlich sind dagegen die Spätkomplikationen, die trotz engmaschiger Überwachungsintervalle häufig nicht erkannt werden. Eine regelmäßige Überwachung und Kontrolle sollte daher vom Schrittmacherpatienten selbst durchgeführt werden. Ein Frequenzabfall bei der täglichen Pulskontrolle ist der wichtigste Hinweis auf eine Störung im Schrittmachersystem.

Literatur

1. Hagar W, Seling A (1978) Praxis der Schrittmachertherapie. Schattauer, Stuttgart
2. Rosenkranz KA (1975) Der Herzschrittmacher in der Praxis. Straube, Erlangen
3. Büchner Ch, Draeger W (1973). Schrittmachertherapie des Herzens. Forum cardiologicum 14. Mannheimer Morgen, Mannheim
4. Schauding A, Zimmermann M, Thurmeyer R, Bayer J (1977) Komplikationen der Schrittmachertherapie. Internist 18:25
5. Nordeck E, Buckelsfels R, Kirchhoff PG, Neubaur J (1975) Elektrodenbedingte Komplikationen bei Herzschrittmachertherapie. Dtsch Med Wochenschr 100:1282

Tabelle 1. Einteilung der Störungen

Störung	Bemerkungen
Schrittmachersystem	
Dislokation	Lösung der endokardialen Elektrode aus dem Trabekelwerk
Exitblock	Ineffektivität der Impulse bei Reizschwellenanstieg
Entranceblock	Ineffektiver Sensing-Mechanismus
Elektrodenbruch	Kontinuitätsunterbrechung der Elektrode
Schrittmacherrasen	Defekt der Schrittmacherelektronik Kann Zeichen einer Batterieermüdung sein
Batterie- und Elektrodenkorrosion	Häufig bei Materialfehler
Konnektionsstörungen	Häufig bei unsachgemäßer Handhabung
Störung durch äußere Einflüsse	z. B. durch Kurzwellen, Diathermie und elektromagnetische Impulse
Batterieausfall	Vorzeitige Entladung z. B. durch Leckströme
Twiddle-Syndrom	Rotation der Batterie mit Extraktion und Dislokation der Elektrode
Kardial	
Rhythmusstörungen	Häufig beim Einführen der Elektrode in den rechten Ventrikel
Ventrikelperforation Papillarmuskelabriß Endokarditis	Selten
Extrakardial	
Batteriebettvereiterung Drucknekrose Perforation	Besonders bei älteren und kachektischen Patienten
Muskelzucken	Impulsübertragung auf den Brustmuskel bei unipolarer Elektrode
Zwerchfellzucken	Impulsübertragung auf den Nervus phrenicus
Lungenembolie Luftembolie	Selten

Tabelle 2. Symptome und klinische Befunde der häufigsten Störungen

Störung	Symptome	Befunde
Elektrodendislokation	Ineffektive Impulsübertragung	Unbeantwortete Schrittmacherimpulse im EKG Änderung der Elektrodenlage im Röntgen-Thoraxbild
Exitblock	Ineffektive Impulsübertragung	Unbeantwortete Schrittmacherimpulse, Sensing normal, Elektrodenlage im Röntgen-Thoraxbild normal
Entranceblock	Arrhythmie mit tachy- und bradykarden Phasen	Fixfrequente Impulsübertragung, Parasystolie Gefahr von Kammerflimmern
Elektrodenbruch	Ineffektive Impulsübertragung	Fehlende Schrittmacherimpulse im EKG Kontinuitätsunterbrechung der Elektrode im Röntgenbild
Batterie- und Elektrodenkorrosion	Häufig ineffektive Impulsübertragung	Fehlende oder unbeantwortete Schrittmacherimpulse im EKG
Konnektionsstörung	Ständige oder intermittierende ineffektive Impulsübertragung oder Störimpulse	Unbeantwortete Impulse im EKG Inhibierte Schrittmacherimpulse
Äußere Störquellen	Intermittierend ineffektive Impulsübertragung	Fixfrequente Stimulation mit Parasystolie oder inhibierte Schrittmacherimpulse
Vorzeitiger Batterieausfall	Fehlende Schrittmacherstimulation	Ineffektive oder fehlende Schrittmacherimpulse im EKG
Batteriebettvereiterung Drucknekrose	Schmerzhaftigkeit, Schwellung, rot bis bläuliche Verfärbung der Haut	Lokaler bakterieller Infekt Häufig bei älteren und kachektischen Patienten
Muskel- und Zwerchfellzucken		Impulsübertragung auf den Musculus pectoralis und N. phrenicus entsprechend der Stimulationsfrequenz

Tabelle 3. Therapie

In der Praxis:

Bei Störungen des Schrittmachersystems immer Einweisung möglichst in die implantierende Klinik
Bei Bradykardie und Adam-Stokes-Symptomatik s. Kap. Rhythmusstörungen S. 60

In der Klinik:

Störung	Maßnahme	Bemerkung
Elektrodendislokation	Korrektur-Operation	Ggf. intermittierend erneute temporäre Schrittmacherbehandlung
Exitblock	Cortison-Therapie beginnend mit 50 mg oder Korrektur-Operation	Nur in den ersten 3 Monaten nach Implantation erfolgversprechend Dabei Messung des Schrittmachersystems
Entranceblock	Korrektur-Operation	Intra-operative Messung der Elektrode und Batterie, ggf. neues Schrittmachersystem
Elektrodenbruch	Korrektur-Operation	Ggf. Elektroden-Neuimplantation
Batterie- und Elektrodenkorrosion	Austausch des Schrittmachersystems	Überprüfung des Schrittmachers durch die herstellende Firma
Äußere Störeinflüsse	Entfernung der Störquelle	
Twiddle-Syndrom	Korrektur-Operation	
Vorzeitiger Batterieausfall	Batterie-Austausch	Überprüfung des Schrittmachersystems durch die herstellende Firma
Rhythmusstörungen	Siehe Kapitel Rhythmusstörungen S. 60	Mechanische Ursache ausschließen
Ventrikelperforation	Ggf. Perikardpunktion	
Endokarditis	Antibiotische Therapie	
Batteriebettvereiterung	Spüldrainage Bei Sepsisgefahr antibiotische Therapie	Wenn kein Erfolg, Implantation eines neuen Systems auf der anderen Körperseite
Drucknekrose	Operative Verlagerung der Batterie	
Perforation	Resterilisation der Batterie und Reimplantation	Wundabstrich
Muskel- und Zwerchfellzucken	Korrektur-Operation	
Lungenembolie Luftembolie	Siehe Kapitel Lungenembolie S. 125	

2.4 Herzinsuffizienz

Ganz allgemein ist für die Herzinsuffizienz das Mißverhältnis zwischen der Leistungsfähigkeit des Herzens und dem Bedarf der Körperperipherie kennzeichnend, wobei überwiegend der krankhafte Funktionszustand des Herzens die Ursache ist.

Dieser krankhafte Funktionszustand des Herzens kann *latent* vorhanden sein und äußert sich dann nur unter Belastungen. Im *chronisch-manifesten* Stadium besteht auch unter Ruhebedingungen eine Minderversorgung der Peripherie. Besonders bedrohlich ist die *akut* auftretende Herzinsuffizienz.

Die übliche Unterscheidung zwischen Links-, Rechts- und Globalinsuffizienz ist für die Praxis weniger bedeutend als für die Methodik. So kann man allgemein sagen, daß die reduzierte Auswurfleistung des Herzens zu einer Zunahme der Restblutmenge im Ventrikel und zum Anstieg des enddiastolischen Druckes führt. Daraus resultiert die Druckerhöhung im Vorhof und schließlich die Pulmonalstauung bzw. venöse Stauung im großen Kreislauf.

Um bei vermindertem Herzzeitvolumen einen stärkeren Blutdruckabfall zu kompensieren, treten verschiedene Regulationsmechanismen auf. So bewirkt die Aktivierung des sympathiko-adrenalen Systems die Freisetzung körpereigener Katecholamine und dadurch u. a. eine Steigerung der Herzfrequenz und Kontraktilität. Die Aktivierung des Renin-Angiotensin-Aldosteron-Systems führt neben der Natrium- und Flüssigkeitsretention zu einer peripheren Vasokonstriktion und damit zu einer Widerstandserhöhung, was eine zusätzliche Belastung des oft schon schwer vorgeschädigten Myokards bedeutet.

Aus der Kenntnis dieser Vorgänge haben sich nun in neuerer Zeit therapeutische Konsequenzen ergeben, die die bisher übliche Therapie der Herzinsuffizienz sinnvoll ergänzen. Ziel der Behandlung ist:

die Förderung der Kontraktionskraft,
die Minderung des venösen Füllungsdrucks („preload"),
die Senkung des peripheren Widerstandes („afterload") und
die Regulation der Herzschlagfolge.

Literatur

1. Bussmann W-D (1978) Therapie der schweren Herzinsuffizienz. Dtsch Med Wochenschr 103:1500

2. Cyran J, Hellwig H, Bolte H-D, Karabensch FJ, Krüger R, Lüderitz B (1978) Einfluß von Nitroglyzerin auf die myokardiale Pumpfunktion bei Linksinsuffizienz. Herz Kreisl 3:116
3. Friedberg CK (1972) Erkrankung des Herzens, Bd I, II. Thieme, Stuttgart
4. Hegglin R (1975) Differentialdiagnose innerer Erkrankungen. In: Siegenthaler W (Hrsg) 13. neubearb Aufl. Thieme, Stuttgart
5. Lehmann H-U, Hochrein H (1977) Ursachen, Erkennung und Behandlung der akuten kardialen Dekompensation. Intensivbehandlung 3:109
6. Schröder R (1977) Behandlung der Herzinsuffizienz mit Vasodilatoren. Dtsch Med Wochenschr 102:1388
7. Siegenthaler W (1975) Klinische Pathophysiologie. Thieme, Stuttgart
8. Sterz H (1978) Neue Aspekte bei der Behandlung der akuten Herzinsuffizienz. Wien Med Wochenschr 9:256
9. Wirtzfeld A, Klein G, Delius W, Himmler Ch, Volger E, Davidson J (1978) Dopamin und Dobutamin in der Behandlung der schweren Herzinsuffizienz. Dtsch Med Wochenschr. 103:1915

Tabelle 1. Ätiologie

Rechts-insuffizienz	Cor pulmonale (Lungenembolien, chronische Bronchitis, Lungenemphysem, Asthma bronchiale, Thrombose der Pulmonalarterie, primär pulmonaler Hochdruck) Angeborene und erworbene Vitien (z. B. Pulmonalstenose, Herzfehler mit Links-Rechts-Shunt, Mitralstenose, Ausriß von Klappenersatz) Pericarditis constrictiva Myokardiopathien Myokardfibrosen
Links-insuffizienz	Hypertonus (sehr häufig!) Angeborene und erworbene Vitien (Mitralinsuffizienz, Aortenklappenfehler, Papillarmuskelabriß, Ausriß von Klappenersatz) Myokardinfarkt Myokardsklerose Myokarditis (rheumatisch, infektiös, toxisch) Myokardfibrosen Myokardiopathien
Global-insuffizienz	Bei länger bestehender Linksinsuffizienz zusätzliche Rechtsinsuffizienz (am häufigsten) Chronische Perikarditis Herzrhythmusstörungen Hormonale Störungen (z. B. Schilddrüse, Nebenniere) Stoffwechselstörungen (z. B. Amyloidose, Alkoholismus, Adipositas) Vitaminmangelzustände (Beriberi-Herz) Autoaggressionskrankheiten (z. B. Dressler-Syndrom, Lupus erythematodes mit Libman-Sacks-Syndrom, Dermatomyositis)

Tabelle 2. Pathophysiologie der myokardialen Insuffizienz

Linksinsuffizienz	**Rechtsinsuffizienz**
Myokardiale Insuffizienz des linken Ventrikels	Myokardiale Insuffizienz des rechten Ventrikels
Zunahme der Restblutmenge im linken Ventrikel	Zunahme der Restblutmenge im rechten Ventrikel
Anstieg des enddiastolischen Drucks im linken Ventrikel	Anstieg des enddiastolischen Drucks im rechten Ventrikel
Druckerhöhung im linken Ventrikel	Druckerhöhung im rechten Ventrikel
Druckerhöhung in den Lungenvenen	Erhöhung des zentralen Venendrucks
Lungenstauung	**Venenstauung im großen Kreislauf**

Tabelle 3. Differentialdiagnose

Linksinsuffizienz Symptome: Dyspnoe/ Lungenstauung	Bronchopulmonale Erkrankungen Urämie (Fluid lung) Zerebrale Läsionen (zentrales Ödem) Toxisches Lungenödem durch Vergiftung mit Gasen (z. B. Stickstoffoxyd, Ozon, Chlorgas, Schwefelsäure, Selensäure) Herztamponade Psychogene Respirationsstörungen
Rechtsinsuffizienz Symptome: Dyspnoe, Ödeme, Aszites	Bronchopulmonale Erkrankungen Anämie Nephrotisches Syndrom und Dysproteinämien anderer Genese Leberzirrhose Pericarditis constrictiva Trikuspidalstenose Conn-Syndrom Mediastinaltumoren

Tabelle 4. Klinische Symptomatik

Links-insuffizienz	Dyspnoe/Orthopnoe Tachykardie, Rhythmusstörungen, Galopprhythmus, Summationsgalopp Zeichen der Lungenstauung (Trockene und feuchte Rasselgeräusche, Stauungsbronchitis, Lungenödem, evtl. Hämoptoe) Herzvergrößerung Blutdruck: oft erhöht, Blutdruckabfall primär oder im Verlauf möglich Zyanose
Rechts-insuffizienz	Ödeme an den abhängigen Körperpartien Dyspnoe, Zyanose Venenstauung (Einflußstauung) Meteorismus, Appetitlosigkeit, Übelkeit, Oberbauchdruck Hepatomegalie mit Ikterus (große druckschmerzhafte Leber) Oligurie Aszites, Pleuraerguß
Global-insuffizienz	Kombination der Symptome von Linksinsuffizienz und Rechtsinsuffizienz

Tabelle 5. Diagnostische Maßnahmen

Untersuchung	sofort	Verlauf
Puls- und RR-Kontrolle	+	Monitoring
EKG	+	
Labor:		
BSG, Blutbild	+	Nach klinischem Bild
Na, K	+	
Harnstoff-N, Kreatinin	+	
Gesamteiweiß	+	
Ck, CKMB, SGOT, α-HBDH	+	
Rö.-Thorax	+	
Zentraler Venendruck	+	
Blutgasanalyse	+	
Falls möglich:		
Rechtsherzeinschwemmkatheter zur Bestimmung des EDPAP, PCP, Herzzeitvolumen		
Echokardiographie		
Phonokardiographie		
Schilddrüsen in vitro-Teste		

Tabelle 6. Therapie in der Praxis

Maßnahme	Verordnung	Bemerkungen
Allgemeine Maßnahmen	O_2-Gabe mittels Nasensonde 4–6 l/min Oberkörperhochlagerung	**Beachte:** chronisch-obstruktive Lungenerkrankungen
Glykosidgabe	β-Methyl-Digoxin (Lanitop) 1 Amp. = 0,2 mg i.v. oder Digitoxin (Digimerck) 1 Amp. = 0,25 mg i.v. oder Strophanthin (Kombetin, Cordalin-Strophanthin) 1 Amp. = 0,25 mg i.v.	Vorsicht bei Mitralstenose: Kleine Dosen, da sonst das Lungenödem zunehmen kann **Beachte:** Kumulationsgefahr bei Niereninsuffizienz
Anregung der Diurese	Lasix, 1 Amp. = 20 mg 1–2 Amp. i.v.	
Sedierung	Valium, 1 Amp. = 10 mg i.m. oder i.v. oder Atosil, 1 Amp. = 50 mg i.m. oder i.v. oder Morphin (0,02 g) 1 Amp. i.m. oder i.v.	**Cave:** Blutdruckabfall und Atemdepression Antidot Nalorphin
Nitratgabe	Isoket, 1 Tbl. sublingual oder 2 Sprühstöße oder Nitroglycerin 0,8, 1–2 Kps. oder 2 Sprühstöße	Besonders bei Linksherzinsuffizienz mit pulmonaler Stauung (Cave: Hypotension)
Hochdruck	Catapresan 1 Amp. = 0,15 mg i.m. oder i.v.	Antidot Priscol Bei Hochdruckkrise s. Kapitel S. 90
Bei Lungenödem	s. Kapitel Lungenödem S. 84	
Bei drohendem kardiogenen Schock	s. Kapitel Herzinfarkt S. 53 und kardiogener Schock S. 53	
Bei Herzrhythmusstörungen	s. Kapitel Herzrhythmusstörungen S. 60	

Tabelle 7. Therapie in der Klinik

Maßnahme	Verordnung	Bemerkungen
Allgemeine Maßnahmen	O_2-Gabe mittels Nasensonde 4–6 l/min Oberkörperhochlagerung kochsalzarme Diät	**Beachte:** chronisch obstruktive Lungenerkrankungen
Glykosidgabe	*β*-Methyl-Digoxin (Lanitop) 1 Amp. = 0,2 mg i.v. oder Digitoxin (Digimerck) 1 Amp. = 0,25 mg i.v. oder Strophanthin (Kombetin, Cordalin-Strophanthin) 1 Amp. = 0,25 mg i.v.	Vorsicht bei Mitralstenose: Kleine Dosen, da sonst das Lungenödem zunehmen kann **Beachte:** Kumulationsgefahr bei Niereninsuffizienz
Nitrattherapie	Nitroglycerin (Nitroglycerin oder Nitrolingual i.v.) 1 Amp. = 5 mg 1,5–3 mg/Std per Infusion	**Cave:** Hypotonie, evtl. Kombination mit Dobutrex
Bei stärkerer Insuffizienz, insbesondere bei Hypotonie	Dobutrex, 1 Amp. = 250 mg 2,5–10 μg/kg/min per Infusion	
Anregung der Diurese	Lasix, 1 Amp. = 20 mg 1–2 Amp. i.v. und Aldactone, 1 Amp. = 200 mg 1–2 Amp. i.v.	Kontrolle der Elektrolyte **Cave:** Exsikkose
Sedierung	Valium, 1 Amp. = 10 mg i.m. oder i.v. oder Atosil, 1 Amp. = 50 mg i.m. oder i.v. oder Morphin (0,02 g), 1 Amp. i.m. oder i.v.	Antidot Nalorphin
Bei Hochdruck	Catapresan 1 Amp. = 0,15 mg i.m. oder i.v. oder Hypertonalum 1 Amp. = 300 mg 1/2 Amp. als Bolusinjektion, wenn erforderlich nochmals 1/2–1 Amp. Nitroprussidnatrium (Nipruss) 1 Amp. = 60 mg per Infusion (in 500 ml Glukose 5%ig, beginnend mit 30 Tropfen)	Wirkungseintritt nach 10–20 Minuten (Antidot Priscol) Bei Hochdruckkrise Antidot Noradrenalin Senkung der Nachlast, O_2-Einsparung s. Kapitel Hochdruckkrise S. 90

Fortsetzung ▶

Tabelle 7 (Fortsetzung). Therapie in der Klinik

Maßnahme	Verordnung	Bemerkungen
Bei Herzrhythmusstörungen	s. Kapitel Herzrhythmusstörungen S. 60	
Bei Herzinfarkt und kardiogenem Schock	s. Kapitel Myokardinfarkt und kardiogener Schock S. 53	
Bei Lungenödem	s. Kapitel Lungenödem S. 84	
Bei Lungenembolie	s. Kapitel Lungenembolie S. 125	
Bei Pleuraerguß	Pleurapunktion bei größeren Ergüssen erforderlich	Maximal 1000 ml bei einer Punktion, Gesamteiweiß beachten

2.5 Lungenödem

Das Lungenödem ist bedingt durch eine pathologische Flüssigkeitszunahme im Interstitium der Lunge und Permeabilitätsstörung der alveolo-kapillären Membran mit Flüssigkeitsübertritt in den Alveolo-Broncho-Trachealraum.

Dieses pathophysiologische Geschehen kann ausgelöst werden durch Anstieg des Lungenkapillardruckes, Senkung des kolloidosmotischen Druckes des Blutes, Zunahme der Permeabilität der Lungenkapillaren und des Alveolarepithels, Änderung des Lungengewebsdruckes sowie durch Störung des Lymphabflusses der Lunge. Nur selten wird allein durch einen dieser pathogenetischen Faktoren das Lungenödem bewirkt, meistens bestimmt ihre Kombination Ursache und Ausmaß des Flüssigkeitsaustrittes. Die Erhöhung des Kapillardruckes und der Permeabilitätsstörungen dominieren in der Regel. Wegen der multifaktoriellen Genese des Lungenödems sind in Tabelle 1 einige Erkrankungen wiederholt genannt.

Die in Tabelle 1 aufgeführten ätiologischen Faktoren bedingen das interstitielle Ödem der Lunge und die intraalveoläre Flüssigkeitsansammlung. Sie erhöhen die Atemtätigkeit im Bronchialwiderstand und den Druck in den Pulmonalgefäßen, der durch Hypoxämie noch verstärkt wird. Andererseits werden die Dehnbarkeit der Lunge, der Blutfluß und damit die Durchblutungsverhältnisse, letztlich die alveoläre Ventilation und die Diffusionskapazität für Sauerstoff gemindert. Diese Auswirkungen des Lungenödems sind durch eine Linksherzinsuffizienz bedingt. Deshalb sei die klinische Symptomatik dieses Krankheitsbildes in Tabelle 2 aufgezeigt.

Die differentialdiagnostischen Überlegungen sind in Tabelle 3 dargestellt.

Die Behandlung des Lungenödems zielt darauf ab, die Blutvolumenzufuhr zu reduzieren und damit auch die Senkung des Pulmonal-Kapillardruckes. Es ist zu berücksichtigen, daß das Lungenödem meist nur Symptom einer Grundkrankheit ist, die nach Möglichkeit primär schon mitbehandelt werden sollte. Wenn auch das Lungenödem häufig eine spontane Rückbildungstendenz zeigt, ist doch eine sofortige gezielte Therapie erforderlich. Die im Therapieschema (Tabelle 5 und 6) aufgezeigten Möglichkeiten sollten dem klinischen Bild entsprechend angewandt werden.

Literatur

1. Bussmann W-D (1975) Neue Aspekte zur Behandlung der Linksinsuffizienz: Die Wirkung von Nitroglycerin. Med Klin 70:1697
2. Reindell H, Roskamm H (1977) Herzkrankheiten. Springer, Berlin Heidelberg New York
3. Riecker G (1975) Klinische Kardiologie. Springer, Berlin Heidelberg New York
4. Rudolph W, Siegenthaler W (1975) Nitrate. Urban & Schwarzenberg, München Berlin
5. Siegenthaler W (1976) Klinische Pathophysiologie. Thieme, Stuttgart

Tabelle 1. Ätiologie

1. Pulmonale Kapillardrucksteigerung

   Linksherzinsuffizienz bei:
   Hypertonus, hypertonischer Krise, Myokardinfarkt
   Entzündliche oder toxische Myokardschädigung, Herzrhythmusstörung,
   Mitralstenose und andere Herzvitien, Vorhofmyxom, Kugelthrombus

   Pulmonale Abflußstörungen durch:
   Fibrose und/oder Obstruktion der Pulmonalvenen
   Mediastinalerkrankungen

   Hypervolämie,
   Übertransfusion, Überwässerung mit und ohne Nierenerkrankung

   Neurogene Ursachen:
   Hirntrauma, Hirntumor, Hirnblutung, Heroin, Epilepsie

2. Senkung des kolloidosmotischen Druckes

   Absolute Hypalbuminämie:
   Renaler, intestinaler Verlust, Malabsorption, Lebererkrankung

   Relative Hypalbuminämie:
   Überwässerung mit und ohne Nierenerkrankung

3. Erhöhung der Gefäßpermeabilität

   Bakterielle oder virale Infekte
   Intoxikationen: Barbiturate, Carbamide, Alkylphosphate, Schlangengifte
   Inhalationstoxine: Phosgen, Nitrosegase, Chlorgase, Inhalationsallergene
   Vasoaktive Kinine: Histamin, Kinin
   Immunologische Erkrankungen: Goodpasture-Syndrom
   Aspiration von: Magensaft, Wasser (Ertrinkungsunfall)
   Hypoxämie, Schock, Höhenkrankheit
   Neurogen: Siehe unter 1.

4. Erniedrigung des Alveolardruckes

   Rasche Pleuraergußdrainage,
   Rasche Abpunktion eines Pneumothorax,
   Starker Unterdruck bei Wechseldruckbeatmung
   Starke Bronchialabsaugung

5. Verminderung des Lymphabflusses

   Insuffizienz oder Obstruktion des pulmonalen Lymphsystems,
   Mediastinalerkrankung, Venendruckerhöhung

Tabelle 2. Klinische Symptomatik

Ortho-, Dys-, Tachypnoe
Unruhe, Angstgefühl
Giemen, Brummen, fein- bis grobblasige Rasselgeräusche, Distanzrasseln
Rötlich-schaumiges Sputum
Blässe, schweißbedeckte, zyanotische Haut
Kühle Peripherie
RR normal bis erhöht, später erniedrigt
Puls meist tachykard, Halsvenenstauung
Betonter 2. Herzton, 3. und 4. Herzton
Galopprhythmus, Summationsgalopp

Tabelle 3. Differentialdiagnose

Asthma bronchiale
Lungenembolie
Aspiration
Pneumonie
Atemstörung bei zerebralen Leiden
Atemstörung bei endogenen oder exogenen Intoxikationen

Tabelle 4. Diagnostische Maßnahmen

	Sofort	
Blutdruck, Puls	+	Überwachung entsprechend dem klinischen Verlauf
EKG	+	
Labor:		
Hb, HK, Blutvolumen	+	
Na, K	+	
SGOT, SGPT, CPK	+	
CK-MB, α-HBDH, LDH	+	
Gesamteiweiß	+	
Elektrophorese	+	
Harnstoff-N	+	
Kreatinin	+	
Lactat-Pyruvat-Quotient	+	
Blutgasanalyse	+	
Rö.-Thorax	+	
Zentraler Venendruck (ZVD)	+	
Enddiastolischer Pulmonalarteriendruck (EDPAP)	+	
Herzzeitvolumen (HZV)	+	
Diurese	+	

Tabelle 5. Therapie in der Praxis

Maßnahme	Verordnung	Bemerkungen
Lagerung	Oberkörper hoch Beine tief	
O_2-Zufuhr	4–6 l pro min über Nasensonde	Evtl. vorher absaugen
Sedierung	Atosil, 1 Amp = 50 mg i.v. oder Morphin, 1 Amp. = 20 mg 1/2–1 Amp. i.v., i.m.	**Cave:** Zentrales Lungenödem
Therapie der Herzinsuffizienz	Nitrolingual-Spray 0,4 1,6–2,4 mg per lingual oder Nitrolingual 1 Kps. = 0,8 mg 2–4 Kps. und Isoket 1 Kps. = 20 mg β-Methyl-Digoxin (Lanitop) 1 Amp. = 0,2 mg i.v.	Evtl. wiederholen
Anregung der Diurese	Lasix, 1 Amp. = 20 mg 1–2 Amp. i.v.	
Aderlaß	unblutig blutig 300–500 ml	
Membranabdichtung	Urbason solubile forte 1000, 1 Amp. = 1 g i.v.	Bei toxischer und allergischer Ursache
Bei hypertonischer Krise	Hypertonalum 1 Amp. = 300 mg 1/2 Amp. als Bolus, 1/2 Amp. langsam i.v. Catapresan 1 Amp. = 0,15 mg i.v. oder i.m.	Siehe auch Kap. Hypertensive Krise S. 90
Bei Rhythmusstörungen Tachykarde	Xylocain 2%ig 1 Amp. = 100 mg i.v.	Siehe auch Kap. Rhythmusstörungen S. 60
Bradykarde	Atropinum sulfuricum 1 Amp. = 0,5 mg i.v., i.m.	
Bei Heroin-Lungenödem	Lorfan 1 Amp. = 1 mg 1–2 Amp.i.v.	
	Krankenhauseinweisung	

Tabelle 6. Therapie in der Klinik

Maßnahme	Verordnung	Bemerkungen
Lagerung	Oberkörper hoch Beine tief	
O_2-Zufuhr	Nasensonde 4–6 l/min über 90%igen Alkohol	Bei Intubation 50% Alkohol
Absaugen des Sekrets	Transnasal oder endotracheal	
Therapie der Herzinsuffizienz	Nitrolingual initial 1 Amp. = 1 mg i.v. danach Nitrolingual 1 Amp. = 5 mg 3 mg/Std als Dauerinfusion	 Maximaldosis 15 mg
	Dopamin 1 Amp. = 50 mg 100 mg in 500 ml NaCl 0,9%ig oder Glukose in 6–9 Std infundieren (18–30 Tropfen/min)	**Cave:** Keine alkalischen Lösungen
	β-Methyl-Digoxin (Lanitop) 1 Amp. = 0,2 mg i.v.	Bei Bedarf wiederholen Vorsicht bei Mitralstenose
Sedierung	Atosil 1 Amp. = 50 mg i.v. oder Morphin 1 Amp. = 20 mg 1/2–1 Amp. i.v.	**Cave:** Zentrales Lungenödem
Anregung der Diurese	Lasix 1 Amp. = 20 mg 1–2 Amp. i.v. Osyrol 1 Amp. = 200 mg i.v. Humanalbumin 20%ig 50–100 ml	 Besonders bei Dysproteinämie
Metabolische Azidose	Natriumbikarbonat 8,4%ig nach Blutgasanalyse: BE × kg KG × 0,3 = ml Lösung in mval	
Überdruckbeatmung	Intubation, kontrollierte Beatmung mit PEEP	Intubation erforderlich, wenn zunehmende Ateminsuffizienz. Bei toxisch und zentral ausgelöstem Lungenödem sofort Intubation anstreben

Fortsetzung ▶

Tabelle 6 (Fortsetzung). Therapie in der Klinik

Maßnahme	Verordnung	Bemerkungen
Antibiotische Abschirmung	Mezlocillin (Baypen) 3×2 g i.v.	
Bei hypotoner Hyperhydratation	Peritonealdialyse mit hyperosmolaren Lösungen oder Hämodialyse	
Bei Heroinlungenödem	Lorfan 1 Amp. = 1 mg 1–2 Amp. i.v.	
Bei zentralem Lungenödem	Hydergin 1 Amp. = 0,3 mg 2–4 Amp. langsam i.v. oder als Infusion	
Bei Höhenlungenödem	Transport unter 2500 m	

2.6 Hypertensive Krise

Eine hypertensive Krise liegt vor, wenn durch krankhaft erhöhten Blutdruck eine akute lebensbedrohliche Situation entsteht. Dies kann auftreten bei ungenügend behandeltem chronischem Hochdruck oder bei Hochdruckkrisen.

Hypertensive Krisen sind anfallsweise, plötzlich auftretende erhebliche Steigerungen des arteriellen Druckes, die fast immer den systolischen und diastolischen Druck und nur in seltenen Fällen vornehmlich den systolischen Druck betreffen. Sie treten meist bei Patienten mit Hypertonus, in seltenen Fällen jedoch auch bei vorher normotonen Patienten auf. Es besteht keine direkte Abhängigkeit zwischen dem Ausmaß der subjektiven Beschwerden und der absoluten Höhe des Blutdrucks; denn für die klinische Symptomatologie spielt neben der Höhe des Blutdrucks vor allem die Geschwindigkeit des Blutdruckanstiegs und die Dauer der Hypertonie eine Rolle. Allgemein bedeuten systolische Blutdruckwerte über 220–250 mm Hg und diastolische Werte über 130 mm Hg eine ernsthafte Gefahr für das Leben des Patienten.

Mit dem Begriff der hypertonischen Krise wird meistens die Verdachtsdiagnose Phäochromozytom verbunden; doch nur in 5–7% der Fälle sind Phäochromozytome oder Tumoren der chromaffinen Gewebe Ursache für krisenhafte Blutdruckanstiege. Vielmehr treten bei zahlreichen anderen Erkrankungen krisenhafte Blutdruckanstiege auf.

In der Regel erlaubt die Akuität der klinischen Symptome der hypertensiven Krise keine weitere differentialdiagnostische Entscheidung darüber, welches Krankheitsbild dem Blutdruckanstieg zugrunde liegt; so muß vielfach wegen der akuten Gefährdung des Patienten eine antihypertensive Therapie begonnen werden, ohne daß die Ätiologie der Hochdruckerkrankung abgeklärt werden kann. In diesem Fall muß jedoch im Anschluß an die Behandlung der hypertensiven Krise eine eingehende Diagnostik erfolgen, damit nach der symptomatischen Therapie gegebenenfalls eine kausale Therapie einsetzen kann.

Ziel der Behandlung der Hochdruckkrise ist nicht die Normalisierung der Blutdruckwerte, sondern vielmehr die Senkung der extrem hohen Blutdruckwerte in einen ungefährlicheren Bereich. Man wird sich daher in der akuten Phase mit systolischen Blutdruckwerten zwischen 160 und 180 mm Hg bzw. diastolischen Werten von 100 mm Hg zufrieden geben. Zum anderen zielen die therapeutischen Bemühungen ab auf eine Verhinderung bzw. Beseitigung der Komplikationen der hypertensiven Krise. Als typische Komplikationen der hypertensiven Krise können angesehen werden:

1. die akute Linksherzinsuffizienz (Lungenödem) und
2. die Encephalopathia hypertensiva (Hirnödem).

Bei der Wahl der therapeutischen Mittel ist von entscheidender Bedeutung, ob eine sofortige Blutdrucksenkung notwendig ist oder ob eine allmähliche, schonende, im Verlauf einiger Stunden einsetzende Blutdrucksenkung erreicht werden soll, wie z. B. bei der EPH-Gestose. Dabei spielt neben der Wahl der Medikamente vor allem auch die individuelle Ansprechbarkeit des Patienten und die möglichen Nebenwirkungen der angewandten Medikamente eine Rolle. Wegen der Gefahr überschießender Blutdrucksenkung empfiehlt sich in jedem Fall die Bereithaltung eines entsprechenden Antidots.

Eine Kontraindikation für eine hypotensive Behandlung einer hypertensiven Krise gibt es nicht, lediglich bei gesichertem Phäochromozytom sind bestimmte Antihypertonika kontraindiziert.

Literatur

1. Bock KD (1978) Die Behandlung des hypertensiven Notfalls. Internistische Welt 10:311
2. Gessler U, Pilgrim R (1977) Pharmakotherapie der arteriellen Hypertonie. Fortschr Med 95:1912
3. Keith ThA (1977) Hypertension crisis. J Am Med Assoc 237:1570
4. Losse H, Gerlach U, Wetzels E (1975) Rationelle Therapie in der inneren Medizin. Thieme, Stuttgart
5. Palmer RF, Lasseter KC (1975) Sodium nitroprussid. N Engl J Med 292:294
6. Rahn KH (1976) Die Behandlung hypertensiver Notfälle. Herz 1:180

Tabelle 1. Ätiologie

Essentiell	Hypertonie (sehr häufig), besonders nach Absetzen von kurz wirkenden Antihypertonika
Nephrogen	Akute und chronische Nierenerkrankungen
Kardiovaskulär	Hyperkinetisches Herzsyndrom, Angiitiden, totaler AV-Block, Aorteninsuffizienz, Aortenisthmusstenose, arteriovenöses Aneurysma, Atherosklerose
Hormonell	Phäochromozytom, Nebennierenmarkshyperplasie, Thyreotoxikose, Schwangerschaftstoxikose, Karzinoidsyndrom, Conn-Syndrom, Hyperparathyreoidismus
Toxisch	Vergiftungen (z. B. Kohlenmonoxyd, Thallium) Allergie Cheese disease (Kombination von MAO-Hemmern mit z. B. Käse) Medikamente (z. B. Ovulationshemmer, Mineralo-, Glukokortikoide) Nikotinabusus
Neurogen	Hirntumor, Hirntrauma, dienzephale Regulationsstörung (z. B. Tumor, Hirnblutung, Subarachnoidalblutung), erhöhter Sympathikotonus, Polyneuritis, Polyradikulitis, Querschnittslähmung, Tabes dorsalis (Palsche Krisen), Enzephalitis, Poliomyelitis
Metabolisch	Akute Porphyrie
Hämatogen	Polycytaemia vera, Polyglobulie

Tabelle 2. Klinische Symptomatik

1. Kardiovaskuläre Symptome:
   Angina pectoris, Herzinfarkt
   Dyspnoe, Orthopnoe
   Akute Linksinsuffizienz, Lungenödem

2. Zerebral-vaskuläre Symptome:
   Starke Kopfschmerzen
   Sehstörungen
   Übelkeit
   Brechreiz
   Erbrechen
   Schwindel
   Ohrensausen
   Angstgefühl
   Paraesthesien

Trübung des Sensoriums, Koma Hemiparese, Muskelzuckungen Pyramidenzeichen, Visusstörungen Nystagmus, Fazialisparese Eklamptischer Anfall, Krämpfe	} Hypertensive Enzephalopathie

Tabelle 3. Diagnostische Maßnahmen

Untersuchung	sofort	Verlauf
Blutdruck- und Pulskontrolle	+	+
Blutzucker	+	Nach klinischem Bild
Blutbild, Hb, HK	+	
Urinstatus	+	
Elektrolyte	+	
Harnstoff-N, Kreatinin	+	
Blutgasanalyse	+	
EKG	+	
Rö.-Thoraxaufnahme	+	
Augenhintergrund		+
Lumbalpunktion		+
EEG		+
Echoenzephalogramm		+
CT		
Später: Abklärung der Hypertonie (siehe Ätiologie)		

Tabelle 4. Therapie in der Praxis

Maßnahme	Verordnung	Bemerkungen
Lagerung	Oberkörperhochlagerung	
O_2-Gabe	2–4 l/min mittels Nasenkatheter	**Cave:** Chronisch-respiratorische Insuffizienz
Sedierung	Atosil, 1 Amp. = 50 mg i.v. oder i.m. oder Valium, 1 Amp. = 10 mg i.v. oder i.m.	
Schmerzbekämpfung	Valoron N-Lösung 10–20 Tropfen	
Diureseanregung	Lasix, 1 Amp. = 20 mg i.v., i.m.	
Bei Herzinsuffizienz	β-Methyl-Digoxin (Lanitop) 1 Amp. = 0,2 mg i.v.	**Beachte:** Vordigitalisierung, Hypokaliämie
Gezielte Blutdrucksenkung	Hypertonalum 1 Amp. = 300 mg 1/2 Amp. als Bolus i.v. 1/2 Amp. langsam i.v.	Wirkungseintritt nach 1–2 min Kontraindikation: Schwere Koronar- oder Herzinsuffizienz, schwere Zerebralsklerose, Aortenaneurysma Dosierungsminderung bei Vorbehandlung mit Clonidin, Reserpin, Betablocker Antidot: Noradrenalin
	oder	
	Catapresan 1 Amp. = 0,15 mg langsam i.v. oder i.m.	Wirkungseintritt nach 10–20 min Beachte möglichen initialen RR-Anstieg Kontraindikation: Hypertensive Enzephalopathie, Phaeochromozytom Antidot: Priscol
Bei gesichertem Phäochromozytom	Dibenzyran, 1 Kps. = 10 mg 20–40 mg oral, max. 240 mg tgl.	Wirkungseintritt nach 20–40 Minuten Antidot: Hypertensin
Bei Hirnödem	Fortecortin, 1 Amp. = 4 mg 2 Amp. i.v.	
Bei Lungenödem	S. Kap. Lungenödem S. 84	

Tabelle 5. Therapie in der Klinik

Maßnahme	Verordnung	Bemerkungen
Lagerung	Oberkörperhochlagerung	
O_2-Gabe	2–4 l O_2/min mittels Nasensonde	**Cave:** Chronisch-respiratorische Insuffizienz
Sedierung	Atosil, 1 Amp. = 50 mg i.v. oder i.m. oder Valium, 1 Amp. = 10 mg i.v. oder i.m.	
Schmerzbekämpfung	Valoron N 10–20 Tropfen	
Diureseanregung	Lasix 1 Amp. = 20 mg i.v., i.m.	
Bei Herzinsuffizienz	β-Methyl-Digoxin (Lanitop) 1 Amp. = 0,2 mg i.v.	**Beachte:** Vordigitalisierung, Hypokaliämie
Gezielte Blutdrucksenkung (s. Tabelle 6)	Catapresan 1 Amp. = 0,15 mg i.v. und Catapresan-Tropf: 500 ml Laevulose 5%ig + 5 Amp. Catapresan i.v.	Dosierung nach Wirkung Wirkungseintritt nach 10–20 min Beachte möglichen initialen RR-Anstieg Kontraindikation: Hypertensive Enzephalopathie, Phäochromozytom Antidot: Priscol
	Hypertonalum 1 Amp. = 300 mg 1/2 Amp. als Bolus i.v. 1/2 Amp. langsam i.v.	Wirkungseintritt nach 1–2 min Kontraindikation: Schwere Koronar- oder Herzinsuffizienz, schwere Zerebralsklerose, Aortenaneurysma Dosierungsminderung bei Vorbehandlung mit Clonidin, Reserpin, Betablocker Antidot: Noradrenalin
	Nipruss, 1 Amp. = 60 mg in 500 ml Glukose 5%ig beginnend mit 30 Tropfen/min	Wirkungseintritt sofort Wirkungsdauer 1–2 min Dosierung nach RR-Verhalten Kontraindikation: Akute und chronische Niereninsuffizienz

Fortsetzung ▶

Tabelle 5 (Fortsetzung). Therapie in der Klinik

Maßnahme	Verordnung	Bemerkungen
Gezielte Blutdrucksenkung (s. Tabelle 6)	Nepresol, 1 Amp. = 25 mg 1/2–1 Amp. i.v.	Wirkungseintritt 5–10 min Kontraindikation: Koronare und akute Herzinsuffizienz Aortenaneurysma
	Serpasil, 1 Amp. = 1 mg 1/2–1 Amp. i.v.	Wirkungseintritt 20–30 min Kontraindikation: Hypertensive Enzephalopathie Antidot: Arterenol
Bei gesichertem Phäochromozytom	Dibenzyran, 1 Kps. = 10 mg 20–40 mg oral, max. 240 mg tgl.	Wirkungseintritt nach 20–40 min Antidot: Hypertensin
Bei Hirnödem	Fortecortin, 1 Amp. = 4 mg 2 Amp. i.v., 4–8 Amp. tgl.	
	Tutofusin S 40, 250 ml	
	Humanalbumin 20%ig 50–100 ml	Besonders bei Dysproteinämie
Lungenödem	S. Kap. Lungenödem S. 84	

Tabelle 6. Differentialtherapie der hypertensiven Krise

Im Vordergrund stehendes Krankheitsbild	Medikamente zur Wahl	Relativ oder absolut kontraindizierte Medikamente
Akute Linksherzinsuffizienz	Nipruss, Catapresan, Reserpin	Hypertonalum Nepresol
Akute Koronarinsuffizienz	Nipruss, Catapresan, Reserpin	Hypertonalum Nepresol
Maligner Hypertonus	Hypertonalum, Catapressan, Nipruss, Reserpin, Nepresol	
Hypertensive Enzephalopathie (akute zerebrale Ischämie, intrazerebrale Blutung)	Hypertonalum, Nipruss, Nepresol	Reserpin Catapresan
Akute und chronische Niereninsuffizienz	Catapresan, Hypertonalum	Nipruss Nepresol (bei Anurie)
Phäochromozytom	Dibenzyran Regitin Nipruss	Catapresan Nepresol Hypertonalum (ineffektiv)
Eklampsie	Nepresol Hypertonalum	Reserpin Catapresan
Aortenaneurysma	Nipruss Reserpin Catapresan	Hypertonalum Nepresol

2.7 Akuter peripherer Arterienverschluß

Der akute Arterienverschluß betrifft zwanzigmal häufiger die Beinarterien als die Armarterien. Ein rasches Erkennen der Symptomatik und ein sofortiges Handeln sind erforderlich, da bereits nach wenigen Stunden auftretende Nekrosen eventuell nur noch eine Amputation der betroffenen Extremität erlauben.

Ursache ist in 70–90% der Fälle eine arterielle Embolie, wobei das Gerinnsel auf ein meist intaktes peripheres Gefäßwandsystem trifft. Die Symptomatik setzt meistens schlagartig ein, da keine ausreichenden Kollateralen vorhanden sind. Den Ursprung der arteriellen Embolien zeigt die folgende Tabelle:

Wandständige Thromben im linken Vorhof bei chronischem Vorhofflimmern mit und ohne Klappenfehler (meist Mitralvitien)	70–75%
Wandständige Thromben im linken Ventrikel bei Myokardinfarkt mit Innenschichtläsion	10–12%
Frische thrombo-ulzeröse Endokarditiden	2– 4%
Thrombosierte Aortenaneurysmen	1– 2%
Lungenvenenthrombosen und paradoxe Embolien aus tiefen Bein- und Beckenvenenthrombosen	1%
Unklarer Ursprung	5–10%

In etwa 20% der Fälle entsteht der Arterienverschluß durch **Arteriothrombose,** wobei das ortsständige Arterienwandsystem immer schon arteriosklerotisch verändert ist. In der Anamnese findet sich oft eine chronische Verschlußkrankheit oder doch zumindest eine Claudicatio intermittens. Wenn sich auf einem arteriosklerotischen Plaque eine Arteriothrombose ausbildet, ist meist eine Kollateralbildung schon vorhanden, dementsprechend sind das Ischämiesyndrom und der Schmerz oft geringer ausgeprägt. Jedoch ist die verschlossene Strecke meist länger und der Thrombus fester verankert.

In 10% der Fälle finden wir als Ursache **Arterientraumen** (verletzungen, Aneurysma dissecans der Aorta, Kompression von außen, intramurale Hämatome).

Im Anschluß an die Notfalltherapie ist stets eine Nachbehandlung erforderlich. Ein spezifisches Gefäßtraining unter gleichzeitiger Gabe von vasoaktiven Medikamenten soll den Therapieerfolg erhalten. Nach Möglichkeit sollte eine Langzeitantikoagulation durchgeführt werden. Ein wichtiger Faktor ist die Suche und nach Möglichkeit die Sanierung der Emboliequelle. Die Ausschaltung der Risikofaktoren wie Adipositas, Hypertonus, Diabetes mellitus, Hyperlipidämie, Hyperurikämie und Nikotingenuß soll ein Rezidiv bzw. ein Fortschreiten des Gefäßleidens verhindern.

Literatur

1. Benner KU (1978) Pathophysiologische Voraussetzungen für die Diagnostik und Therapie arterieller Verschlußkrankheiten. Münch Med Wochenschr 120:9
2. Becker H-M (1978) Chirurgische Behandlung der akuten und chronischen arteriellen Durchblutungsstörungen. Therapiewoche 28:611
3. Böhme H (1978) Praktische Diagnostik arterieller Verschlußkrankheiten der unteren Extremitäten. Münch Med Wochenschr 120:15
4. Denk H (1971) Die chirurgische Behandlung arterieller Verschlußkrankheiten. Mkurse Ärztl Fortbild 21:416
5. Heberer G, Rau G, Schoop W (1974) Angiologie-Grundlagen, Klinik und Praxis. Thieme, Stuttgart
6. Hofmann KTh, Weber B, Simones G (1970) Moderne Behandlungsmethoden der arteriellen Embolie. Fortschr Med 90:395
7. Kappert A (1972) Lehrbuch und Atlas der Angiologie. Huber, Bern Stuttgart Wien
8. Lechler E (1977) Die Pathogenese arterieller und venöser Thrombosen. Z f A 53:829
9. Widmer LK, Waibel P (1972) Arterielle Durchblutungsstörungen in der Praxis. Huber, Bern Stuttgart Wien

Tabelle 1. Klinische Symptomatik

Die sogenannten sechs „P“	
Pain – plötzlicher Schmerz	vom Patienten geklagt
Paraesthesia – Par- oder Hypästhesien – Kältegefühl	
Paralysis – Lähmung der Extremität	
Pulselessness – Fehlen der Pulse	vom Arzt festgestellt
Pallor – Blässe mit deutlicher Kälte, jedoch tritt schon nach kurzer Zeit eine zyanotische Marmorierung der Haut mit kollabierten Venen auf	
Prostration – Schocksymptomatik (häufig)	

Tabelle 2. Diagnostische Maßnahmen

Maßnahme	sofort	Verlauf
Anamnese	+	–
Vergleichende Pulspalpation	+	+
Auskultation	+	+
Vergleich von Temperatur	+	+
Sensibilität, Reflexe und Motorik	+	+
Oszillographie	+	Evtl. täglich wiederholen
Doppler-Sonographie	+	
Ratschowsche Lagerungsprobe	+	–
Angiographie	–	In der Klinik vor Einleitung eingreifender therapeutischer Maßnahmen
EKG	+	Zur Erfassung von Herzrhythmusstörungen
Labor:		
Blutbild	+	
Quick-Wert	+	
PTZ	+	
Blutgasanalyse	+	

Tabelle 3. Differentialdiagnose

Akuter arterieller Verschluß:	**Akuter venöser Verschluß:**
Fehlende Pulse	Pulse normal oder leicht abgeschwächt
Kein Ödem	Mehr oder weniger deutliches Ödem
Leichenblässe bis livide Verfärbung	Oft livide bis blaurote Zyanose
Venen kollabiert	Venen gefüllt
Schmerz stark	Schmerz gering
Verschlechterung der Symptome durch Hochlagerung der Extremität	Besserung der Symptome durch Hochlagerung der Extremität
Haut kalt	Haut eher warm
Plötzlicher Beginn aus heiterem Himmel	Subakuter bis langsamer Beginn
Arterielle Embolie:	**Arteriothrombose:**
Plötzlicher Beginn mit eher dramatischer Symptomatik	Subakuter bis akuter Beginn
Anamnestisch meist keine Verschlußkrankheit	Anamnestisch meist Verschlußkrankheit
Exzessiver Schmerz mit ausgeprägtem Ischämiesyndrom	Symptomatik nicht so schwer
Eventuell Schocksymptomatik (besonders bei großen Gefäßen)	

Tabelle 4. Therapie in der Praxis

Maßnahme	Verordnung	Bemerkungen
Erhaltung der Körperwärme Vergrößerung des hydrostatischen Druckes	Tieflagerung der befallenen Extremität und Verband mit Watte	**Cave:** Wärmeapplikation, hyperämisierende Salben oder Kälteapplikation
Sedierung und Schmerzbekämpfung	Atosil, 1 Amp. = 50 mg 1/2–1 Amp. langsam i.v. Dolantin Spezial 1 Amp. = 50 mg 1/2–1 Amp. langsam i.v. oder Fortral, 1 Amp. = 30 mg i.v.	Keine i.m. Injektionen (s. u.)
Verhinderung einer Appositionsthrombose	Liquemin 5000 E = 1 ml i.v. u. U. nach 6 Std wiederholen	Vorher Blutentnahme für PTZ und Quick
Bei Herzinsuffizienz	β-Methyl-Digoxin (Lanitop) 1 Amp. = 0,2 mg i.v.	
Bei Schock		Siehe auch Kapitel Schock S. 10
Unterkühlung	Einschlagen in wärmende Decken	
Hypoxie	O_2-Nasensonde 2–4–6 l/min	
Volumenmangel	Macrodex 6%ig 500 ml i.v.	
Metabolische Azidose	$NaHCO_3$ 8,4%ig, 100 ml	Langsam infundieren
Blutdruckabfall	Akrinor, 1 Amp. = 200 mg langsam i.v.	**Cave:** Sympathikomimetika
	Sofortige Klinikeinweisung mit Angabe der bisher durchgeführten Maßnahmen	

Tabelle 5. Therapie in der Klinik

Maßnahme	Verordnung	Bemerkungen
Sedierung und Schmerzbekämpfung	Atosil, 1–2 Amp. = 50–100 mg langsam i.v. Dolantin Spezial 1/2–1 Amp. = 50–100 mg langsam i.v. oder Fortral, 1 Amp. = 30 mg i.v.	Falls vom Hausarzt schon Heparin gegeben wurde, keine intramuskulären und subkutanen Injektionen mehr verabreichen
Erhöhung des Perfusionsdruckes	Tieflagerung der betroffenen Extremität in Watteverband	
Bei Herzinsuffizienz	β-Methyl-Digoxin (Lanitop) 1 Amp. = 0,2 mg i.v.	
Weiteres Vorgehen nach klinischem Befund		
Operation	Embolektomie bzw. andere Gefäßoperationen in Abhängigkeit vom angiographischen Befund	Möglichst innerhalb von 8 Std
Thrombolyse	Streptase, 250000 E in 50 ml NaCl 0,9%ig in 15 min infundieren, danach: 750000 E Streptase in 250 ml NaCl 0,9% in 4 Std infundieren. Danach Plasmathrombinzeit bestimmen, weiteres Vorgehen nach Schema Siehe S. 306	**Beachte:** Kontraindikationen Wurde vom Hausarzt vorher Heparin gegeben, so muß dieses durch Protaminsulfat neutralisiert werden
Antikoagulation	Liquemin, 5000 E initial i.v., danach: 20000–40000 E in 500 ml NaCl 0,9%ig als Dauertropfinfusion über 24 Std, abhängig von Plasmathrombinzeit Fortsetzen der Therapie über mehrere Tage	**Beachte:** Kontraindikationen Plasmathrombinzeit: Normalwert 16–24 s, unter Therapie: 40–120 s
Konservative Therapie: Bei Kontraindikation für Operation, Thrombolyse und Antikoagulation	Versuch mit 1 Amp. Panthesin-Hydergin in 500 ml NaCl 0,9%ig sehr langsam infundieren, evtl. Dosis auf 2 Amp. steigern und Rheomacrodex 10%ig oder Longasteril 40	**Cave:** Bei Zunahme der Schmerzen unter der Infusion sofortiges Abbrechen der Therapie

Fortsetzung ▶

Tabelle 5 (Fortsetzung). Therapie in der Klinik

Maßnahme	Verordnung	Bemerkungen
Bei Schock:		
Hypoxie	O_2-Nasensonde 2–4–6 l/min	
Volumenmangel	Macrodex 6%ig Normofundin Plasmaproteinlösung (PPL) Humanalbumin 20%ig	Dosierung von RR, Puls, ZVD, Hb und HK abhängig
Metabolische Azidose	$NaHCO_3$ 8,4%ig ca. 100 ml in der ersten Stunde	BE × kg KG × 0,3 in mval/l = zu substituierende Menge Natriumbikarbonat 8,4%ig in mval
	Weitere Schockmaßnahmen s. S. 10	

2.8 Akuter Venenverschluß

Nach der Virchowschen Trias hängt die Entstehung einer intravasalen Blutgerinnung, der Thrombose, von drei Faktoren ab:

1. Blutveränderung, d. h. eine erhöhte Gerinnungsbereitschaft.
2. Gefäßwandschädigung, z. B. Varikosis und Gewebsödem.
3. Stromverlangsamung bzw. Stase, z. B. bei Bewegungsarmut oder Venenklappeninsuffizienz.

Gefäßwandschädigung und Stromverlangsamung nehmen die größte Bedeutung ein. Daneben finden wir als begünstigende Faktoren die Fettsucht sowie die Ovulationshemmer.

Vergleichsweise häufig treten Thrombosen auf nach vorausgegangener Operation, Geburt oder längerer Bettlägerigkeit sowie nach frischen Traumen und auch nach Herzinfarkt. Anamnestisch bedeutsam sind bereits durchgemachte Thrombosen, Embolien sowie eine familiäre Belastung. Des weiteren muß auch an ein Auftreten von Thrombosen im Rahmen eines paraneoplastischen Syndroms gedacht werden.

Pathologisch-anatomisch findet man eine Entzündung der Venenwand und eine Thrombose, daher die Bezeichnung Thrombophlebitis und Phlebothrombose. Bei Befall der oberflächlichen Venen sprechen wir von Thrombophlebitis, bei Befall der tiefen Venen von Phlebothrombose, wobei beide Begriffe ein und dieselbe Krankheit verschiedener Lokalisation bezeichnen. Daneben gibt es das seltenere Krankheitsbild der Phlegmasia coerulea dolens, bei der es sich um einen plötzlichen vollkommenen Verschluß aller großen venösen Gefäße eines Beines mit regelmäßiger Bekkenvenenbeteiligung und anschließender arterieller Verschlußsymptomatik handelt. Massives Ödem und eine hohe Gangränrate sind die Folgen. Ohne sofortige gefäßchirurgische Intervention hat diese Krankheit eine Letalitätsrate von über 30%.

Besonders die tiefen Venenthrombosen werden oft klinisch erst manifest durch das Auftreten von rezidivierenden oder akuten Lungenembolien. Andererseits hat sich die Frühdiagnose der tiefen Phlebothrombose bei phlebographischer Prüfung in 25–43% der Fälle als falsch herausgestellt. Viele Thrombosen werden gar nicht erkannt und verraten sich erst nach Jahren in dem schweren Leiden des postthrombotischen Syndroms und der chronisch-venösen Insuffizienz mit all ihren Formen.

Die Venenthrombose ist im Gegensatz zu der seltenen septischen Phlebitis keine bakterielle Erkrankung.

Literatur

1. Brunner U, Kappert A, Schoop W, Witzleb E (1970) Das dicke Bein. Huber, Bern Stuttgart Wien
2. Gross R (1979) Klinik der venösen Thrombose und Lungenembolie. Therapiewoche 29:7595
3. Heberer G, Rau G, Schoop W (1974) Angiologie – Grundlagen, Klinik und Praxis. Thieme, Stuttgart
4. Kakkar UU (1977) Die Diagnose der tiefen Venenthrombose. Triangel 16:1
5. Kappert A (1972) Lehrbuch und Atlas der Angiologie. Huber, Bern Stuttgart Wien
6. Klüken N (1980) Akute thrombotische Venenprozesse. Med Welt 31:5
7. May R, Madar G, Müller G, Senn A, Nachbur B, Zyrcher R (1972) Therapiewoche 22:2077
8. Müller-Wieland K (1969) Fibrinolysetherapie. Schattauer, Stuttgart
9. Naegele Th, Matis P, Gross R, Runge H, Sachs HW (1960) Die thromboembolischen Erkrankungen. Schattauer, Stuttgart
10. Piza S, Brücke P, Lechner G, Wagner O (1971) Zur chirurgischen Therapie der akuten Bein-Beckenvenenthrombose. Herz Kreislauf 3:86
11. Schöndorf ThH (1979) Phlebologie. Selecta 21:3052
12. Sigg K (1968) Varizen, Ulcus cruris und Thrombose. Springer, Berlin Heidelberg New York
13. Widmer LK (1977) Zur Therapie der Venenthrombose. Triangel 16:1

Tabelle 1. Klinische Symptomatik

Akute tiefe Venenthrombose **(Phlebothrombose)**	Oberflächliche Venenthrombose **(Thrombophlebitis)**
Akuter Wadenschmerz Spannungsgefühl	Charakteristische Rötung und Druckschmerzhaftigkeit der betroffenen oberflächlichen Venen
Schwellung der Extremität	Starke Schmerzen in dem befallenen Bereich
Druckschmerz des befallenen Venengebietes (nicht obligat)	Tastbare Verhärtung der befallenen Venen
Livide Verfärbung oder Zyanose mit Ödembildung: bei der frischen isolierten Beckenvenenthrombose kann das Ödem fehlen, bei Befall der tiefen Beinvenen ist das Ödem anfänglich nur subfaszial und okkult, später aber voll ausgebildet	Fieber (nicht obligat)
Wadenschmerz bei Dorsalflexion des Fußes (Homansches Zeichen)	Fehlen eines Stauungsödems
Wadendruckschmerz (Tschmarkesches Zeichen)	BKS-Erhöhung (nicht obligat)
Schmerzen bei Wackelbewegungen der entspannten Wade (Ducuingsches Zeichen)	Leukozytose (nicht obligat)
Druckschmerz der Fußsohleninnenseite (Payrsches Zeichen)	
Positiver Lowenberg-Test: Bei symmetrischem Anlegen einer Blutdruckmanschette an beiden Beinen wird am kranken Bein ein Druck von 80 mm Hg schon als Schmerz empfunden, während vom gesunden Bein ein Druck von 150 mm Hg und mehr ohne lokale Schmerzempfindung ertragen wird	
Klinisch sonst nicht erklärbare Tachykardiezustände und Fieberschübe (oft schon erstes Zeichen einer Lungenembolie)	
BKS-Erhöhung (nicht obligat)	
Leukozytose (nicht obligat)	

Tabelle 2. Diagnostische Maßnahmen bei Verdacht auf tiefe Venenthrombose

Maßnahmen	sofort	Verlauf	Bemerkungen
Anamnese	+		
Vergleichende Untersuchung der Extremitäten	+	Häufige Kontrollen	
Puls- und Temperaturüberwachung	+		
BKS	+		
Gerinnungsstatus	+		
Blutstatus	+	nach 24 Std	
Phlebographie		+	
EKG	+		S_1-Q_3-Typ oder andere Emboliezeichen
Rö-Thorax	+		
Markierung des Thrombus mit radioaktivem Fibrinogen	+	+	Positiv in 85% der Fälle
Doppler-Sonographie	+		
Impedanzplethysmographie		+	

Tabelle 3. Differentialdiagnose

Erysipel
Diskopathie
Ischialgie
Muskelriß
Venenkompression durch raumfordernde Prozesse (Tumor, Lymphödem)

Akuter venöser Verschluß:	**Akuter arterieller Verschluß:**
Pulse normal oder leicht abgeschwächt	Fehlende Pulse
Mehr oder weniger deutliches Ödem	Kein Ödem
Oft livide bis blaurote Zyanose	Leichenblässe bis livide Verfärbung
Venen gefüllt	Venen kollabiert
Schmerz geringer, oft lokalisiert	Schmerz stark
Besserung der Symptome durch Hochlagerung der Extremität	Verschlechterung der Symptome durch Hochlagerung der Extremität
Haut eher warm	Haut kalt
Subakuter bis langsamer Beginn	Plötzlicher Beginn

Tabelle 4. Therapie der tiefen Venenthrombose in der Praxis

Maßnahme	Verordnung	Bemerkungen
Ruhigstellung	Kompressionswickel (z. B. mit Durelast-Binden)	Vom Zehenansatz bis weit in das nicht schmerzende bzw. ödematöse Gebiet
	Hochlagerung und Fixierung der befallenen Extremität	Zur Verbesserung des venösen Rückflusses und zur Embolieprophylaxe
Schmerzbekämpfung	Valoron N 20–40 Tropfen oder Fortral 1 Amp. = 30 mg i.v.	
Antikoagulation	Heparin 5000 E i.v.	Zuvor Blutentnahme zur Bestimmung von PTZ und Quickwert
	Klinikeinweisung mit Begleitschreiben	

Tabelle 5. Therapie der tiefen Venenthrombose in der Klinik

Maßnahme	Verordnung	Bemerkungen
Allgemeine Maßnahmen:		
Ruhigstellung	Kompressionswickel (z. B. mit Durelast-Binden)	Vom Zehenansatz bis weit in das nicht schmerzende bzw. ödematöse Gebiet
	Hochlagerung und Fixierung der befallenen Extremität	Zur Verbesserung des venösen Rückflusses und zur Embolieprophylaxe
Schmerzbekämpfung	Valoron N, 20–40 Tropfen (unverdünnt) oder Fortral, 1 Amp. = 30 mg i.v.	
Bei Herzinsuffizienz	β-Methyl-Digoxin (Lanitop) 1 Amp. = 0,2 mg 2×1 Amp. i.v.	Ausreichende Flüssigkeitszufuhr. Zur Vermeidung der Exsikkose keine Diuretika
Bei Pneumonie	Mezlocillin (Baypen) 3×2 g	
Spezielle Maßnahmen nach klinischem Befund:		
Fibrinolyse	Streptase Initial 250000 E in 50 ml NaCl-Lösung 0,9%ig in 15 min infundieren, danach 750000 E Streptase in 250 ml NaCl-Lösung 0,9%ig in 4 Std	**Beachte:** Kontraindikationen! Bei vorheriger Heparintherapie Inaktivierung durch Protaminsulfat Weiteres Vorgehen nach Schema S. 306
Antikoagulation	Liquemin Initial 5000 E i.v., danach 20000–40000 E in 500 ml NaCl-Lösung 0,9%ig über 24 Std Fortsetzung der Therapie über mehrere Tage, überlappender Übergang auf Marcumar	**Beachte:** Kontraindikationen! Während Dextraninfusionen Liquemindosis verringern Siehe auch Kap. Hämorrhagische Diathesen S. 277
Aggregationshemmung	Colfarit, 3×0,5 g oral	**Beachte:** Kontraindikationen
Operation	Nach phlebographischem Befund und Allgemeinzustand: Thrombektomie mit dem Fogarty-Katheter oder Ringstripping	

Tabelle 6. Therapie der oberflächlichen Thrombophlebitis in Klinik und Praxis

Maßnahme	Verordnung	Bemerkungen
Verbesserung des venösen Rückflusses	Kompressionswickel Keine Ruhigstellung	Vom Zehenansatz bis zur Leiste bei eingewikkelter Ferse
Antiphlogistische Behandlung	Butazolidin Suppos. 2×1 Suppos. tgl.	**Beachte:** Kontraindikationen
Percutane Heparinbehandlung	Thrombophob-Gel-Einreibungen	
Aggregationshemmung	Colfarit, 3×0,5 g oral	

3 Lungenerkrankungen

3.1 Akute respiratorische Insuffizienz

Unter der akuten respiratorischen Insuffizienz versteht man das akute Lungenversagen infolge eines interstitiellen Lungenödems und einer Mikrothrombosierung der Lungenstrombahn ohne vorausgegangene chronische Lungenerkrankung. Es handelt sich um eine unspezifische, gleichförmig ablaufende Reaktion der Lunge im Rahmen zahlreicher, vorwiegend extrapulmonaler Erkrankungen. Der ältere Begriff der sogenannten Schocklunge stellt z. B. einen solchen ätiologischen Zusammenhang her; er wird heute dem Begriff der akuten respiratorischen Insuffizienz untergeordnet. Da sich das lebensbedrohliche Syndrom als Komplikation bereits sehr schwerer Krankheiten entwickelt, obliegt die Behandlung der Klinik. Die Therapie besteht in der Behandlung der verschiedenen Grundkrankheiten und in der rechtzeitigen Anwendung der künstlichen Beatmung mit positiv endexpiratorischem Druck (PEEP) sowie in der Unterstützung des Herzens, in der Flüssigkeitsrestriktion und Antikoagulation.

Differentialdiagnostisch sind andere akute Störungen der Lungenfunktion abzugrenzen:

1. Akute Dekompensation chronisch-obstruktiver Lungenerkrankungen (Asthma bronchiale, chronische Bronchitis, obstruktives Emphysem). Sie erfordert eine weitgehend gleiche Behandlung, wie sie im Kapitel *Status asthmaticus* angegeben ist.
2. Akute Ateminsuffizienz infolge Aspiration. Die Symptomatik gleicht der bei obstruktiven Lungenerkrankungen. Die Therapie besteht neben symptomatischen, abschwellenden Maßnahmen in der Bronchuslavage sowie in der instrumentellen Entfernung von Festkörpern unter bronchoskopischer Kontrolle.
3. Akute Ateminsuffizienz z. B. bei Thoraxverletzungen, bei *Pneumothorax,* bei *Lungenembolie,* unter Medikamenteneinfluß (z. B. Narkotika) und infolge von neuromuskulären Erkrankungen (z. B. Polyneuritis).

Die genannten Störungen der Lungenfunktion führen zu akuten Änderungen im *Säure-Basen-Haushalt.* Zur Therapie wird auf die entsprechenden Kapitel verwiesen.

Literatur

1. Baumghar M, Cavin R (1978) Respiratorische Komplikationen bei schwerer akuter Pankreatitis. Schweiz Rundschau Med (Praxis) 38:1394
2. Geisler LS (1977) Schocklunge. In: Hornbostel H, Kaufmann W, Siegenthaler W (Hrsg) Innere Medizin in Praxis und Klinik, Bd I. Thieme, Stuttgart
3. Peter K, Beyer A (1980) Akute respiratorische Insuffizienz. Internist 21:4
4. Weibel M-A, Suter PM (1979) Praktische Überlegungen zur maschinellen Beatmung. Intensivmed 16:228

Tabelle 1. Ätiologie

Die häufigsten ätiologischen Faktoren sind:

Schock, Sepsis, bakterielle und virale pneumonische Infekte, Trauma, endogene und exogene Toxine, allergische und autoimmunologische Erkrankungen, intravaskuläre Gerinnung, Massentransfusionen, Lungen- und Fettembolie, Aspiration, Pankreatitis, Sauerstoffmangelzustände

Tabelle 2. Pathogenese

Multifaktorielles Geschehen durch Hypoxie, Azidose, Toxine, Antikörper, vasoaktive Substanzen, Senkung des kolloidosmotischen Druckes (infolge Eiweißmangel), Erhöhung des hydrostatischen Druckes (infolge Linksherzinsuffizienz, Überwässerung, Übertransfusion)

↙ ↘

Erhöhung der Kapillarpermeabilität für Wasser und Albumine
Verlust der oberflächenaktiven Substanz
↓
Interstitielles Lungenödem
↓
Interstitielle Lungenfibrose

Mikrothrombosierung und Rarefizierung des pulmonalen Gefäßbettes

↘ ↙

Wirkung auf

Die Lungenfunktion:

Abnahme der Compliance (Lungendehnbarkeit), der Lungenvolumina (Alveolenkollaps, Mikroatelektasen) und Zunahme der Diffusionsstrecke

Die Kreislauffunktion:

Erhöhung der Nachlast des rechten Herzens (akute pulmonale Hypertonie), Erniedrigung der Vorlast des linken Herzens (Abfall von HZV und RR), Kontaktzeitverkürzung des Blutes

↘ ↙

Zunahme des intrapulmonalen Rechts-Links-Shunts, Verstärkung der Hypoxämie

Tabelle 3. Klinische Symptomatik

Stadium 1	Spezielle Symptomatik des auslösenden Ereignisses (z. B. Schock, Sepsis, Trauma) Asymptomatische Lungenveränderungen
Stadium 2	Leichte Hypoxämie (durch O_2-Gabe behebbar) Konsekutive Hyperventilation (ohne Dyspnoe) Hypokapnie und respiratorische Alkalose Rö-Thoraxaufnahme: keine Veränderungen Physikalischer Lungenbefund: unauffällig
Stadium 3	Ausgeprägte Hypoxämie (durch O_2-Gabe nicht behebbar) Konsekutive Hyperventilation (mit Dyspnoe) Hypokapnie und respiratorische Alkalose Rö.-Thoraxaufnahme: interstitielles Ödem mit retikulärer Zeichnung und Lungenschleier Physikalischer Lungenbefund: Abschwächung des Atemgeräusches und des Klopfschalls, keine Rasselgeräusche
Stadium 4	Irreversibles Lungenversagen trotz Behandlung mit immer höheren Beatmungsdrucken und Sauerstoffkonzentration. Metabolische Azidose Hypoxisches Herz-Kreislauf-Versagen

Tabelle 4. Diagnostische Maßnahmen

Untersuchung	sofort	Verlauf	Bemerkungen
Anamnese	+		Beachte Grunderkrankung
Befunderhebung	+	+	
RR, Puls	+	monitoring	
Blutgasanalyse	+	4× tgl.	
Blutbild	+	+	
Hb, HK	+	1–4× tgl.	
Gesamteiweiß	+	1× tgl.	
Serum-Na^+, -K^+	+	1–4× tgl.	
Gerinnungsstatus	+	1–2× tgl.	
α-Amylase	+	1× tgl.	
Bakteriologische Untersuchungen (Blut, Sputum, Urin, Wundsekret)	+	+	
Kreatinin	+	+	
SGOT, SGPT	+	+	
EKG	+	1× tgl.	
Rö.-Thorax	+	1× tgl.	Beachte Einflußnahme der Grunderkrankung, des Flüssigkeitshaushaltes und der PEEP-Beatmung
Zentraler Venendruck (ZVD)	+	monitoring	
Pulmonalarteriendruck (EDPAP)	+	monitoring	
Herzzeitvolumen (HZV)	+	monitoring	
Diurese	+	stündlich und 24-stündlich	

Tabelle 5. Therapie

Maßnahme	Verordnung	Bemerkungen
Stadium 1		
Bei Schock	Normofundin, Macrodex 6%ig, Plasmaproteinlösung, Vollblutkonserven	Siehe auch Kapitel Schock S. 10 Beachte Vermeidung von Überwässerung und Übertransfusionen Bei Transfusionen Blutfilter verwenden und Kalzium substituieren
Bei metabolischer Azidose	Natriumbikarbonat 8,4%ig, ml Lösung = neg. BE × kg KG × 0,3	Siehe auch Kapitel Säure-Basen-Haushalt S. 45
Bei Sepsis und schwerer Pneumonie	Cefuroxim (Zinacef) 3 × 1,5 g/24 Std und Gentamycin (Refobacin) 3 × 40–80 mg/24 Std	Weitere Therapie nach Antibiogramm
Bei Aspiration	Bronchiallavage Instrumentelle Festkörperentfernung unter bronchoskopischer Sicht	Insbesondere nach Aspiration von Mageninhalt
Bei Intoxikationen	Magenspülung, forcierte Diarrhoe, forcierte Diurese, Peritonealdialyse, Haemodialyse, Haemoperfusion	Siehe auch Kapitel Vergiftungen S. 323
Bei Pankreatitis	Trasylol Peritoneallavage	Siehe auch Kapitel Pankreatitis S. 211
Bei primärer intravasaler Gerinnung	Heparin (Liquemin) 500 E/Std	Siehe Kapitel Akute haemorrhagische Diathesen S. 277
Bei Erkrankungen mit akuter Hypoxaemie	O_2-Gabe, 2–4 l über Nasensonde	
Zur Membranabdichtung	Solu-Decortin H 1 Amp. = 50 mg 4 × 1 Amp./24 Std	Nur bei schweren pathogenetisch wirksamen Grunderkrankungen

Fortsetzung ▸

Tabelle 5 (Fortsetzung). Therapie

Maßnahme	Verordnung	Bemerkungen
Stadium 2	zusätzlich: Intubation und Beatmung mit „prophylaktischem" PEEP (bis 5 cm H_2O)	Rechtzeitige PEEP-Beatmung verbessert die Prognose wesentlich
	Heparin (Liquemin) 500 E/Std	Obligat zur Verhinderung der Mikrothrombosierung
Bei Herzinsuffizienz	β-Methyl-Digoxin (Lanitop) 1 Amp. = 0,2 mg 1–2 Amp./24 Std i.v.	**Beachte:** sorgfältige Flüssigkeitsbilanzierung
	Dopamin (Dopamin-Giulini) 1 Amp. = 50 mg 6 Amp./24 Std und Dobutrex 1 Amp. = 250 mg 2–4 Amp./24 Std zusammen als Dauertropfinfusion	
	Nitroglycerin (Nitrolingual-Konz.) 1 Amp. = 5 mg 6–12 Amp./24 Std als Dauertropfinfusion	
Stadium 3–4	zusätzlich: Beatmung mit „konventionellem" PEEP (5–20 cm H_2O)	Bestimmung der „optimalen" PEEP-Beatmung unter Kontrolle von pO_2, pCO_2, Puls, RR, ZVD, EDPAP, HZV

3.2 Status asthmaticus

Definitionsgemäß unterscheidet sich der Status asthmaticus allein durch Schwere und Dauer des Zustandes vom Asthmaanfall. Unter Asthma bronchiale versteht man die durch verschiedene Ursachen auslösbare, anfallsweise akut auftretende Atemnot mit vorwiegender Behinderung der Exspiration, die durch Spasmen der Bronchialmuskulatur, Ödem der Bronchialwand und übermäßige Absonderung eines zähen Schleimes auf Grund einer gesteigerten Reaktivität der Bronchien bedingt ist. Als Komplikationen können jedoch Veränderungen auftreten, die sich auch als Folge der chronisch-spastischen (asthmoiden) Bronchitis finden. Beide Krankheiten führen bei wesentlichen Unterschieden zu Anfang in ihrer schweren Verlaufsform zu einem gemeinsamen Bild, der dekompensierten obstruktiven Bronchopneumopathie. Die Therapie bei lebensbedrohlichen Zuständen solcher Fälle ist hier daher miterfaßt.

Nach Sicherung der Diagnose, die sich auf Inspektion, Auskultation und Perkussion stützt, muß die Therapie des Status asthmaticus als eines lebensbedrohlichen Zustandes sofort beginnen und sich von Anfang an gleichzeitig gegen die vielschichtigen Störungen an den Bronchien, am Herzen und an der psychischen Widerstandsfähigkeit richten.

Literatur

1. Ferlinz R (1974) Lungen- und Bronchialerkrankungen. Thieme, Stuttgart
2. Geisler LS (1975) Therapie des Status asthmaticus. Therapiewoche 36:4766
3. Gronemeyer W, Werner M, Fuchs E (1977) Asthma bronchiale. In: Hornbostel H, Kaufmann W, Siegenthaler W (Hrsg) Innere Medizin in Praxis und Klinik, Bd I. Thieme, Stuttgart
4. Kaik G, Hitzenberger G (1979) Die medikamentöse Behandlung der obstruktiven Atemwegserkrankung. Schnetztor, Konstanz
5. Kummer F (1977) Die Therapie des Status asthmaticus. Notfallmedizin 3:31
6. Lawin P (1975) Praxis der Intensivbehandlung. Thieme, Stuttgart

Tabelle 1. Pathophysiologie

Irritation des hyperreaktiven Bronchialsystems, hervorgerufen durch:

a) Allergenzufuhr nach Sensibilisierung
b) Infektion
c) Emotionelle Faktoren
d) Physikalische, chemische oder mechanische Reize
e) Inadäquate Therapie mit Dosieraerosolen und Steroiden

↓

Obstruktion der Atemwege, bedingt durch:

a) Schwellung der Bronchialschleimhaut
b) Spasmen der Muskulatur der kleinen Bronchien
c) Steigerung der Schleimsekretion und Dyskrinie des Schleimes

↓

A. Erhöhter Strömungswiderstand

B. Dynamische Inhomogenität der Belüftung

↓

1. Vermehrte Atemarbeit, Schwitzen, Flüssigkeitsverlust
2. Erhöhter intrathorakaler Mitteldruck
   Erhöhte thorakale Druckschwankungen
3. Hypoxämie
   Hyperkapnie

↓

Dyspnoe
Respiratorische Azidose
„CO_2-Narkose"
Venöse Rückflußhemmung und atemabhängige Blutdruckschwankungen
Pulmonale Drucksteigerung, Rechtsherzbelastung und Herzrhythmusstörungen

Tabelle 2. Klinische Symptomatik

Unruhe, Angst, Spannung, schweißnasse Haut

Blaß-rosa Hautfarbe, später Zyanose der Lippen und Akren oder allgemeine Zyanose

Dyspnoe, Orthopnoe, Erstickungsgefühl, Inspirationsstellung des Thorax, verlängertes Exspirium, Einsatz der Atemhilfsmuskulatur, Spannung der Bauchdecken im Exspirium, gelegentlich quälender Husten mit geringer Menge zähen Sekrets

Hypersonorer Klopfschall, tiefstehende, wenig bewegliche Zwerchfellgrenzen, Giemen, Brummen

Tachykardie, pralle Füllung der Halsvenen, erhöhter Blutdruck mit respiratorischen Schwankungen, später evtl. Absinken des Blutdruckes

In schweren Fällen:

Abgeschwächtes bis aufgehobenes Atemgeräusch über den basalen Lungenabschnitten, Einziehung der unteren Thoraxpartie bei der Inspiration

Fadenförmiger Puls

Bei hohem pCO_2: Verwirrtheit, Bewußtseinsstörungen, Krämpfe, Hirndruckzeichen

Tabelle 3. Diagnostische Maßnahmen

	sofort	Überwachung
Anamnese	+	
Inspektion, Perkussion, Auskultation	+	+
Laboruntersuchungen:		
Blutgasanalyse	+	+
Natrium, Kalium	+	+
Blutbild	+	
Hb, HK	+	+
EKG	+	+
Thoraxaufnahme	+	+

Tabelle 4. Differentialdiagnose

Asthma cardiale
Fremdkörperaspiration
Pneumothorax
Lungenembolie

Tabelle 5. Therapie in der Praxis

Maßnahme	Verordnung	Bemerkungen
Sedierung	Tacitin 1 Amp = 10 mg i.v.	
Beseitigung der Atemwegsobstruktion	Solosin, 1 Amp. = 0,208 g oder Euphyllin, 1 Amp. = 0,24 g 1–2 Amp. langsam i.v. Bronchospasmin 1 Amp. = 0,09 mg langsam i.v. oder Dosier-Aerosol, 1–2 Hub Solu-Decortin H 1 Amp. = 50 mg 1–2 Amp.i.v.	
Bei Herzinsuffizienz	β-Methyl-Digoxin (Lanitop) 1 Amp. = 0,2 mg i.v.	
	Klinikeinweisung	

Tabelle 6. Therapie in der Klinik

Maßnahme	Verordnung	Bemerkungen
Sedierung	Tacitin, 1 Amp. = 10 mg i.v. oder 3–5 Amp. als Zusatz zur Infusion	**Cave:** Morphinderivate
Beseitigung der Atemwegsobstruktion	Solosin 1 Amp. = 0,208 g oder Euphyllin 1 Amp. = 0,24 g langsam i.v. anschließend 3 Amp. in Normofundin, 500 ml Infusionsdauer 6 Std	**Beachte:** ausreichende Flüssigkeitszufuhr Wiederholung bei Bedarf
	Bronchospasmin 1 Amp. = 0,09 mg 3 × 1 Amp. i.v./24 Std oder 1 Tbl. = 20 mg 3 × 1/2–1 Tbl. oder Dosieraerosol 4 × 1–2 Hub	
	Bisolvon 1 Amp. = 4 mg 3 × 1 Amp. i.v./24 Std	**Beachte:** Hyperkrinie
	Solu-Decortin H 1 Amp. = 50 mg 1–2 × 1 Amp. i.v./24 Std	
	Synacthen 1 Amp. = 0,25 mg in 250 ml NaCl 0,9%ig Infusionsdauer 4 Std	Bei anhaltendem Status asthmaticus 1 × tgl.
Bei Herzinsuffizienz	β-Methyl-Digoxin (Lanitop) 1 Amp. = 0,2 mg i.v.	Herzfrequenz bei Cor pulmonale und Therapie mit Sympathikomimetika kein Maßstab für Digitalissättigung
Bei Infekt	Mezlocillin (Baypen) 3 × 2 g tgl. i.v. oder Tetracycline (z. B. Reverin 2 × 275 mg tgl. i.v.)	Weitere Therapie nach Antibiogramm
O_2-Gabe	Intermittierend über Nasensonde 1–2 l/min	**Beachte:** Atemdepression unter O_2-Gabe bei chronischer respiratorischer Insuffizienz
Bei nicht behebbarem Status asthmaticus	Intubation Maschinelle Beatmung Bronchuslavage mit Mucolyticum „Lappe", 2 ml, verdünnt mit 8 ml NaCl 0,9%ig	**Beachte:** Inspirium/Exspirium = 1:4, langsamen inspiratorischen Flow und endexspiratorischen Hold **Cave:** PEEP-Beatmung

3.3 Lungenembolie

(Akute und chronisch-rezidivierende Lungenembolie)

Die Lungenembolie ist eine häufige Komplikation der tiefen Phlebothrombose. Sie tritt oft auf, ehe die Venenthrombose erkannt ist und stellt damit ein schwierig zu diagnostizierendes akut-lebensbedrohliches Krankheitsbild dar. Es werden aber nur ein Drittel aller Lungenembolien intra vitam diagnostiziert. Die rechtzeitige Erkennung der rezidivierenden Lungenembolie ist wichtig, da sich bei 80% der tödlich verlaufenden großen Lungenembolien Residuen vorausgegangener kleiner Lungenembolien finden. Da meist Thromben in den Bein- und Beckenvenen die Quelle für eine Lungenembolie sind, ist die Früherkennung und Frühbehandlung einer Phlebothrombose von großer Bedeutung. Eine Lungenembolie tritt am häufigsten bei solchen Patienten auf, die besonders zur Entwicklung einer Phlebothrombose neigen, z. B. nach Operationen und Entbindungen, während der Schwangerschaft, in Verbindung mit schweren Krankheiten, besonders Herz-, Kreislauf- und Lungenerkrankung, länger dauernder Bettlägerigkeit, nach Exsikkation, nach Diuretika oder Ovulationshemmerbehandlung, bei hämolytischen Erkrankungen, bei varikösem Symptomenkomplex oder als paraneoplastisches Syndrom. Eine Bein- bzw. Beckenvenenthrombose kann auch ohne ersichtliche auslösende Faktoren entstehen und erst durch das Auftreten einer massiven Lungenembolie apparent werden.

Die Symptome und Folgen einer Lungenembolie sind vielfältig. Sie reichen von der Symptomlosigkeit über leichte Schmerzen im Brustkorb mit geringer Atemnot bis zum schweren Bild der massiven Lungenembolie mit akutem Cor pulmonale oder der meist sofort tödlichen Form der foudroyanten Lungenembolie.

Die Gerinnsel stammen zu 85% bis 95% aus den großen Becken- und Beinvenen, zu 4,9% aus dem Plexus prostaticus und in weniger als 2% aus dem rechten Herzen. Auch autochthone Thromben in den Pulmonalgefäßen sind eine Rarität.

Literatur

1. Gross R (1979) Klinik der venösen Thrombose und Lungenembolie. Therapiewoche 19:7595
2. Grosser KD (1977) Lungenembolie. Intensivmedizin 14:227
3. Hüdepohl MJ (1979) Rezidivierende Lungenembolie. Med Welt 30:1351
4. Mobin-Uddin K (1975) Pulmonary embolism. Thomas, Springfield
5. Moser KM (1977) Pulmonary embolism. Am Rev Respir Dis 115:829
6. Satter P (1977) Operative Therapie und Prophylaxe der Lungenarterienembolie. Intensivmedizin 14:243

Tabelle 1. Pathophysiologie der Lungenembolie

Verlegung der Strombahn im kleinen Kreislauf → Widerstandserhöhung → pulmonale arterielle Hypertension, Cor pulmonale
Gestörte Perfusion (Shunt) → unvollständige Oxygenierung → Zyanose
Vermehrte Atemarbeit → Hyperventilation und Dyspnoe
Erhöhter Widerstand → Abnahme des Schlagvolumens → kompensatorische Tachykardie
Anstieg des enddiastolischen Druckes im rechten Ventrikel → Rechtsherzinsuffizienz
Vermindertes Blutangebot an das linke Herz → Druckabfall im großen Kreislauf → Kollaps
Mangelnde Versorgung durch die Bronchialzirkulation → Lungeninfarkt

Tabelle 2. Klinische Symptomatik der akuten Lungenembolie

Sekunden-Minutenherztod bei foudroyantem Verlauf Überlebt der Patient, so findet man:
Übelkeit, Blässe, Kollaps mit kaltem Schweißausbruch, Tachykardie, Schmerzen im Thorax (nicht obligat!), starke Unruhe, Vernichtungsgefühl bis Todesangst, „Embolie-Blick"
Ausgeprägte Zyanose, Dyspnoe, Tachypnoe, Einflußstauung, u. U. Leberstauung, pektanginöser Zustand (akutes Cor pulmonale), überhöhte Vorhofswelle im Venenpuls
Hustenreiz und blutiges Sputum, atemabhängiger Pleuraschmerz (Symptome des hämorrhagischen Lungeninfarktes)
Fieber
Auskultation: Vorhofston, gespaltener II. Herzton, P_2 lauter als A_2, u. U. Pleurareiben und kleinblasige, klingelnde Rasselgeräusche, oft Spastik
Im EKG: tiefes S in Ableitung I, deutliches Q in Ableitung III (McGinn-White-Syndrom), ST in Ableitung I und II u. U. gesenkt. QT stark verlängert, QRS deutlich rechtstypisch, Rechtsverspätung in Ableitung V_1. Bisweilen verschwinden alle Zeichen nach Stunden oder Tagen, selten bestehen sie wochenlang
Röntgen: „Amputation der A. pulmonalis", keilförmige Verschattung
Perfusions- und Ventilationsszintigraphie der Lungen: Aktivitätsausfall über dem entsprechenden Areal
Labor: Akutes Syndrom (z. B. Leukozyten über 10000, BKS beschleunigt), Transaminasen unspezifisch erhöht, besonders bei akuter Rechtsherzinsuffizienz mit akuter Leberstauung, oft LDH-Erhöhung

Tabelle 3. Klinische Symptomatik der chronisch-rezidivierenden Lungenembolie

Auftreten wiederholter unklarer Tachykardieanfälle und Rhythmusstörungen
Fieberschübe unklarer Genese
Zunehmende Belastungsdyspnoe ohne Ödemneigung
Zeichen der pulmonalen arteriellen Hypertension: Lauter Pulmonalton, überhöhte Vorhofswelle im Venenpuls, Zeichen der Rechtshypertrophie im EKG
Anamnestisch gehäufte kurzfristige leichte Schmerzen oder Ziehen in einem oder beiden Beinen oder in der Hüftgegend
Typische Besserung der Punkte 1, 2 und 5 bei Hochlagerung und Ruhigstellung der gewickelten Beine

Tabelle 4. Diagnostische Maßnahmen bei Verdacht auf Lungenembolie

Maßnahmen	sofort	Verlauf
Anamnese, Befunderhebung	+	
EKG	+	häufige Kontrolle
Labor: Blutbild	+	nach 12 Std
BKS	+	nach 24 Std
SGOT, SGPT CK, CKMB, LDH α-HBDH	+	nach 6 und 12 Std
Blutgasanalyse	+	+
Bei unsicherer Diagnose zusätzlich:		
Rö.-Thorax	+	
Venenpulsschreibung	+	
Perfusions- und Ventilationsszintigraphie	+	
Pulmonalangiographie	+	
Phlebographie	+	
Radiofibrinogentest	+	
Ultraschalldiagnostik	+	
Impedanzplethysmographie	+	
Thermographie	+	

Tabelle 5. Therapie in der Praxis

Maßnahme	Verordnung	Bemerkungen
Verhinderung weiterer Embolien	Bequeme Lagerung des Beines, möglichst hochgelagert und gewickelt	U. U. auch Patient sitzend lagern
Sedierung und Schmerzbekämpfung	Atosil, 1 Amp. = 50 mg 1/2–1 Amp. langsam i.v. Dolantin spezial 1 Amp. = 100 mg 1/2–1 Amp. langsam i.v.	
Verhinderung einer Appositionsthrombose	Liquemin, 5–10000 E 1–2 ml i.v.	
Bei Herzinsuffizienz	β-Methyl-Digoxin (Lanitop) 1 Amp. = 0,2 mg i.v.	
Broncholyse	Euphyllin, 1 Amp. = 0,24 mg 1/2–1 Amp. langsam i.v.	**Beachte:** Blutdruckabfall
Bei Schock	O_2-Gabe, 4–6 l/min durch Nasensonde Macrodex 6%ig, 500 ml i.v. Natriumbikarbonat 8,4% 100 ml i.v.	Langsam infundieren, s. Kap. Säure-Basen-Haushalt S. 45
	Akrinor, 1 Amp. = 200 mg langsam i.v.	Nur bei deutlichem Blutdruckabfall oder RR unter 100 mm Hg Weitere Maßnahmen s. Kapitel Schock S. 10
	Sofortige Klinikeinweisung	

Tabelle 6. Therapie in der Klinik

Maßnahme	Verordnung	Bemerkungen
Lagerung	Kompressionswickel, Hochlagerung und Fixierung der Beine	Bei nachgewiesener Phlebothrombose Hochlagerung bis Schmerzfreiheit **Beachte:** Arterielle Durchblutungsstörung
Sedierung und Schmerzbekämpfung	Atosil, 1 Amp. = 50 mg 1–2 Amp. langsam i.v. Dolantin, 1 Amp. = 100 mg 1/2–1 Amp. langsam i.v.	
Bei Herzinsuffizienz	β-Methyl-Digoxin (Lanitop) 1 Amp. = 0,2 mg i.v.	
Broncholyse	Euphyllin, 1 Amp. = 0,24 mg 1/2–1 Amp. i.v.	**Beachte:** Blutdruckabfall
Bei Schock	O_2-Gabe, 4–6 l/min durch Nasensonde Macrodex, 6%ig, 500 ml i.v. Natriumbikarbonat, 8,4%ig	Siehe auch Kap. Schock, S. 10 Nach der Formel: BE × kg KG × 0,3 = ml Lösung
Fortsetzung der Antikoagulantientherapie oder	Liquemin, 20–40000 E/24 Std	Dosierung nach Kontrolle der Gerinnungsfaktoren
Auflösung des Embolus	Streptase, 250000 E in 50 ml NaCl 0,9%ig in 15 min, danach 750000 E Streptase in 250 ml NaCl 0,9%ig in 4 Std	Falls Heparin gegeben wurde, Inaktivierung durch Protaminsulfat Dosierung der Streptase nach Schema, siehe S. 306
Bei massiver foudroyanter Embolie	Pulmonale Embolektomie	
Infarktpneumoniebehandlung	Mezlocillin (Baypen) 3 × 2 g/24 Std oder Optocillin 3 × 3 g/24 Std	
Bei stärkerer respirator. Insuffizienz	Kontrollierte Beatmung mit PEEP	

3.4 Hämoptoe

Unter Hämoptoe versteht man das Aushusten von Blut. Differentialdiagnostisch ist die Hämoptoe hauptsächlich von der Hämatemesis abzugrenzen. Die maßgeblichen Kriterien wie Farbe (hellrot), Beschaffenheit (schaumig) und pH-Wert (alkalisch) des ausgehusteten Materials (Tabelle 3) sind nicht obligat. Es sollte deshalb beachtet werden:

1. Blut aus den Atemwegen ist immer hellrot,
2. Blut aus den Atemwegen ist oft nicht schaumig (z. B. bei Blutsturz, da keine Blut-Luft-Mischung),
3. Blut aus den Atemwegen kann verschluckt und später wie bei Hämatemesis erbrochen werden. Umgekehrt kann Blut aus dem Verdauungstrakt aspiriert und unter dem Bild der Hämoptoe ausgehustet werden,
4. Teerstuhl nach einer Blutung ist kein Beweis für Hämatemesis, da auch bei Hämoptoe Blut verschluckt werden kann.

Das Ausmaß der Blutung wird vorwiegend davon abhängen, ob eine Rhexis- oder Diapedeseblutung vorliegt. Ferner ist zu berücksichtigen, daß die Lunge mit dem Bronchialkreislauf als Hochdrucksystem und dem Pulmonalkreislauf als Niederdrucksystem zwei Gefäßsysteme unterschiedlich hohen Mitteldrucks besitzt. Daher ist besonders im Fall der Rhexisblutung aus einer Bronchialarterie mit einer besonders schweren Blutung zu rechnen. Da Blutungen in tieferen Abschnitten des Respirationstraktes häufig durch maligne Tumoren bedingt sind, muß bei jeder gesicherten Hämoptoe unverzüglich die Abklärung eingeleitet und eine entsprechende Therapie der Grundkrankheit angeschlossen werden.

Literatur

1. Bolt W, Valentin H (1961) Differentialdiagnose des Lungenblutens. In: Bock HG et al (Hrsg) Klinik der Gegenwart, Bd X. Urban & Schwarzenberg, München Berlin
2. Ferlinz R (1974) Lungen- und Bronchialerkrankungen. Thieme, Stuttgart
3. Kuschinsky G (1980) Taschenbuch der modernen Arzneibehandlung, 5. Aufl. Thieme, Stuttgart
4. Schmidt O-P, Günther W, Bottke H (1967) Das Bronchitische Syndrom. Lehmanns, München

Tabelle 1. Ätiologie der Hämoptoe

Erkrankungen der Bronchien

1. Tumoren;
   primär z. B. Bronchialkarzinom, Bronchialadenom
   sekundär z. B. Mediastinaltumoren, Einbruch in den Bronchialbaum
2. Bronchiektasen
3. Entzündliche Bronchialerkrankungen
   z. B. Tracheobronchitis haemorrhagica
4. Traumen und Fremdkörperaspiration
   z. B. Bronchusabriß
5. Bronchuszysten
6. Broncholithiasis

Erkrankung der Lunge

1. Primäre Lungentumoren und Lungenmetastasen
2. Lungentuberkulose
3. Lungeninfarkt (hämorrhagisch)
4. Lungenabszeß, Lungengangrän
5. Pneumonien
6. Pneumokoniosen
7. Pilz- und Hefeerkrankungen der Lunge z. B. Aspergillose
8. Löffler-Infiltrat, Lungenechinokokkus, Lungenmilzbrand, Lungenlues
9. Thoraxtraumen, Spontanpneumothorax
   z. B. Lungenzerreißung bei Rippenfrakturen
10. Wabenlunge
11. Idiopathische Lungenhämosiderose

Erkrankungen des Herzens und der Gefäße

1. Lungenstauung bei Herzerkrankungen z. B. Mitralstenose
2. Arteriovenöses Lungenaneurysma, Aortenaneurysmaruptur
3. Gefäßerkrankungen anderer Genese
   z. B. Morbus Osler, Goodpasture-Syndrom, Wegenersche Granulomatose und andere Kollagenosen

Sonstige Erkrankungen

1. Koagulopathien
   z. B. Antikoagulantientherapie
2. Thrombozytopathien und Thrombozytopenien
3. Carbamid-Vergiftung (hämorrhagisches Lungenödem)
4. Nitrose-Gase u. a.
5. Pulmonale Endometriose
6. Blutungen infolge Simulation und bei Hysterie

Tabelle 2. Differentialdiagnose Hämoptoe-Hämatemesis (Kriterien nicht obligat, s. auch Einleitung)

	Hämoptoe	Hämatemesis
Spezielle Anamnese	Erkrankungen der Luftwege	Erkrankungen des Verdauungstraktes
Art der Blutung	Bluthusten	Bluterbrechen
Farbe	Hellrot	Dunkelrot, schwarzrot
Beschaffenheit	Meist schaumig, frei von Nahrungsbestandteilen	Klumpig, mit Nahrungsbestandteilen vermischt, kaffeesatzartig
Reaktion	Alkalisch	Sauer

Beachte: Differentialdiagnostisch abzugrenzen ist außerdem die Pseudohämoptoe (Aspiration von Blut aus dem Nund-Nasen-Rachenraum oder aus dem Ösophagus-Magen-Darm-Trakt → Symptom Hämoptoe)

Tabelle 3. Diagnostische Maßnahmen

	sofort	Verlauf	Bemerkungen
Spezielle Anamnese, Befunderhebung	+		z. B. Fieber, Stiche oder Schmerzen in der Brust
Untersuchung des expektorierten Materials		Nach Befund wiederholen	
a) Inspektion	+		
b) Bakteriologie	+		
c) Zytologie	+		
Spiegelung des Nasen-Rachen-Raumes	+		
Hb, HK, Erythrozyten,	+	1× tgl.	
Elektrolyte,	+		
Blutgruppe			
Rö.-Thorax in 2 Ebenen, evtl. Tomographie, Ösophaguskontrastdarstellung und MDP	+		Jede Hämoptoe bedarf unverzüglich der Rö.-Aufnahmen in 2 Ebenen
Ausschluß einer hämorrhagischen Diathese	+		Siehe Kapitel Hämorrhagische Diathesen S. 277
Bronchoskopie mit evtl. Biopsie, ggf. Ösophago-Gastro-Duodenoskopie	Evtl zur Lokalisation der Blutung	+	Wenn Diagnose nicht anderweitig gesichert, muß bronchoskopiert werden
Angiographie Aorta/Pulmonalgefäße		+	Bei Aneurysmaverdacht
Bronchographie		+	Durchführung nicht während oder kurz nach schwerer Blutung: Verstopfte Bronchien → Fehldeutungen

Tabelle 4. Therapie in Praxis und Klinik

Maßnahme	Verordnung	Bemerkungen
Allgemeinmaßnahmen	Lagerung in halbsitzender Stellung Sprechverbot erteilen	Möglichst auf die Seite der Blutung
Freimachen der Atemwege	Absaugen, evtl. Intubation und ggf. maschinelle Beatmung	Bei drohender Erstikkung
Sedierung	Psyquil 1 Amp. = 10 mg i.m. oder i.v. oder Valium 1 Amp. = 10 mg i.m. oder i.v. oder Atosil 1 Amp. = 50 mg i.m. oder i.v.	Weitere Sedierung nach klinischem Bild
Dämpfung des Hustenreizes	Codeinum phosphoricum Compretten 0,05 g, 1 Comprette p.o.	**Merke:** Hustenreiz nicht vollständig unterdrükken
Blutstillung	Presomen 1 Amp. = 20 mg i.v. Adrenoxyl 2 Amp. = 6 mg i.v.	**Beachte:** Ausschluß einer hämorrhagischen Diathese (Zitratblut, Thrombozytenzahl, Rumpel-Leede) Siehe auch Kapitel Hämorrhagische Diathesen S. 277
	Topostasin lokal	Unter bronchoskopischer Sicht
	Vasopressin (POR-Sandoz) 20 IE in 200 ml Glukose 5%ig in 20 min	Bei schwerster Blutung, wenn chirurgische Intervention nicht möglich
Infektionsprophylaxe	Ampicillin (Binotal, Amblosin) 2×2 g = 2×1 Amp.	
Bei Herzinsuffizienz	β-Methyl-Digoxin (Lanitop) 1 Amp. = 0,2 mg i.v.	
Blutungsschock	Initial: Macrodex 6%ig oder Longasteril 75 Später: Frischblutkonserven	Menge nach Verlust und klinischem Bild (RR, Puls, ZVD, Hb, HK) Siehe auch Kapitel Volumenmangel – Schock S. 19
Überweisung in eine Chirurgische Klinik	Anlegen eines Pneumothorax Lobektomie Pneumektomie	Ultima ratio bei schwerster, konservativ nicht zu beherrschender Hämoptoe

3.5 Pneumothorax

Unter einem Pneumothorax versteht man eine Luftansammlung im Pleuraspalt, wobei es je nach Schweregrad zu einem partiellen bzw. totalen Kollaps der betroffenen Lunge kommt.

Nach der Entstehungsweise und der verbleibenden Verbindung mit der Außenluft werden unterschieden:

1. **Geschlossener Pneumothorax,** wenn eine abgeschlossene Luftansammlung bei sofortigem Verschluß des Pleuradefektes vorliegt,
2. **Offener Pneumothorax,** wenn sowohl inspiratorisch wie exspiratorisch eine Verbindung zwischen Pneumothorax und Außenluft entweder über eine pleuro-kutane **(äußerer offener Pneumothorax)** oder broncho-pleurale Fistel **(innerer offener Pneumothorax)** besteht. Eine spezielle, lebensbedrohliche Form ist der **Spannungs-(Ventil-)pneumothorax** mit nur inspiratorischer Verbindung zwischen Außenluft und Pleuraraum.

Ein Pneumothorax kann spontan ohne erkennbare Ursache (sog. idiopathischer Spontanpneumothorax) oder infolge einer bestehenden Lungenerkrankung (symptomatischer Spontanpneumothorax) auftreten oder auch Folge eines Traumas sein (traumatischer oder iatrogener Pneumothorax).

Die allgemein günstige Prognose des unkomplizierten Pneumothorax kann lediglich durch die bestehende pulmonale Grundkrankheit oder bei Vorliegen eines idiopathischen Pneumothorax durch die ausgesprochene Rezidivneigung und seltene doppelseitige Manifestation eingeschränkt werden. Eine stets ernste Prognose haben als Komplikation eines Pneumothorax neben dem Spannungspneumothorax der Hämatopneumothorax sowie der traumatisch bedingte äußere offene Pneumothorax, die eine lebensbedrohliche Beeinträchtigung der Lungen- und Kreislauffunktion bedingen. Weiterhin haben Pleurainfektionen im Laufe der Behandlung (Pleuraempyem, Parenchymfistel) eine wesentliche prognostische Bedeutung.

Literatur

1. Ferlinz R (1974) Lungen- und Bronchialerkrankungen. Thieme, Stuttgart
2. Fuchs K, Peitsch W (1979) Pneumothorax – Hämatothorax. Prax Pneumol 33:425
3. Grewe HE, Berndt V, Koch U (1975) Der iatrogene Pneumothorax. Hefte zur Unfallheilkunde 121. Springer, Berlin Heidelberg New York

4. Jaccard G (1956) Der spontane Pneumothorax. In: Bergmann GV, Frey W, Schwiegk H (Hrsg) Handbuch der Inneren Medizin, Erkrankungen der Atmungsorgane – Spezieller Teil III, 4. Aufl. Springer, Berlin Göttingen Heidelberg
5. Lawin P (1975) Pneumothorax. In: Lawin P, Herder HN, Morr-Strakmann U (Hrsg) Praxis der Intensivbehandlung, 3. Aufl. Thieme, Stuttgart
6. Schott H, Viereck HJ (1972) Klinik und rationelle Therapie des Spontanpneumothorax. Dtsch Med Wochenschr 13:491
7. Voßschulte K (1970) Pneumothorax und seine Folgen. In: Hellner H, Nissen R, Voßschulte K (Hrsg) Lehrbuch der Chirurgie, 6. Aufl. Thieme, Stuttgart
8. Wirsching R, Spelsberg F (1979) Therapie und Behandlungsergebnisse des Spontanpneumothorax. Ther Ggw 118:1194

Tabelle 1. Ätiologie

A. Idiopathisch (sog. „weak lung“)

B. Iatrogen
- Pleurapunktion
- Punktion der V. subclavia (Katheter, transvenöser Schrittmacher)
- Künstliche Beatmung (hohe Beatmungsdrucke, Blähen, vorbestehende oder sich entwickelnde Lungenerkrankungen, Schocklunge)
- Broncho-, Mediastino- oder Oesophagoskopie
- Extrakorporale manuelle Herzmassage
- Zervikale diagnostische oder therapeutische Nervenblockaden

C. Traumatisch
- Schuß- und Stichverletzungen
- Rippenfrakturen
- Stumpfes Thoraxtrauma (Bronchusabriß, Parenchymriß)

D. Symptomatisch
1. Pulmonale Erkrankungen
   - Lungenemphysem (spez. bullöse Formen) bei Asthma bronchiale, Silikose, Sarkoidose, Tuberkulose und anderen restriktiven Lungenerkrankungen
   - Bronchialkarzinom
   - Lungeninfarkt
   - Bronchiektasen
   - Abszedierende Pneumonie (meist im Kindesalter mit häufig partiellem Pyopneumothorax)
   - Interstitielle plasmazelluläre Pneumonie
   - Selten: Echinokokkuszyste, kongenitale Zystenlunge, Pleuratumoren, spontane Oesophagusdivertikel oder -karzinom
     Marfan Syndrom
2. Abdominelle Erkrankungen
   - Subphrenischer, subhepatischer Abszeß?

Tabelle 2. Pathophysiologie

1. Geschlossener Pneumothorax
   Lungenkollaps (partiell – total) →
   Mediastinalverlagerung zur erkrankten Seite (Lungenherniation) →
   Einschränkung der Atemfläche (Diffusionskapazität ↓, pO_2 ↓) →
   Kompensatorische Zunahme der Ventilation und Perfusion der gesunden Lunge →
   Reflektorische Thoraxerweiterung (Stabilisierung des Mediastinums) →
   Kompensation, Beginn der Luftresorption

2. Offener Pneumothorax
   Respiratorische intrapleurale Druckschwankungen →
   MEDIASTINALFLATTERN (besonders bei äußerem offenen Pneumothorax) →
   Behinderung des venösen Rückflusses, HMV-Abfall und Funktionsminderung der gesunden Lunge
   oder/und
   Paradoxe Atembewegungen der Kollapslunge (nur bei äußerem offenen Pneumothorax) →
   PENDELLUFT →
   Dyspnoe (pCO_2 ↓) →
   Kompensatorische Tachypnoe →
   Verstärkung des Mediastinalflatterns (Circulus vitiosus)
   Schocksymptomatik und schwere respiratorische Insuffizienz

3. Spannungs- (Ventil-)pneumothorax
   Lufteinstrom während der Inspiration in den Pleuraraum →
   Stetiger intrapleuraler Druckanstieg (Höchstwerte: +20 cm H_2O) →
   Mediastinalverdrängung zur gesunden Seite →
   Funktionsminderung der gesunden Lunge (Symptom: Ruhedyspnoe) →
   Kompression der Kava- und Pulmonalvenen →
   Einflußstauung →
   HMV-Abfall →
   Schocksymptomatik und schwere respiratorische Insuffizienz

Tabelle 3. Klinische Symptomatik

Geschlossener Pneumothorax	Plötzlich, oft lediglich einmalig auftretende stechende Schmerzen der betroffenen Thoraxseite
	Atemnot (meist nur bei Belastung)
	Hustenreiz
	Asymmetrische Thoraxexkursionen (verminderte Beweglichkeit der erkrankten Seite)
Zusätzlich bei:	
Offenem Pneumothorax	Mediastinal- oder Hautemphysem
und Spannungs-Pneumothorax	Ruhedyspnoe, Lebensangst
	Zyanose
	Einflußstauung
	Blutdruckabfall, Tachykardie, Blässe, Schweißausbruch
	Tachypnoe
	Verstrichene oder prominente Interkostalräume und Erweiterung der erkrankten Thoraxhälfte

Tabelle 4. Diagnostische Maßnahmen

Anamnese	Pulmonale Vorerkrankungen, Rezidive, schwere körperliche Arbeit, Schmerzereignis, Husten, Pressen, Niesen, erschwerte Defäkation
Inspektion	Luftnot, Tachypnoe, Zyanose, Angst, Einflußstauung Verminderte Atemexkursion der kranken Seite Verstrichene Interkostalräume der kranken Seite
Perkussion	Hypersonorer (manchmal tympanitischer) Klopfschall Mediastinalverschiebung (Herzperkussion) Tiefstehendes, gering oder gar nicht verschiebliches Zwerchfell
Palpation	Stimmfremitus abgeschwächt bis aufgehoben Haut- und Mediastinalemphysem (parietale Pleuraverletzung)
Auskultation	Atemgeräusch abgeschwächt bis aufgehoben Bronchophonie abgeschwächt Plätschern (Succussio Hippocratis) bei gleichzeitigem Pleuraerguß
Röntgen-Aufnahme in Exspirationsstellung	Wandständiges Aufhellungsband (partieller Pneumothorax) Aufhellung der kranken Thoraxhälfte mit faustgroßer Hilusverschattung (totaler Pneumothorax) Bei Verwachsung nur partieller Pneumothorax trotz Spannungspneumothoraxsymptomatik Mediastinalverdrängung Lungenhernie Bei Erguß: homogene Verschattung im Unterfeld mit Spiegelbildung (Stehaufnahme)
Durchleuchtung	Tiefstehendes Zwerchfell mit paradoxer inspiratorischer Atemexkursion Mediastinalflattern (offener Pneumothorax)
Blutgasanalyse	In leichten Fällen: respiratorische Partialinsuffizienz In schweren Fällen: respiratorische Globalinsuffizienz
ZVD	Leicht bis stark erhöht (Einflußstauung?)
Diagnostische Pleurapunktion	Im 2./3. ICR in der Medioklavikularlinie (Kanüle mit Ventil verwenden!)
EKG	Akute Rechtsherzbelastung

Tabelle 5. Differentialdiagnose

Schocklunge
Pneumonie (Lobär-, Aspirationspneumonie)
Fettembolie
Lungenembolie
Technische Defekte bei maschineller Beatmung (z. B. Tubusverschluß, Störungen am Respirator)
Lungenemphysem (bullöse Formen)
Lungenzysten (besonders Riesenzysten)
Tuberkulöse Kaverne
Inkarzerierte Zwerchfellhernie
Thoraxbagatelltraumen (unerkannte Rippenfrakturen)
Lungen-, Pleura- und Thoraxwandtumoren
Myokardinfarkt
Myo-, Perikarditis
Pleurodynie (Bornholm Krankheit = Myositis epidemica; Erreger: Cocksackie Virus)
Interkostalneuralgie
Mediastinalemphysem

Tabelle 6. Therapie in der Praxis

Störung	Verordnung	Bemerkungen
1. Geschlossener (partieller oder totaler) und innerer offener Pneumothorax	Klinikeinweisung ohne spezielle Therapie	Vitale Komplikationsgefahr: Spannungspneumothorax
2. Spannungspneumothorax	Punktion mit großlumiger Kanüle (durch geschlitzten Fingerling armiert = Tiegelventil) im 3. IRC 4 QF parasternal	Im Notfall auch ohne Tiegelventil Ärztliche Überwachung bis zur Klinikaufnahme erforderlich
3. Äußerer offener Pneumothorax	Luftdichter steriler Wundverschluß Sofortige Einweisung in Chirurgische Klinik	Umwandlung in geschlossenen oder inneren offenen Pneumothorax Komplikationsgefahr: Spannungspneumothorax, Hämatopneumothorax mit Blutungsschock
Schocksymptomatik	Macrodex 6%ig 500 ml	Volumenmangelschock durch Blutung bei traumatischem Pneumothorax, durch hämodynamische Störung beim Spannungspneumothorax Entlastungsmaßnahmen
Unruhe und Schmerzen	Fortral 1 Amp. = 30 mg i.v. und Psyquil 1 Amp. = 10 mg i.v.	
Hustenreiz	Codeinum phosphoricum Compr. 1 Compr. = 0,03 g Dicodid 1 Amp. = 1 ml 1/2 Amp. s.c.	**Cave:** Atemdepression
Herzinsuffizienz	β-Methyl-Digoxin (Lanitop) 1 Amp. = 0,2 mg i.v.	
Dyspnoe	O_2-Zufuhr: 2–6 l/min	Da meist Hinweis auf ausgedehnten Pneumothorax od. Spannungspneumothorax: Entlastungsmaßnahmen

Tabelle 7. Therapie in der Klinik

Störung	Verordnung	Bemerkungen
Geschlossener partieller Pneumothorax (z. B. Mantelpneu, Lunge röntgenologisch bis fingerbreit von der Thoraxwand entfernt)	Konservative abwartende Behandlung	Meist spontane Rückbildung Wenn nach 3 Tagen röntgenologisch oder bei Pleuradruckmessung (intrapleuraler Druck + 5 cm H_2O und mehr) keine Rückbildung: Absaugen
Geschlossener totaler Pneumothorax (oder Kollaps von mehr als 40% des Lungenparenchyms einer Lungenseite) und innerer offener Pneumothorax	Absaugen mittels Punktion oder einmalige Saugdrainage (normaler Sog –10 bis –15 cm H_2O) evtl. endobronchiale Überdruckbeatmung in Narkose	Eingang im 3. ICR 4 QF parasternal mit der Thoraxwand anliegender Subkutankanüle Motorsauger mit vorgeschalteter Bülauflasche (Kontrolle des Luftaustritts)
	Versuchsweise Sogerhöhung bis auf –40 oder –50 cm H_2O Bei beginnender Lungenentfaltung: Reduzierung des Sog auf –20 cm H_2O. Bei vollständiger Entfaltung nach 2–3 Tagen stundenweises Abklemmen des Drains und Mobilisierung des Patienten. Bei Rezidivfreiheit Abklemmen über 24 Std. Danach Ziehen des Drains unter Vermeidung von Lufteintritt mit Zinkpastenverband	**Beachte:** Bei Parenchymfistel verstärkte Fistelsymptomatik, verstärkte Exsudatbildung. Geringe Exsudatbildung erwünscht, fördert Verklebung der Fistelöffnung Therapiekontrolle: wiederholte Röntgenuntersuchung
Spannungspeumothorax, Pneumothorax-Rezidiv oder Pneumothorax mit Komplikationen	Entlastung mit Dauersogdrainage (parasternaler Casperkatheter oder Thoraxdrainage) oder Thorakotomie	Motorsauger mit vorgeschalteter Bülauflasche (Kontrolle des Luftaustritts) Indikationen (falls nicht schon wegen der Grundkrankheit Thorakotomie erforderlich): Persistierende Fistel Therapieresistentes Pleuraempyem Atelektase Massiver Hämatothorax Pleuraschwartenbildung

Fortsetzung ▶

Tabelle 7 (Fortsetzung). Therapie in der Klinik

Störung	Verordnung	Bemerkungen
Äußerer offener Pneumothorax	Luftdichter steriler Verband, bis chirurgische Wundversorgung erfolgt. Dann: Saugdrainage mit hohem Sog	
Unruhe und Schmerzen	Tacitin 1 Amp. = 10 mg i.v. oder Psyquil 1 Amp. = 10 mg i.v. und Fortral 1 Amp = 30 mg i.v.	
Dyspnoe	O_2-Gabe, 2–6 l/min per Nasensonde	Da meist Hinweis auf ausgedehnten Pneumothorax oder Spannungspneumothorax: Entlastungsmaßnahmen
Respiratorische Insuffizienz	Intubation und maschinelle Beatmung	Vorwiegend bei offenem äußeren Pneumothorax oder vorbestehender Lungenerkrankung mit Pneumothorax **Beachte:** Künstliche Beatmung nur nach Anlegung einer gut funktionierenden Pleuradrainage Bei hohen Beatmungsdrukken Gefahr der Fistelbildung
Blutungsschock	Macrodex 6%ig 500 ml oder Longasteril 75 Plasmaproteinlösung Humanalbumin 20%ig	Meist bei traumatischem Pneumothorax. Siehe auch Kap. Schock, S. 10
Infektion	Ampicillin (Binotal, Amblosin) 2×2 g i.v. oder Mezlocillin (Baypen) 3×2 g i.v.	Prophylaktisch immer bei Pleuraexsudat und chirurgischer Drainage
Herzinsuffizienz	β-Methyl-Digoxin (Lanitop) 1 Amp. = 0,2 mg i.v.	

4 Stoffwechselerkrankungen

4.1 Coma diabeticum

Neben dem klassischen, auf einem absoluten Insulinmangel beruhenden **ketoazidotischen Koma,** das durch einen erheblichen Anfall von Ketonkörpern gekennzeichnet ist, kennen wir als weitere Form das **hyperosmolare Koma,** bei dem ein relativer Insulinmangel besteht und eine Azidose fehlt. Hier kommen als Ursachen neben starkem Wasserdefizit auch andere Gründe wie eine verminderte Fettmobilisation und dadurch ein geringerer Anfall an Ketonkörpern in Frage. Das **lactatazidotische Koma** ist selten und tritt nach therapeutischen Dosen eines Biguanidpräparates (z. B. Glucophage ret.) in der Regel nur dann auf, wenn der Patient an einer Grundkrankheit leidet, die ihrerseits die Akkumulation des Lactats begünstigt: Niereninsuffizienz, Herzinsuffizienz, Leberinsuffizienz, alle Formen schlechter Kreislaufzirkulation.

Auslösende Faktoren für ein Coma diabeticum können interkurrente Infekte, Flüssigkeitsverluste durch Erbrechen und Durchfall, Streß-Situationen wie z. B. chirurgische Eingriffe und auch eine unzureichende Ernährung sein, bei der es zu einer Hungerazidose mit entsprechender Beeinträchtigung der Stoffwechselsituation kommen kann. Oft führt auch eine Reduktion der Insulindosis bei Appetitlosigkeit oder Nahrungskarenz bei gastrointestinalen Erkrankungen zum Koma.

Bei der **Insulintherapie** des Coma diabeticum ist unbedingt zu beachten, daß der individuelle Insulinbedarf je nach Azidosegrad, Tiefe der Bewußtlosigkeit etc. sehr unterschiedlich sein kann. Langjährig mit Insulin behandelte Diabetiker weisen häufig Insulinantikörper auf und haben daher einen erhöhten Insulinbedarf. Die in Tabelle VI angegebenen Insulindosierungen können daher nur Richtwerte sein. Eventuell sind Korrekturen je nach Ausfall der zweistündlich durchzuführenden Blutzuckerbestimmungen erforderlich.

Literatur

1. Berger W (1978) Behandlung der diabetischen Ketoazidose und Hyperosmolarität. Klinikarzt 7:24
2. Berger W (1974) Coma diabeticum. Therapiewoche 23:26, 57
3. Hepp KD (1977) Entstehung und Korrektur von Störungen im Wasser-Elektrolyt- und Säure-Basen-Haushalt bei endokrinologischen Erkrankungen. In: Ahnefeld FW (Hrsg) Wasser-Elektrolyt- und Säure-Basen-Haushalt. Springer, Berlin Heidelberg New York
4. Irsigler K (1979) Coma diabeticum. Med Klin 74:257
5. Kaspar L (1978) Phosphatbilanz beim Coma diabeticum mit und ohne Phosphatsubstitution. Intensiv-Medizin 15:225
6. Kleinberger E (1978) Das diabetische Koma. Intensiv-Medizin 15:175
7. Landgraf R (1977) Neuere Entwicklungen in der Diabetestherapie. Internist (Berlin) 18:509
8. Mehnert H (1978) Therapie des Coma diabeticum. Dtsch Med Wochenschr 103:592
9. Wittmann P (1977) Laktatazidosen bei Diabetikern unter Biguanidbehandlung. Dtsch Med Wochenschr 102:5

Tabelle 1. Pathophysiologie

1.	Insulinmangel → fehlender Glukoseeinstrom in die Zelle → **Hyperglykämie**
2.	Überschreiten der Nierenschwelle für Glukose → **Glukosurie**
3.	Vermehrte osmotische Diurese infolge Blutzuckererhöhung → **Exsikkose**
4.	Fehlender Glukoseabbau → Störung des Zitratzyklus → Beeinträchtigung des Fettsäureabbaus → **Keton- und Azetonkörperbildung**
5.	Vermehrter Anfall an Ketonkörpern → **metabolische Azidose**
6.	Verminderter Einstrom von Glukose in die Zelle → verminderter Einstrom von Kalium in die Zelle → **intrazelluläre Kaliumverarmung**

Tabelle 2. Klinische Symptomatik

1. Ketoazidotisches Koma
   Hyperglykämie
   Metabolische Azidose
   Polyurie, Glukosurie, Azetonurie
   Exsikkose, gerötete Haut, weiche Bulbi
   Tachykardie, Blutdruckabfall
   Kußmaulsche Atmung
   Azetongeruch in der Ausatmungsluft
   Pseudoperitonitis diabetica in 60% der Fälle (heftiger Oberbauchschmerz ohne entsprechendes anatomisches Substrat)
   Somnolenz
   Koma

2. Hyperosmolares Koma
   Sehr hohe Blutzuckerwerte (meist über 700 mg%)
   Starke Exsikkose, fehlende Kußmaulsche Atmung, fehlender Azetongeruch

3. Laktatazidotisches Koma
   Blutzucker erniedrigt, normal, erhöht
   Schwere metabolische Azidose mit Kußmaulscher Atmung
   Rasche Entwicklung von: Muskelschwäche, Muskelkrämpfe, Hypothermie, Hyper- und Tachypnoe, Somnolenz, Koma

Tabelle 3. Diagnostische Maßnahmen

Untersuchung	sofort	Überwachung
Blutzuckerbestimmung	+	nach 1 Std, dann alle 2 Std
Urin auf Zucker und Azeton	+	alle 12 Std
Blutgasanalyse	+	alle 2 Std
Laktat, Pyruvat	+	nur bei Laktatkoma
Blutbild	+	–
Hb, Hämatokrit	+	alle 4 Std
Harnstoff-N (Kreatinin)	+	täglich
Natrium, Kalium	+	alle 4 Std
Abdomenübersicht-Rö	+	–
EKG	+	–
Bestimmung von Flüssigkeitsein- und -ausfuhr	–	kontinuierlich

Tabelle 4. Differentialdiagnose

1. Coma hypoglycaemicum
2. Coma uraemicum
3. Coma basedowicum
4. Coma addisoni
5. Coma hypothyreoticum
6. Coma hepaticum
7. Intoxikationen (Barbiturate, Hypnotika, Salicylate, CO)
8. Zerebrales Koma (Apoplex, Meningitis, Enzephalitis)
9. Sepsis mit gramnegativen Keimen

Die unter den Punkten 7.–9. aufgeführten Erkrankungen können ebenfalls Hyperglykämien verursachen, die meist jedoch nicht über 300 mg% liegen

Tabelle 5. Therapie in der Praxis

Störung	Verordnung	Bemerkungen
Exsikkose	NaCl 0,9% 500 ml	
Insulinmangel	Alt-Insulin 20–48 E i.v.	Je nach Art und Schwere des Komas
	Krankenhauseinweisung mit Angabe über die bisher durchgeführten Maßnahmen	

Tabelle 6.
1. Therapie des *ketoazidotischen Koma* in der Klinik

Störung	Verordnung			Bemerkungen
Insulinmangel, Exsikkose	Zeit:	Alt-Insulin:	Infusionsmenge:	
	1 Std	50–200 E i.v. in fraktionierten Dosen oder 4–8 E Alt-Insulin/Std durch Perfusor in Humanalbumin	500–1000 ml	Fortlaufende Kontrolle des ZVD
	Im weiteren Verlauf	Menge in Abhängigkeit vom Blutzuckerabfall und klinischen Bild	in 24 Std bis zu 100 ml/kg KG	Wenn BZ unter 250 mg%, Glukose 5%ig wegen drohender Hypoglykämie
Hypokaliämie	Kaliumchlorid 7,45%ig, 20–40 mval/Std als Zusatz zur Basislösung			**Beachte:** intrazelluläre K-Verarmung, rascher K-Abfall im Serum unter Insulintherapie möglich
Azidose	Natriumbikarbonat 8,4%ig, ca. 125–250 ml über 8 Std infundieren (vorsichtiger und langsamer Azidoseausgleich notwendig)			Wenn Blutgasanalyse möglich: 0,3 × kg KG × BE = mit zu infundierende $NaHCO_3$-Lösung 8,4%ig
Hypophosphatämie	Elektrolytkonzentrat Kaliumphosphat Pfrimmer: 10 mmol/Std, insgesamt 100 mmol als KH_2PO_4 (2,7%ig) – K_2HPO_4 (7%ig) – Lösung der Firma Pfrimmer 1 ml entspricht 0,6 mmol Phosphat			Nur bei schwerer Ketoazidose und Abfall des Serumphosphats unter 2 mg%
Magenatonie	Legen eines Magenschlauches			
Herzinsuffizienz	β-Methyl-Digoxin (Lanitop) 1 Amp. = 0,2 mg i.v.			
Bei Infektion	Ampicillin (Binotal, Amblosin) 2 × 2 g i.v. oder Mezlocillin (Baypen), 3 × 2 g i.v.			
Thromboseprophylaxe	5000 IE Heparin/12 Std s.c. in die Bauchhaut			

2. Therapie des *hyperosmolaren Koma* in der Klinik

Insulinmangel	Initial 16–32 E Alt-Insulin i.v. Weitere fraktionierte Dosierung in Abhängigkeit vom BZ-Abfall	Kein $NaHCO_3$!

Fortsetzung ▸

Tabelle 6 (Fortsetzung).
2. Therapie des hyperosmolaren Koma in der Klinik

Störung	Verordnung	Bemerkungen
Exsikkose	Hypotone Lösungen infundieren: 0,45%iges NaCl und 2,5%ige Laevulose 500 ml/Std (wenn BZ unter 300 mg% abgesunken ist, Laevulose durch Glukose 5%ig ersetzen)	Herstellung: 500 ml 0,9%iges NaCl und 500 ml Laevulose 5%ig zur Hälfte auslaufen lassen und mit Aqua bidest. wieder auffüllen
	Intermittierend NaCl 10–20 %ig 20–40 mval	Zur Vermeidung des Hirnödems
Hypokaliämie	Kaliumchlorid 7,45%ig, 20 mval/Std als Zusatz zur Basislösung	Je nach Kaliumwert im Serum
Herzinsuffizienz	β-Methyl-Digoxin (Lanitop) 1 Amp. = 0,2 mg i.v.	
Bei Infektion	Ampicillin (Binotal, Amblosin) 2×2 g i.v. oder Mezlocillin (Baypen) 3×2 g i.v.	
Thromboseprophylaxe	5000 IE Heparin pro 12 Std s.c. in die Bauchhaut	

3. Therapie des *laktatazidotischen Koma* in der Klinik

	Behebung der zum Exzess-Laktat führenden Störung, Behandlung der Grundkrankheit	
Azidose	Natriumbikarbonat 8,4%ig	BE×kg KG×0,3 = ml zu infundierende $NaHCO_3$-Lösung
	Trispuffer-Konzentrat (THAM 3-molar)	BE×kg KG×0,1 = ml zu infundierende Lösung THAM, maximal 1,2 ml/kg KG in 24 Std. Nur zur Anfangsbehandlung bei pH<7,0. Auch intrazelluläre Pufferwirkung
	Methode der Wahl:	Effekt der Dialyse:
	Hämodialyse gegen ein laktatfreies Dialysat	Laktatentfernung, Vergrößerung des Pufferreservoirs, fragliche Biguanidelimination

4.2 Hypoglykämischer Schock

Von Hypoglykämien wird gesprochen, wenn der Blutzucker unter 40 mg% absinkt. Die Schwere der klinischen Symptomatik ist jedoch nicht nur vom absoluten Blutzuckerwert abhängig, sondern auch von der Schnelligkeit, mit der es zum Blutzuckerabfall kommt. **Pathogenetisch** liegt dem Hypoglykämischen Schock ein akuter Glukosemangel des Gehirns zugrunde.

Neben den **Spontanhypoglykämien** (s. Tab. 1, 1) kennen wir **exogen ausgelöste Formen,** wie sie besonders im Rahmen einer mit Insulin oder oralen Antidiabetika behandelten Zuckerkrankheit vorkommen (s. Tabelle 1, 2 u. 3).

Unter der unkontrollierten und in der Dosis zu hoch angesetzten **Therapie,** besonders mit Glibenclamid, können Hypoglykämien auftreten, die in ihrer Symptomatik vielfach atypisch sind und bei älteren Patienten oft einen apoplektischen Insult oder einen Myokardinfarkt imitieren können. Bei gleichzeitig bestehender Niereninsuffizienz ist die Kumulationsgefahr für orale Antidiabetika erheblich.

Ein apoplektischer Insult bei einem mit oralen Antidiabetika oder Langzeitinsulinen behandelten Diabetiker sollte deshalb immer Anlaß zur Blutzuckerbestimmung sein, um eine Hypoglykämie nicht zu übersehen.

Literatur

1. Berger W, Spring P (1970) Veränderung der Pharmakokinetik oraler Antidiabetika durch medikamentöse Interferenz und Niereninsuffizienz. Dtsch Med Wochenschr 95:2525
2. Berger W (1973) Hypoglykämie und Coma diabeticum. Therapiewoche 32:2611
3. Nugent CA (1978) Hypoglykämie beim Erwachsenen. Sandorama 4:10
4. Hornbostel H (1968) Die Therapie der Hypoglykämie – Aktuelle Therapie – Aktuelle Diagnostik. Thieme, Stuttgart

Tabelle 1. Ätiologie

1. Ursachen der Spontanhypoglykämien
a) Physiologische Hypoglykämien (bei Hunger, starker Muskelarbeit) b) Funktionelle Hypoglykämien bei vegetativer Labilität (vegetative Fehlregulation mit Überstimulierung der Beta-Zellen?) c) Symptomatische Hypoglykämien bei Leberparenchymschäden bei chronischer Pankreatitis bei Prädiabetes unter Leuzinzufuhr nach Gastroenterostomie (Spät-Dumping-Syndrom) renale Glukosurie Glykogenspeicherkrankheit, Fructoseintoleranz d) Organisch bedingte Hypoglykämien bei Mangel insulinantagonistischer Hormone (M. Simmonds, M. Addison, Myxödem) Inselzelladenom oder -karzinom Fibrome, Sarkome, Leberzellkarzinom
2. Ursachen von Hypoglykämien nach oralen Antidiabetika
a) Unregelmäßige Nahrungszufuhr oder Nahrungskarenz b) Überdosierung des Präparats c) Verstärkte, ungewohnte Muskelarbeit d) Leberparenchymschäden mit verringertem Glykogengehalt, so daß die endogenen Glukosereserven verringert sind e) Nephropathien (mit gesteigerter Retention harnpflichtiger Substanzen und damit verzögerter Elimination der oralen Antidiabetika) f) Potenzierung durch andere Medikamente, z. B. Langzeitsulfonamide, Chloramphenicol, Tetracycline Phenylbutazon Ethionamid (Tuberkulostatikum) Cumarinderivate (z. B. Marcumar) Cyclophosphamid (Endoxan) MAO-Hemmer Betarezeptorenblocker
3. Ursachen von Hypoglykämien unter Insulintherapie
a) Unregelmäßige Nahrungszufuhr – Nahrungskarenz b) Ungewohnte Muskelarbeit c) Labile Stoffwechsellage beim Brittle-Diabetes d) Insulinüberdosierung e) Gestörter Insulinstoffwechsel bei schweren Leber- und Nierenschäden

Tabelle 2. Klinische Symptomatik

Nach kurz- und mittelfristig wirksamen Insulinen		Nach Langzeitinsulinen oder oralen Antidiabetika
Heißhunger Schweißausbruch Sehstörungen Muskelzittern	vegetative Phase	Abgeschlagenheit Gereiztheit Kopfschmerzen Stenokardien Verwirrtheit
Merkschwäche Schläfrigkeit Verwirrtheit Delirante Zustände Somnolenz Bewußtlosigkeit	kortikale Phase	Apoplektiforme Bilder (besonders nach Glibenclamid) Somnolenz Bewußtlosigkeit

Tabelle 3. Diagnostische Maßnahmen

Untersuchung	sofort	Verlauf	Bemerkungen
Blutzucker	+	Nach ½, 1, 2 und 4 Std	**Beachte:** hypoglykämische Nachschwankungen
Harnstoff-N	+		**Beachte:** Niereninsuffizienz bei oralen Antidiabetika
SGOT, SGPT, alkalische Phosphatase, Cholinesterase	+		**Beachte:** hepatisch ausgelöste Hypoglykämien

Tabelle 4. Differentialdiagnose

Coma diabeticum hyperglycaemicum
Coma uraemicum
Coma basedowicum
Coma addisoni
Coma hypothyreoticum
Coma hepaticum
Zerebrales Koma (Apoplex, Meningitis, Enzephalitis)
Intoxikation (Hypnotika, CO)
Akute Psychosen
Halluzinogenabusus
Myokardinfarkt

In Zweifelsfällen: Injektion von 40 ml Glukose 40%i.v.: bei Hypoglykämie meist Aufwachreaktion

Tabelle 5. Therapie in Praxis und Klinik

Störung	Verordnung	Bemerkungen
Hypoglykämie	Zufuhr kohlenhydrathaltiger Nahrung: Obst, Brot, Zuckerwasser (Dextrose)	Bei erhaltenem Bewußtsein
	20–60 ml 40% Glukose i.v.	Bis zum Aufwachen
	Infusion von 500 ml Glukose 10%ig	Zur Vermeidung hypoglykämischer Nachschwankungen

4.3 Coma hepaticum

Das Coma hepaticum kann bei akuter oder chronischer Leberinsuffizienz auftreten. Aus ätiologischen, pathogenetischen und therapeutischen Gründen werden ein endogenes und exogenes Leberkoma sowie ein sogenanntes falsches Leberkoma, Elektrolytkoma, unterschieden (Tabelle 1).

Bei dem selteneren endogenen Leberkoma handelt es sich um einen schweren Leberparenchymuntergang; deshalb auch die Bezeichnung endogenes oder primäres Leberkoma.

Häufiger ist das exogene Leberkoma. Es entsteht, wenn ein Leberumgehungskreislauf sich spontan ausgebildet hat oder operativ angelegt worden ist, eine verminderte Leberleistung besteht und/ oder eine erhöhte bakterielle Zersetzung von stickstoffhaltigen Substanzen im Darm stattfindet.

Elektrolytveränderungen sind bei chronischen Lebererkrankungen häufig. Sekundärer Hyperaldosteronismus, Saluretikabehandlung und metabolische Alkalose können eine Hypokaliämie bedingen. Auch Störungen des Natriumhaushaltes sind bei chronischer Leberinsuffizienz nicht selten. Die Natriumausscheidung durch die Nieren richtet sich nach Zufuhr und Bedürfnis des Organismus. Bei Patienten mit Leberzirrhose kann ein Unvermögen vorliegen, durch die Nieren mit dem Harn auch ausreichend Natrium auszuscheiden. Mit Natrium wird Wasser im Körper retiniert. Die Natriumausscheidung hängt vom Glomerulumfiltrat und von der Rückresorption in den Tubuli ab. Diese Rückführung steht unter dem Einfluß der Mineralokortikoide. Der Körper enthält dann genügend Natrium, jedoch nicht im Serum, so daß es zu einer sogenannten Verdünnungshyponatriämie kommt.

Literatur

1. Bartels O (1976) Das hepatische Koma, Diagnostik und Therapie. Intensivbehandlung 2:71
2. Brachtel D, Richter E, Liehr H (1979) Leberkoma. In: Kühn HA, Wernze H (Hrsg) Klinische Hepatologie. Thieme, Stuttgart
3. Czygan P, Ast E, Kommerell B (1975) Therapiemöglichkeiten des endogenen Leberkomas. Innere Medizin 3:173
4. Dölle W (1972) Hepatisches Koma. In: Klinische Gastroenterologie. Thieme, Stuttgart
5. Eisenburg H (1978) Coma hepaticum. In: Hornbostel H, Kaufmann W, Siegenthaler W (Hrsg) Innere Medizin in Praxis und Klinik, Bd IV. Thieme, Stuttgart
6. Holm E (1976) Behandlungen mit Aminosäuren bei hepatischer Enzephalopathie. Fischer, Stuttgart
7. Müting D (1976) Leberinsuffizienz, Diagnose und Therapie. Dtsch. Ärztebl 73:2297

Tabelle 1. Formen des Coma hepaticum

	Synonyma:
Endogenes Leberkoma	Endogenes Leberzerfallskoma Primäres Leberkoma
Exogenes Leberkoma	Exogenes Leberausfallskoma Sekundäres Leberkoma Portokavales Kurzschlußsyndrom Episodischer Stupor Portosystemische Enzephalopathie Ammoniak- (Aminosäuren)-Enzephalopathie Hepatozerebrale Intoxikation Hepatozerebrale Degeneration
Kombination endogenes und exogenes Leberkoma	
Elektrolytkoma	Falsches Coma hepaticum Hypokaliämisches Koma Hyponatriämisches Koma

Tabelle 2. Ätiologie und Pathogenese

endogen (Leberzerfallskoma)	exogen (Leberausfallskoma)
Fulminante Hepatitis	Bei prä-, intra- oder posthepatischem Block mit:
Dystrophische Schübe bei Leberzirrhose, Leberkarzinom, Cholangitis und Leberabszeß	Spontanen oder operativ angelegten portokavalen Kollateralen
Intoxikationen, z. B. CCl_4, Pilze, Phosphor, Blei	Vermehrter bakterieller Zersetzung von stickstoffhaltigen Substanzen im Darm
Schwere Durchblutungsstörungen	Verminderter Leberleistung
Infektionen mit stärkerer Leberbeteiligung, z. B. Morbus Weil, Gelbfieber	
Akute Fettleber, z. B. durch Schwangerschaftsgestose, Reye-Syndrom	

Tabelle 3. Auslösende Faktoren

endogen (Leberzerfallskoma)	exogen (Leberausfallskoma)
Primäre Noxen: s. Ätiologie	Unkontrollierte Proteinzufuhr
Sekundäre Noxen bei bestehender Leberschädigung:	Medikamente, z. B. Sedativa, Opiate, NH_4Cl
Intoxikationen (besonders Alkohol)	Schock, Hypoxämien
Infektionen (besonders Virus)	Blutungen im Magen-Darmtrakt
Medikamente (besonders Sedativa)	Operationen, Narkose
Schockzustände, Hypoxämien, Blutungen	Elektrolytstörungen (besonders Hypokaliämie, Hyponatriämie)
Operationen, Narkose	Diuretika, z. B. Thiazide, Diamox, Harnstoff-Gabe
Gravidität	Aszitespunktion

Tabelle 4. Klinische Frühsymptome

endogen (Leberzerfallskoma)	exogen (Leberausfallskoma)
Lebersternchen schießen auf	Schläfrigkeit, Apathie
Erdbeer-, Himbeerzunge (trocken, tiefrot)	Unruhe, Reizbarkeit
Rückgang der Hepato-, selten der Splenomegalie	Schleppende Sprache
Foetor (erdig, schweflig)	Schrift- und Zeichenverzerrung
Ikterus verstärkt (selten ohne)	Flappingtremor, Flügelschlagen
Flappingtremor, Flügelschlagen	Pupillenbewegungsstörungen
Schläfrigkeit, Benommenheit	Nystagmus
Blutungen	Foetor (erdig, schweflig)
Fieber, Tachykardie	Hyper- und Hyporeflexie
Häufig RR-Abfall	
Hypoglykämische Erscheinungen	

Tabelle 5. Diagnostische Maßnahmen bei Preakoma und Coma hepaticum

Untersuchung	sofort	Beobachtung
Leberpalpation	+	nach klinischem Verlauf
Erhebung des Reflexstatus	+	
SGOT, SGPT, alkalische Phosphatase, LAP, GT	+	
Bilirubin, Cholinesterase	+	
Na, K, Ca, Cl, Mg	+	
Fe, Cu	+	
Harnstoff-N, Kreatinin	+	
Elektrophorese	+	
Blutzucker	+	
Cholesterin, Cholesterinester	+	
Blutbild, HK, Blutvolumen, Thrombozyten	+	
Quick-Wert, PTT, PTZ	+	
Fibrinogen	+	
Blutgasanalyse	+	
Ammoniak im Serum	+	
Aminosäurenanalyse im Serum	+	
Harnstatus	+	
Harnstoff im Urin	+	
Phenole im Urin	+	
EKG	+	
EEG	+	
Rö.-Thorax	+	

Tabelle 6. Differentialdiagnostische Befunde

	endogenes Leberkoma	exogenes Leberkoma
SGOT, SGPT	stark erhöht, präfinaler Abfall	leicht erhöht
Prothrombin	rascher Abfall, stark erniedrigt	erniedrigt
Blutgasanalyse	normal, präfinal metabolische Azidose	metabolische, respiratorische Alkalose; präfinal meist metabolische Azidose
Bilirubin	rascher Anstieg, stark erhöht	leicht erhöht, mäßiger Anstieg
Blutammoniak	normal bis leicht erhöht	meist stark erhöht
Phenole	oft stark erhöht	mäßig erhöht

Tabelle 7. Differentialdiagnose

Alkohol-, Entzugsdelir
Narkolepsie
Epileptischer Dämmerzustand
Hysterische Attacke
Coma diabeticum
Hypoglykämie bei akuter Hepatitis
Coma uraemicum
Exogene Intoxikation

Tabelle 8. Therapie des endogenen und exogenen Leberkomas in der Praxis

Maßnahme	Verordnung	Bemerkungen
Sedierung	Valium 1 Amp. = 10 mg i.m., i.v.	Nur bei stärkeren Erregungszuständen
Bei Herz-insuffizienz	β-Methyl-Digoxin (Lanitop) 1 Amp. = 0,2 mg i.v.	**Beachte:** Hypokaliämie
	Sofortige Einweisung in die Klinik	

Tabelle 9. Therapie des endogenen und exogenen Leberkomas in der Klinik

Maßnahme	Verordnung	Bemerkungen
Sedierung	Valium, 1 Amp. = 10 mg i.m., i.v. oder Distraneurin, 5–10 ml 0,8%ig i.m., i.v.	Beide Substanzen können das Coma hepaticum verstärken
Kalorien- und Flüssigkeitszufuhr	Infusionen: Laevulose 10%ig Glukose 10%ig Zugabe von Glukose 20–40%ig	Keine orale Eiweißzufuhr, mindestens 1600 Kalorien tgl. geben. Wenn möglich Förderung der Diurese durch Humanalbumin s. u. **Cave:** Saluretika
Darmentleerung	Magnesiumsulfat, 40 ccm 20%ig 2–3× tgl. Hohe Einläufe 2–3× tgl.	Per os oder D-Sonde **Beachte:** evtl. Ösophagusvarizen
Darmsterilisation	Humatin, 75 mg/kg KG tgl. in 3–4 Einzeldosen	Evtl. per Sonde
pH-Wertsenkung im Darm	Laevilac, Sirup 50–100 g tgl. in 3–6 Portionen	
Infektionsprophylaxe	Mezlocillin (Baypen) 3×2 g tgl.	
Bei Herzinsuffizienz	β-Methyl-Digoxin (Lanitop) 1 Amp. = 0,2 mg i.v.	**Beachte:** Hypokaliämie
Kreislaufstabilisierung	Humanalbumin 20%ig, Dosis: nach Bedarf	Besonders auch wegen der Hypovolämie Überwachung des Diureseeffektes, bei stärkerer Hypervolämie Gefahr einer Ösophagusvarizenblutung
	Evtl. Frischblut, Menge nach Bedarf	Besonders bei stärkerer Anämie und Thrombopenie
Bei Hypokaliämie	Kaliumchlorid 7,45%ig Kaliumbikarbonat 10%ig in Laevulose oder Glukose 5–10%ig zugeben	Bei Alkalose Bei Azidose s. auch Kap. Wasser- und Elektrolythaushalt S. 21
Bei Hyponatriämie	Therapiebeginn wenn Serum-Na^+ < 130 mval/l Natriumchlorid 5,84%ig Natriumbikarbonat 8,4%ig	Bei Alkalose Bei Azidose s. auch Kap. Wasser- und Elektrolythaushalt S. 21

Fortsetzung ▶

Tabelle 9 (Fortsetzung). Therapie des endogenen und exogenen Leberkomas in der Klinik

Maßnahme	Verordnung	Bemerkungen
Bei metabolischer Azidose	Natriumbikarbonat 8,4%ig oder Kaliumbikarbonat 10%ig	Dosierung s. Kap. Wasser- und Elektrolythaushalt S. 21
Bei metabolischer Alkalose	Kaliumchlorid 7,45%ig in Laevulose oder Glukose 5–10%ig	
Aminosäurengabe	Aliphatische Aminosäuren, Aminosteril Hepa 500 ml 500–1000 ml/24 Std	Wenn möglich Aminosäurenanalyse des Serums
Bei intestinaler Blutung	Tagamet, 1 Amp. = 200 mg 4–5 × 1 Amp. i.v./24 Std	S. Kap. Oesophagus-Magen-Darm-Blutung S. 219
Aldosteronantagonisten	Aldactone, 1 Amp. = 100 mg 2–3 × 1 Amp./24 Std	**Beachte:** Elektrolyt- und Wasserhaushalt
Glukokortikoidgabe	Hydrocortison, 50–100 mg tgl. i.v.	**Beachte:** Kontraindikationen Wirkung nicht gesichert
Bei respiratorischer Insuffizienz	Kontrollierte Beatmung	
Zusätzliche Maßnahmen bei exogenem Leberkoma		
Bei Hyperammoniämie	Ornicetil, 40–60 g tgl. oder Arginin-Malat, 40–60 g tgl. (z. B. Hepasteril A) Lactulose (z. B. Laevilac) 50–300 g tgl. in 3–6 Einzeldosen	Nur wenn Harnstoffsynthese noch ausreichend, (5 g Harnstoffausscheidung im Urin – nach Gabe der Medikamente muß deutlicher Anstieg erfolgen)
Zusätzliche Maßnahmen bei endogenem Leberkoma		
Substitution von Gerinnungsfaktoren	PPSB, 30–120 ml tgl. in 3–4 Einzeldosen oder Prothrombinkonzentrat 0,3–1 ml/kg KG	Halbwertzeit 4–24 Std
Austauschtransfusion	Alle 5–8 Std. Austausch von 4–6 l durch Frischblut in 1–2 Std.	Durchführung der Maßnahme bis zur Aufhellung der Bewußtseinsstörung
Hämoperfusion		Besonders bei Vergiftungsursachen

Fortsetzung ▶

Tabelle 9 (Fortsetzung). Therapie des endogenen und exogenen Leberkomas in der Klinik

Maßnahme	Verordnung	Bemerkungen
Als zusätzliche Maßnahmen sind in hierfür eingerichteten Kliniken möglich:		
Schnellauswaschmethode		
Homologer Kreuzaustausch		
Lebertransplantation		
Extrakorporale Leberperfusion		

4.4 Addisonkrise

Ursache der Addisonkrise ist der plötzliche Mangel an Nebennierenrindenhormonen (Mineralokortikoiden und Glukokortikoiden) durch akuten Zusammenbruch der Nebennierenrindenfunktion.

Der Mangel an Mineralokortikoiden (A) führt zu Störungen des Elektrolythaushaltes. Die Ausscheidung von Natrium- und Chlorionen durch die Nieren steigt an, während Kalium- und Wasserstoffionen verstärkt retiniert werden. Mit den Natrium- und Chlorionen verliert der Körper Wasser, und es resultiert eine extrazelluläre Dehydratation mit Blutdruckabfall. Der Anstieg der Wasserstoffionenkonzentration führt zur Azidose. Schließlich entwikkeln sich Störungen der Nierenfunktion mit Harnstoff-N- und Kreatininanstieg. Die Veränderungen der Ionenkonzentrationsgefälle an den Zellmembranen bedingen eine allgemeine Adynamie der Muskulatur einschließlich der des Herzens.

Durch Mangel an Glukokortikoiden (B) wird die Glukoneogenese behindert, und es kommt zur Hypoglykämie.

Auslösende Ursachen sind Autoimmunprozesse (primär zytotoxische Nebennierenrindenatrophie), die Tuberkulose, maligne Tumoren und Karzinommetastasen (besonders bei Bronchial- und Mammakarzinom), Aplasie und/oder Ektomie der Nebennieren, Inaktivitätsatrophie (z. B. nach lang dauernder Kortikoidtherapie) und Erschöpfung (z. B. nach ACTH-Therapie) sowie zusätzliche Belastungen beim Morbus Addison, z. B. durch Infekte, Operationen, Unfall, Gravidität, Elektrolytverluste (Diarrhoe, Erbrechen, forcierte Diurese), Narkose, Narkotika und Sedativa.

Literatur

1. Geyer G (1977) Nebenniereninsuffizienz. In: Hornbostel H, Kaufmann W, Siegenthaler W (Hrsg) Innere Medizin in Praxis und Klinik, Bd I. Thieme, Stuttgart
2. Jores A, Nowakowski H (1976) Praktische Endokrinologie, 4. Aufl. Thieme, Stuttgart
3. Labhart A (1978) Klinik der inneren Sekretion, 3. Aufl. Springer, Berlin Heidelberg New York
4. Maeder H-U, Grabner W (1971) Die primäre und sekundäre Nebennierenrindeninsuffizienz. 2. Zur Klinik der Nebennierenrindeninsuffizienz. Fortschr Med 89:786

Tabelle 1. Pathophysiologie

A.	Mangel an Mineralokortikoiden
	Störungen des Elektrolythaushaltes
	Hyponatriämie
	Hypochlorämie
	Hyperkaliämie
	Extrazelluläre Dehydratation
	Azidose
	Störungen der Nierenfunktion
	Störungen der Muskeltätigkeit
	Adynamie (auch des Myokards)
B.	Mangel an Glukokortikoiden
	Einschränkung der Glukoneogenese
	Hypoglykämie

Tabelle 2. Klinische Symptomatik

Apathie → Bewußtlosigkeit
Hochgradige Adynamie, Muskelkrämpfe, Paresen, (evtl. positives Babinskisches Zeichen, Pupillenstarre)
Übelkeit, Erbrechen, Durchfälle oder Obstipation (evtl. Symptome des akuten Abdomens)
Hypotonie (systolischer Wert unter 80 mm Hg, diastolischer Wert häufig nicht meßbar)
Hypoglykämie
Exsikkose
Azotämie
Oligurie bis Anurie
Tachykardie
Hyperventilation
Kühle der Haut und Akren
Zyanose
Somnolenz, Koma
Hypo-, manchmal Hyperthermie
Abnorme Pigmentierung (z. B. Handlinien, Mundschleimhaut)

Tabelle 3. Diagnostische Maßnahmen

Untersuchung	sofort	Überwachung
Blutdruckmessung	+	ständig
Hb, HK	+	mehrfach tgl.
Na, K, (Cl, Ca) (Natrium-Kalium-Quotient normal um 30, bei M. Addison um 20)	+	mehrfach tgl.
Blutbild	+	
Blutzucker	+	
Harnstoff-N, Kreatinin	+	täglich
Blutgasanalyse	+	mehrfach tgl.
Plasmacortisol	+	
EKG	+	
Rö.-Thorax	+	
Abdomenübersicht (bei ausgeprägter abdomineller Symptomatik)	+	
Bestimmung von Flüssigkeitsein- und -ausfuhr	+	kontinuierlich
Na-Ausscheidung im 24-Std-Urin	+	
17-Ketosteroide		später
17-Hydroxycorticosteroide		später
Immunologische Untersuchung		später

Tabelle 4. Differentialdiagnose

Andere Komaformen:	Thyreotoxische Krise Coma uraemicum Hypoglykämischer Schock Coma hepaticum
Akute abdominelle Erkrankungen	
Akute Psychosen, Delirien	

Tabelle 5. Therapie in der Praxis

Maßnahme	Verordnung	Bemerkungen
Erstmaßnahmen zur Verhinderung vital bedrohlicher Komplikationen	Flache Lagerung; Einhüllen in Decken bei Untertemperatur; Vermeidung jeglicher Belastung	
Substitution der Nebennierenrindenhormone	Hydrocortison Hoechst 1 Amp. = 100 mg i.v. oder	Vorherige Blutabnahme zur Bestimmung der Elektrolyte und des Plasmacortisols (Röhrchen in die Klinik mitgeben)
	Solu-Decortin H 1 Amp. = 50 mg i.v.	Falls Hydrocortison nicht greifbar ist
Flüssigkeitstherapie	500 ml physiologische Kochsalzlösung	Wenn noch möglich, orale Zufuhr von Flüssigkeit mit Zucker und Salz
	Klinikeinweisung mit Angaben über die bisher durchgeführten Maßnahmen	

Tabelle 6. Therapie in der Klinik

Maßnahme	Verordnung	Bemerkungen
Erstmaßnahmen zur Verhinderung vital bedrohlicher Komplikationen	Flache Lagerung, Vermeidung jeglicher Belastung	
Substitution der Nebennierenrindenhormone	Initial: Hydrocortison Hoechst 1 Amp. = 100 mg i.v. oder Solu-Decortin H 1 Amp. = 50 mg i.v.	Unter Kontrolle von Blutdruck und Elektrolyten
	Anschließend: Hydrocortison Hoechst 1 Amp. = 100 mg, alle 4 Std i.v. oder als Dauerinfusion Aldocorton 1 Amp. = 0,5 mg 1–2 Amp. i.v. Langsame Reduzierung der Cortisoldosis und Übergang auf orale Erhaltungstherapie	**Cave:** Überwässerung (Hirnödem, Lungenödem)
Flüssigkeits- und Kalorienzufuhr	NaCl-Lösg. 0.9%ig in Kombination mit Glukose 10%ig 2000–3000 ml/Tag + 1000 mg Vitamin C Plasmaproteinlösung	Bilanzierung nach ZVD, und Urinausscheidung sowie Elektrolyten
Infektionsprophylaxe	Mezlocillin (Baypen) 3 × 2 g	
Bei Herzinsuffizienz	β-Methyl-Digoxin (Lanitop) 1 Amp. = 0,2 mg i.v.	
Bei therapieresistender Hypotonie	Dopamin (Dopamin-Giulini) 1 Amp. = 50 mg 100 mg in 500 ml NaCl 0,9%ig oder Glukose in 6–9 Std infundieren	**Cave:** Keine alkalischen Lösungen

4.5 Thyreotoxische Krise

Hauptursache der thyreotoxischen Krise ist die Überschwemmung des Organismus mit den Schilddrüsenhormonen Trijodthyronin und Thyroxin; jedoch steht die Erhöhung der Serumhormonspiegel nicht unbedingt in direkter Relation zur Schwere des Krankheitsbildes. Das Hormonüberangebot steigert die Stoffwechselvorgänge unter vermehrtem Sauerstoff- und Energieverbrauch. Als Folge kommt es zu einer gesteigerten Wärmeproduktion mit Hyperthermie und Hyperhidrose. Das Herz versucht, die geforderte größere Arbeitsleistung durch Erhöhung des Herzzeitvolumens mit Frequenzsteigerung und Blutdruckerhöhung zu erbringen. Die dem Organismus abverlangte Mehrarbeit führt schließlich zu Störungen der Herztätigkeit, zu metabolischen Störungen des Nervensystems sowie zu Störungen der Muskeltätigkeit. Weiterhin führt zunehmender Wasserverlust zur Exsikkose, und es besteht eine verstärkte Thrombosebereitschaft mit der Gefahr des Auftretens von Lungenembolien.

Auslösende Ursachen eines Coma basedowicum sind banale Infekte, unzureichende Vorbereitung zur Strumektomie, vorzeitiges Absetzen von Thyreostatika, exogene Jodzufuhr (z. B. Kontrastmittel) sowie operative Eingriffe, auch wenn sie schilddrüsenfern durchgeführt werden.

Neben der Krise, die sich aus einer entgleisten Hyperthyreose (oft mit diffuser Struma und Exophthalmus) entwickelt und im allgemeinen keine diagnostischen Schwierigkeiten macht, muß immer an besonders im Alter auftretende monosymptomatische Formen der Krise gedacht werden. Zu erwähnen sind eine neurozerebrale Form mit vorwiegend neuromotorischen und psychischen Veränderungen, eine kardiale Form mit Rhythmusstörungen und Zeichen der Insuffizienz und eine gastrointestinale Form mit Erbrechen und Durchfällen.

Bei Verdacht einer thyreotoxischen Krise sollte man nicht die Ergebnisse der Laboruntersuchungen abwarten, sondern sofort mit der Therapie beginnen. Erst nach Beherrschung der Krise erfolgt die Wahl einer speziellen Behandlung.

Literatur

1. Atzpodien W, Beyer J, Cordes U, Schuster CJ (1979) Die Behandlung der thyreotoxischen Krise. Intensivmedizin 16:304
2. Bansi HW (1966) Therapie der thyreotoxischen Krise. Dtsch Med Wochenschr 91:1273
3. Gerdes H (1979) Lithiumsalze in der Therapie der Hyperthyreose und anderer endokriner Überfunktionszustände. Internistische Welt 5:177
4. Herrmann J (1978) Neuere Aspekte in der Therapie der thyreotoxischen Krise. Dtsch Med Wochenschr 103:166
5. Herrmann J, Hilger P, Rusche HJ, Krüskemper HL (1974) Plasmapherese in der Behandlung der thyreotoxischen Krise. Dtsch Med Wochenschr. 99:888
6. Jax W, Steinbeck E, Preßler H, Sturm A, Wetzels E (1976) Hämoperfusion bei Thyreotoxikosen. Intensivmedizin 13:37
7. Klein E (1978) Die Schilddrüse. Springer, Berlin Heidelberg New York
8. Segerer W, Gröschel G, Habermann J, Horn K, Pickardt CR (1976) Aktivkohle-Hämoperfusion bei thyreotoxischer Krise. Intensivmedizin 13:36
9. Waldhäusl W, Korn A (1978) Neuere Aspekte in der Behandlung endokriner Comata. Intensivmedizin 15:133
10. Winkelmann W (1980) Notfalltherapie endokriner Krisen. Med Welt 31:89

Tabelle 1. Pathophysiologie

Hyperthermie und Hyperhidrose
Erhöhung des Herzzeitvolumens a) durch Frequenzsteigerung b) durch Blutdruckerhöhung
Störungen der Herztätigkeit a) Rhythmusstörungen b) Erregungsrückbildungsstörungen
Gesteigerte Erregbarkeit des Vegetativums
Metabolische Störungen des Zentralnervensystems
Störungen der Muskeltätigkeit Adynamie (myasthenieähnliche Symptomatik)
Exsikkose

Tabelle 2. Klinische Symptomatik

Fieber 38–42 °C

Schweißausbruch, Exsikkose (warme, gut durchblutete Haut)

Tachykardie, häufig > 150 min

Herzrhythmusstörungen
a) Extrasystolen
b) Absolute Arrhythmie bei Vorhofflimmern

Erhöhter Blutdruck mit großer Amplitude

Brechreiz, Erbrechen, Durchfälle

Zunehmende Unruhe, feinschlägiger Tremor, Verwirrtheitszustände, stuporöser Dämmerzustand, Koma

Psychische Alteration, akute Psychose

Muskelschwäche (allgemeine Adynamie sowie u. a. Seh-, Schluck- und Sprachstörungen)

Schwirren über der Schilddrüse

Stadieneinteilung nach Herrmann:

Stadium 1:	Tachykardie > 150/min, Herzrhythmusstörungen, Hyperthermie, Adynamie, Durchfälle, Dehydratation, verstärkter Tremor, Unruhe, Agitiertheit, Hyperkinese, evtl. stark erhöhte Schilddrüsenhormonkonzentration
Stadium 2:	Symptome des Stadium 1 und **Bewußtseinsstörungen,** Stupor, Somnolenz, psychotische Zeichen, örtliche und zeitliche Desorientiertheit
Stadium 3:	Symptome des Stadium 1 und **Koma**

Tabelle 3. Diagnostische Maßnahmen

Untersuchung	sofort	Überwachung
Temperatur	+	stdl.
Blutdruckmessung	+	stdl.
EKG	+	nach klin. Befund
Rö.-Thorax	+	nach klin. Befund
Spezifische Laborwerte:		
Schilddrüsen-in-vitro-Teste (TBG-Ria, T_4-Ria, T_3-Ria)	+	–
Unspezifische Laborwerte:		
Hb, HK	+	alle 4 Std
Na, K, Ca, Cl	+	alle 4 Std
Blutbild	+	–
Blutzucker	+	–
Harnstoff-N, Kreatinin	+	nach klin Befund
SGOT, SGPT, γ-GT	+	nach klin. Befund
Flüssigkeitsbilanz	–	kontinuierlich

Tabelle 4. Differentialdiagnose

Coma uraemicum
Coma hepaticum
Coma diabeticum
Hypoglykämischer Schock
Myasthenie
Lungenembolie
Alkoholdelir
Phäochromozytom

Tabelle 5. Therapie in der Praxis

Maßnahme	Verordnung	Bemerkungen
Hemmung der Hormonsynthese	Favistan 1 Amp. = 40 mg 2 Amp. i.v.	
Substituierung der Nebennierenrinde	Ultracorten-H, Solu-Decortin-H 1 Amp. = 50 mg 2 Amp.i.v.	
Sedierung	Luminal 1 Amp. = 0,2 g i.m. oder Valium 1 Amp. = 10 mg i.v.	Dosis nach klinischem Befund und Grad der Unruhe Valium nicht bei Adynamie
Bei Herzinsuffizienz	β-Methyl-Digoxin (Lanitop) 1 Amp. = 0,2 mg i.v.	
	Schnellstmögliche Einweisung in eine Klinik	

Tabelle 6. Therapie in der Klinik

Maßnahme	Verordnung	Bemerkungen
Hemmung der Hormonsynthese	Favistan 1 Amp. = 40 mg initial: 2 Amp. i.v. dann alle 8 Std 2 Amp. i.v. oder als Dauerinfusion	
Hemmung der Hormonausschüttung	Endojodin 1 Amp. = 0,236 g Jod 4 Amp./24 Std als Dauerinfusion oder 2 Amp. i.v. alle 12 Std	Therapiebeginn 1–2 Std nach der ersten Favistangabe. Nicht bei jodinduzierter thyreotoxischer Krise.
	Lithium 1,5 g/24 Std als Dauerinfusion (10 g Lithiumchlorid in 100 ml aqua pro inject. auflösen, 1,5 g ≙ 15 ml)	Nur bei gesicherter Jodkontamination. Lithiumspiegelkontrolle erforderlich (0,8–1.2 mval/l)
Substituierung der Nebennierenrinde	Ultracorten-H, Solu-Decortin-H 1 Amp. = 50 mg 3 × 1 Amp. i.v.	
Flüssigkeits- und Kalorienzufuhr	3–4 l/24 Std Elektrolytfreies Wasser Vollelektrolytlösungen Hochkalorische Lösungen z. B. Combisteril FGX Aminosteril KE 800 oder Sondenkost per Magensonde z. B. Vivasorb	Kontrolle von ZVD, Na, K Siehe auch Kap. Wasser- und Elektrolythaushalt S. 21
Bei Herzinsuffizienz	β-Methyl-Digoxin (Lanitop) 1 Amp. = 0,2 mg i.v.	
Sedierung	Luminal 1 Amp. = 0,2 g i.m. oder langsam i.v. oder Valium 1 Amp. = 10 mg i.v.	Dosis nach klinischem Befund und Grad der Unruhe. Nicht bei Adynamie

Fortsetzung ▶

Tabelle 6 (Fortsetzung). Therapie in der Klinik

Maßnahme	Verordnung	Bemerkungen
Sympathikolyse	Serpasil, Sedaraupin 1 Amp. = 1 mg bis 3 × 1 Amp. i.m. Dociton 1 Amp. = 1 mg bis 4 × 1 Amp./24 Std langsam i.v. als Dauerinfusion oder oral 3 × 40 mg	Regelmäßige Blutdruck-kontrolle **Cave:** manifeste Herzinsuffizienz oder Bronchospasmus
Infektions-prophylaxe	Ampicillin (Binotal, Amblosin) 2 × 2 g = 2 × 1 Amp. i.v.	
Verminderung der Hormon-konzentration im Serum	Plasmapherese oder Charcoal-Hämoperfusion oder Peritonealdialyse	Im Stadium III der Krise. Für 2–3 Tage Plasma-austausch von 1,5–3 l/24 Std
Bei Diarrhoe	Opiate	
Bei anhaltendem Fieber	Künstliche Hibernisation z. B. Kühlzelt, Eisbeutel	
Thrombose-prophylaxe	Beine wickeln Marcumarisierung	Kein Heparin!

4.6 Myxödem-Koma, hypophysäres Koma

Ursache des Myxödem-Komas ist ein Mangel der Schilddrüsenhormone Trijodthyronin und Thyroxin. Die Letalität liegt noch immer bei 50–80%.

Der Mangel an Hormon führt zur Einschränkung sämtlicher Stoffwechselprozesse. Führendes Symptom ist die als Folge des herabgesetzten Energieumsatzes eintretende Hypothermie. Gleichzeitig ist die Leistungsfähigkeit aller Körperorgane – besonders des Herzens, des Darms, des Zentralnervensystems, der Muskulatur und der Nebennierenrinde – deutlich herabgesetzt. Klinisch kann das Bild des Scheintods bestehen. Einlagerungen von Mukopolysacchariden in alle interstitiellen Gewebe des Organismus führen zu charakteristischen Veränderungen, die besonders an der Haut sichtbar werden.

Die seltene Erkrankung hat ihren Häufigkeitsgipfel im 6. und 7. Lebensjahrzehnt unter Bevorzugung des weiblichen Geschlechts. Häufigste Ursache ist eine unzureichende Substitutionstherapie bei Hypothyreose. Kälte, banale Infekte, Streß oder Sedativa beschleunigen die Entwicklung eines Koma.

Bei Verdacht eines Myxödem-Koma sollte man nicht die Ergebnisse der Laboruntersuchungen abwarten, sondern sofort mit der Therapie beginnen. Schilddrüsenhormone müssen jedoch zunächst in minimaler, einschleichender Dosierung gegeben werden, um nicht eine schwere Koronarinsuffizienz auszulösen.

Nach Beherrschung des akut lebensbedrohlich komatösen Zustandes ist eine Abklärung der Genese der Hypothyreose erforderlich.

Pathogenetisch läßt sich die primäre Hypothyreose als Folge einer Schilddrüsenerkrankung (T_3/T_4 erniedrigt, TSH erhöht) von einer hypophysären Insuffizienz mit sekundärer Atrophie der Schilddrüse (T_3/T_4 erniedrigt, TSH erniedrigt) unterscheiden. Die klinische Symptomatik ist bei Eintreten eines Koma jeweils gleich; die Differentialdiagnose kann initial labormäßig anhand der Blutzuckerwerte gestellt werden: Hypoglykämie und gesteigerte Insulinempfindlichkeit kennzeichnen das hypophysäre Koma.

Für die Notfalltherapie bleibt diese Differentialdiagnose zunächst ohne Bedeutung.

Literatur

1. Atzpodien W, Beyer J (1978) Das hypophysäre Koma. Notfallmedizin 4:365
2. Bommer J (1978) Hypothyreotes Koma. Dtsch Ärztebl 41:2333
3. Breithaupt H, Laube H (1980) Behandlung von Schilddrüsenerkrankungen. Med Welt 31:159
4. Grosser KD, Hübner W (1975) Stoffwechselkrisen. Internist (Berlin) 16:99
5. Hackenberg K, Reinwein D (1978) Therapie des Myxödem-Koma. Dtsch Med Wochenschr 103:1225
6. Klein E (1978) Die Schilddrüse. Springer, Berlin Heidelberg NewYork
7. Pickardt CR, Werder K von (1976) Diagnostik und Therapie endokriner Krisen. Intensivbehandlung 1:91
8. Ridgway EC, Maloof F, Federman DD (1977) Rationale Therapie der Schilddrüsenunterfunktion. Internist (Berlin) 18:221
9. Winkelmann W (1980) Notfalltherapie endokriner Krisen. Med Welt 31:89

Tabelle 1. Pathophysiologie

Einschränkung sämtlicher Stoffwechselprozesse durch Mangel an Schilddrüsenhormonen:

Verminderung der Wärmeproduktion mit Sistieren der Schweißbildung

Senkung des Herzzeitvolumens durch
- a) Senkung der Frequenz
- b) Verminderung des Schlagvolumens

Herabsetzung der Darmmotilität → Atonie

Verminderung der Hormonproduktion der Nebennierenrinde
- a) Hypotonie
- b) Hyperkaliämie
- c) Hypoglykämie

Störungen des Zentralnervensystems

Retention von Wasser und Elektrolyten in Geweben bei extrazellulärer Dehydratation → Hypovolämie

Gesteigerter Abbau von Erythrozyten bei Verkürzung der Erythrozytenlebensdauer → Anämie

Einlagerung von Mukopolysacchariden in das interstitielle Gewebe des Organismus, besonders der Haut, des Herzmuskels und der Skelettmuskulatur

Tabelle 2. Klinische Symptomatik

Hypothermie bis unter 30 °C (nicht bei zusätzlichen Infekten)
Zunehmende Müdigkeit, Apathie, Somnolenz, Desorientiertheit, Bewußtlosigkeit, Koma, träge bis erloschene Reflexe
Bradykardie (EKG: Niedervoltage, T-Wellen-Abflachung bis -Negativierung)
Hypotonie (unter 100 mm Hg systolisch)
Hypoventilation, Hyperkapnie
Obstipation
Anämie
Lokalisierte, schmerzhafte Muskelkontraktionen (hypothyreotische Myopathie)
Heisere, quäkende Stimme
Verschlechterung des Hörvermögens
Verquellung des Gesichtes mit Vergröberung der Gesichtszüge
Grobe, rauhe, verdickte und schuppende Haut mit teigig-muzinösen Ödemen ohne Dellenbildung
Trockene, struppige und brüchige Haare, vermehrter Haarausfall
Verdickte, spröde und rissige Nägel mit Neigung zur Rillen- und Fleckenbildung

Tabelle 3. Diagnostische Maßnahmen

Untersuchung	sofort	Überwachung
Temperaturmessung (evtl. mit Spezialthermometer)	+	stündlich
Blutdruckmessung	+	stündlich
EKG	+	nach klin. Befund
Thorax-Röntgenaufnahme	+	nach klin. Befund
Spezifische Laborwerte:		
Schilddrüsen-in vitro-Teste (TBG-Ria, T_4-Ria, T_3-Ria, basaler TSH-Spiegel im Serum)	+	–
Unspezifische Laborwerte:		
Blutgasanalyse	+	nach klin. Befund
Hb, HK	+	alle 4 Stunden
Na, K, Ca, Cl	+	alle 4 Stunden
Blutbild	+	–
Blutzucker	+	nach klin. Befund
Harnstoff-N, Kreatinin	+	täglich
Transaminasen	+	–
Cholesterin	+	–
Elektrophorese	+	–
Flüssigkeitsbilanz		kontinuierlich

Tabelle 4. Differentialdiagnose

Koma bei zerebraler Insuffizienz
Coma paraproteinaemicum
Addison-Krise
Coma diabeticum
Hypoglykämischer Schock
Coma uraemicum
Coma hepaticum
Anorexia mentalis

Tabelle 5. Therapie in der Praxis

Maßnahme	Verordnung	Bemerkungen
	Flache Lagerung, Einhüllen in Decken, Vermeidung jeglicher Belastung	Keine exogene Wärmezufuhr, Gefahr des Kreislaufkollapses
Substitution der Nebennierenrindenhormone	Ultracorten-H oder Solu-Decortin H 1 Amp. = 50 mg 100–200 mg i.v. = 2–4 Amp.	
Bei Herzinsuffizienz	β-Methyl-Digoxin (Lanitop) 1 Amp. = 0,2 mg 1/2–1 Amp. i.v.	
	Klinikeinweisung	
Substitution der Schilddrüsenhormone	L-Thyroxin (z. B. Euthyrox) 1 Tbl. = 50 µg 1/4–1/2 Tbl. = 12,5–25 µg oral, evtl. durch Magenschlauch	Wenn sofortige Klinikeinweisung nicht möglich

Tabelle 6. Therapie in der Klinik

Maßnahme	Verordnung	Bemerkungen
	Flache Lagerung	Keine exogene Wärmezufuhr, Gefahr des Kreislaufkollapses
Substitution der Schilddrüsenhormone	L-Thyroxin 200–500 µg i.v. (L-Thyroxin-inject „Henning" 1 Fl. = 500 µg)	Am 1. Tag als Bolusinjektion **Cave:** Coronarinsuffizienz
	Euthyrox 50 1–2 Tbl. = 50–100 µg per os oder durch Magenschlauch	Ab 2. Tag orale Therapie
Substitution der Nebennierenrindenhormone	Hydrocortison Hoechst 100–200 mg i.v. oder als Dauerinfusion oder Ultracorten H 1 Amp. = 50 mg 2–4 Amp. i.v.	
Flüssigkeits- und Elektrolytausgleich	NaCl 0,9%ig oder Lävulose 5%ig + 20 ml NaCl 5,85%ig	Vorsicht vor Überwässerung Kontrolle von ZVD, Na, K
Bei Hypotonie	Macrodex 6%ig Plasmaproteinlösung evtl. Akrinor, 1 Amp. = 2 ml i.m.	
Bei Herzinsuffizienz	β-Methyl-Digoxin (Lanitop) 1 Amp. = 0,2 mg 1/2–1 Amp. i.v.	Vorsichtige Digitalisierung erforderlich
Bei Hypoglykämie	Glucosteril 20%ig initial 1 Amp. = 10 ml i.v., anschließend Glukose 10%ig als Dauerinfusion	
Infektionsprophylaxe	Ampicillin (Binotal, Amblosin) 2×2 g = 2×1 Amp. i.v.	
Bei Ateminsuffizienz	Intubation und künstliche Beatmung	Keine Sedierung!

4.7 Akute intermittierende Porphyrie

Porphyrien sind enzymopathische Störungen des Porphyrinstoffwechsels. Man unterscheidet primäre oder echte von sekundären Porphyrien. Die primären Porphyrien werden autosomal dominant vererbt und nach dem Sitz der metabolischen Störung in erythropoetische und hepatische Porphyrien aufgeteilt. Bei den erythropoetischen Prophyrien liegt die enzymopathische Störung in den Erythroblasten des Knochenmarks, sie führt zu einer Synthesestörung des Bluthäm. Den hepatischen Porphyrien liegt eine enzymopathische Störung in den Parenchymzellen der Leber zugrunde. Bei der akuten intermittierenden Porphyrie besteht eine verminderte Aktivität der Uroporphyrin-I-Synthetase, die wiederum eine Störung der Hämsynthese zur Folge hat. Die sekundären Porphyrien, auch Porphyrienurien genannt, sind symptomatische Formen der Porphyrien und Begleiterscheinungen anderer Grundkrankheiten.

Ein echter Notfall ist fast ausnahmslos die akute intermittierende Porphyrie. Diese Form wird daher im folgenden behandelt. Verschiedene exogene und endogene Noxen können zur akuten Dekompensation der latenten Porphyrinstoffwechselstörung führen. Dabei kommt es zu exzessiver Produktion, Kumulation und meist auch Elimination der physiologischerseits auftretenden Porphyrine und deren Vorstufen, die eine toxische Wirkung u. a. auf das Gefäßsystem, die Darmperistaltik, das Nervensystem und das Vasomotorenzentrum haben und die verschiedenen Symptome hervorrufen.

Biochemie des Porphyrinstoffwechsels

Succinylcoenzym A + Glycocoll	
↓	
Delta-Aminolävulinsäure	
↓	
Porphobilinogen	
↓ ⟶	
Uroporphyrin III	→ Uroporphyrin I
↓	↓
Koproporphyrin III	Koproporphyrin I
↓	↓
Protoporphyrin III	Protoporphyrin I
↓ $+ Fe^{++}$	
Häm	
↓ + Protein	
Hämoproteide	
(Hämoglobin, Myoglobin, Hämfermente)	

Literatur

1. Brugsch J, Müller H (1979) Verhalten der Porphyrine und ihrer Vorstufen im Harn. Münch Med Wochenschr. 121:457
2. Doss M (1977) Was ist gesichert in der Therapie der Porphyrien? Internist (Berlin) 18:664
3. Doss M (1978) Diagnosis and Therapie of Porphyrias and Lead Intoxikation. Springer, Berlin Heidelberg New York
4. Druschky K-F (1978) Die akute intermittierende Porphyrie. Thieme, Stuttgart
5. Druschky K-F, Schaller KH (1980) Präventivmedizinische Möglichkeiten bei genetisch bedingten hepatischen Porphyrien. Der Krankenhausarzt 2:130
6. Gerok D (1978) Porphyrien. In: Hornbostel H, Kaufmann W, Siegenthaler W (Hrsg) Innere Medizin in Praxis und Klinik, Bd IV. Thieme, Stuttgart
7. Mühler E (1976) Diagnostische und therapeutische Probleme bei akuter intermittierender Porphyrie. Nervenarzt 47:126
8. Schenk J (1978) Die hepatischen Porphyrien. Fortschr Med 96:1161
9. Schley G, Hengstebeck W (1976) Akute intermittierende Porphyrie. Dtsch Med Wochenschr 101:1921

Tabelle 1. Einteilung der Porphyrien

Primäre Porphyrien (hereditäre Formen)

1. Erythropoetische Porphyrien
   Porphyria congenita (Günthersche Krankheit)
   Erythropoetische Protoporphyrie
   Erythropoetische Koproporphyrie
2. Hepatische Porphyrien
   Akute intermittierende Porphyrie
   Gemischte Porphyrie (Porphyria variegata)
   Hereditäre Koproporphyrie
   Chronische Porphyrie (z. B. Porphyria cutanea tarda Waldenström)

Sekundäre symptomatische Porphyriestoffwechselstörung
(Porphyrinurien) bei

1. Leberkrankheiten (z. B. Zirrhose, Hepatitis, Hepatosen, Lebertumoren)
2. Blutkrankheiten (z. B. hämolytische Anämien, perniziöse Anämie, bei gesteigerter Erythropoese, bei Hämoblastosen)
3. Intoxikationen (z. B. Blei, Thallium, Quecksilber, Phosphor, Arsen, Silber, Tetrachlorkohlenstoff, Hexachlorbenzol)
4. Endokrinopathien (z. B. Hyperthyreose, Diabetes)

7. Hypovitaminosen (z. B. B_1-, Niacin-, Folsäure-, B_6- und B_{12}-Mangel)
8. Hautkrankheiten
9. Medikamentennebenwirkung (z. B. Barbiturate und andere Hypnotika, Analgetika, Sedativa, Sulfonamide, Narkotika)
10. Kollagenosen, Malignome, Infektionskrankheiten, hereditäre Hyperbilirubinämien (Dubin-Johnson-Syndrom, Rotor-Syndrom)

Tabelle 2. Klinische Symptomatik

Allgemein	Geschlechtsverteilung: etwa 60% Frauen Manifestationsalter: 20–40 Jahre Manifestation des Latenzstadiums durch: Infektionen, Medikamente, Hormone, Alkohol, körperliche oder seelische Belastung
Autonom-vegetative Neuropathie	Subfebrile Temperaturen oder Fieber, Schüttelfrost, Schweißausbrüche
abdominell:	Kolikartige Schmerzen ohne Bauchdeckenspannung, Obstipation oder Durchfälle, Übelkeit, Erbrechen, Ileus
kardiovaskulär:	Tachykardie, Rhythmusstörungen, Hypertonie
Periphere Neuropathie	Motorische Schwäche, Paresen, Paralysen, Hypo- oder Areflexie, Hyper- oder Parästhesien, Hypo- oder Hyperalgesie
Bulbäre Neuropathie	Schluckstörung Atemlähmung
Hypothalamische Neuropathie	Störung im Wasser- und Elektrolythaushalt durch vermehrte Adiuretinsekretion
Zentrale Neuropathie	Unruhe, Schlaflosigkeit, Kopfschmerzen, Verwirrtheitszustände, Somnolenz, Koma, Delirien, generalisierte Krampfanfälle
Psyche	Reizbarkeit, Depression, hysteriforme Zustände, Halluzinationen
Toxische Organschädigung	Myokard, Leber, Pankreas, Niere
Labor-symptomatik	Urin: Rotfärbung und Nachdunkeln bei Lichteinwirkung (in zwei Drittel der Fälle) Vermehrung der Deltaaminolaevulinsäure Vermehrung von Porphyrin und Porphobilinogen Blut: Hypokaliämie, Hypokalzämie, Hyponatriämie, Anämie, Leukozytose Liquor: Gesamteiweißerhöhung

Tabelle 3. Diagnostische Maßnahmen

Untersuchung		sofort	Verlauf
Unspezifische Laboruntersuchungen:			
Blutbild		+	
Hb, HK		+	+
Na, K, Ca, Cl		+	+
SGOT, SGPT, LDH		+	
α-Amylase		+	
Cholesterin		+	
Spezifische Laboruntersuchungen:			
Urin-Farbe burgunderrot bis dunkelbraun sofort oder nach kurzer Lichteinwirkung		+	+
Qualitativer Nachweis von Porphyrien:			
Watson-Schwartz-Test		+	**Beachte:** Falsch positive Reaktionen
Hoesch-Test		+	
Fluoreszenz-Talkum-Test		+	
Quantitative Bestimmungen			
im Urin:	Delta-Aminolävulinsäure (ALA)	+	
	Porphobilinogen (PBG)	+	
	Uroporphyrin	+	
	Koproporphyrin	+	
im Stuhl:	Protoporphyrin	+	
	Koproporphyrin	+	
im Blut:	Uro-I-Synthetase-Aktivität	+	
EKG		+	+
EEG		+	
Lumbalpunktion			+
Leberpunktion: Nachweis von Porphobilinogen und Uroporphyrin im Fluoreszenzmikroskop			+

Tabelle 4. Differentialdiagnose

Gemischte Porphyrie oder Koproporphyrie: Seltene Formen der primären Porphyrien, die auch anfallsartig auftreten können und sich in ihrer Symptomatik und Therapie dann nicht von der akuten intermittierenden Porphyrie unterscheiden
Sekundäre Porphyrien
Akutes Abdomen anderer Genese
Intoxikationen Bleivergiftung Thalliumvergiftung
Andere Formen der Polyneuritis Poliomyelitis Periarteriitis nodosa Psychotische Bilder anderer Genese

Tabelle 5. Prophylaxe

Meidung von porphyrinogenen Noxen: 1. Medikamente: Siehe Tab. (6 a und 6 b) 2. Stärkere körperliche und seelische Belastung 3. Längeres Fasten und Abmagerungskuren 4. Alkohol 5. Kontakt mit gewerblichen Giften (Dinitrophenol, Trinitrotoluol, Methylchlorid, Mexochlorbenzol) und Schwermetallen (Hg, Pb, Zn, As, Au)
Erkennung latent Porphyriekranker durch quantitative Bestimmung der Uroporphyrinogen I-Synthetase im Blut sowie der Porphyrinvorstufen und Porphyrine im Urin und Stuhl
Information des Erkrankten über erlaubte und verbotene Medikamente. Eintragung der Erkrankung in den Unfallhilfepaß

Tabelle 6a. Bei AIP verbotene Medikamente

	Stoffgruppen oder Substanz	Präparatenamen (Beispiele)
Analgetika Antiphlogistika	Pyrazolonderivate (Phenylbutazone, Aminophenazon)	Novalgin, Pyramidon Butazolidin, Tanderil
	Indometacin	Amuno
	Pentazocin	Fortral
Psychopharmaka, Sedativa	Meprobamat	Miltaun, Aneural
	Diazepam	Valium
	Chlordiazepoxid	Librium
	Imipramin	Tofranil
Hypnotika, Narkotika	Barbiturate	Luminal, Phanodorm
	Carbamide	Adalin, Betadorm
	Glutethimid	Doriden
	Halothan	Halothan, Fluothane
	Ketamine	Ketanest
Antiepileptika	Hydantoinderivate	Phenhydan, Zentropil
	Succinimide	Suxinutin
	Carbamazepin	Tegretal
	Primidon	Mylepsinum
Antihypertensiva	Hydralazine	Nepresol, Adelphan
	Methyldopa	Presinol, Sembrina
Antibiotika Sulfonamide Tuberkulostatika	Tetracycline	Reverin, Vibramycin
	Chloramphenicol	Paraxin, Leukomycin
	Griseofulvin	Likuden
	Sulfonamide	Azulfidine, Bactrim
	Isoniazid (INH)	Neoteben
Antidiabetika	Sulfonylharnstoffe (Tolbutamid)	Rastinon
	(Glibenclamid)	Euglucon
Zytostatika	Busulfan	Myleran
	Chlorambucil	Leukeran
	Cyclophosphamid	Endoxan
	6-Mercaptopurin	Purinethol
Hormone	Oestrogene	Progynon, Estradurin
	Gestagene	Prolution, Clinovir
	Orale Kontrazeptiva	Eugynon, Microgynon
Andere Medikamente	Theophylline	Euphyllin, Cordalin
	Ergotamin-Präparate	Gynergen, Methergin
	Chloroquin	Resochin
	Spironolacton	Aldactone, Osyrol
	Procain	Novocain
	Thiamazol	Favistan

Tabelle 6b. Bei AIP erlaubte Medikamente

	Stoffgruppen oder Substanz	Präparatenamen (Beispiele)
Analgetika Antiphlogistika	Salizylate Morphin und -derivate Methadon	Colfarit, Aspirin Dilaudid, Acedicon Polamidon
Psychopharmaka Sedativa	Triflupromazin Haloperidol Chlorpromazin Promethazin Valproinsäure (Valeriana)	Psyquil Haldol Megaphen Atosil Valmane
Hypnotika Narkotika	Chloraldurat Paraldehyd Aether, Stickoxydul Succinylcholin	Chloraldurat Paraldehyd Lysthenon, Pantolax
Antiepileptika	Clomethiazol	Distraneurin
Antihypertensiva	Propanolol Saluretika (Chlorthiazide) Reserpin Diazoxid Guanethidin	Dociton Lasix, Hygroton Serpasil Hypertonalum Ismelin
Antibiotika Sulfonamide Tuberkulostatika	Penicilline Streptomycin Rifampicin Nitrofurantoin	Penicillin G, Baycillin Streptothenat Rimactan, Rifa Furadantin
Antidiabetika	Insulin	
Hormone	ACTH Glukokortikoide	Synacthen Prednison, Urbason
Andere Medikamente	Digitalis Neostigmin Vitamine Meclizine Atropin	Lanitop, Novodigal Prostigmin Vitamin B-Komplex (BVK) Vitamin C (Cebion) Bonamine

Tabelle 7. Therapie in der Praxis

Maßnahme	Verordnung	Bemerkungen
Sedierung	Megaphen 1 Amp. = 25 mg i.m.	**Beachte:** Medikamente Tabelle 6a
Schmerz- bekämpfung	Dilaudid 1/2–1 Amp. s.c. oder L-Polamidon 1 Amp. = 2,5 mg i.m. oder langsam i.v.	
Bei Hyper- tonie und Tachykardie	Reserpin (Serpasil, Sedaraupin), 1 Amp. = 1 mg i.m. oder Dociton 40 1 Tbl. = 40 mg, 1–2 Tbl.	
	Klinikeinweisung	

Tabelle 8. Therapie in der Klinik

Maßnahme	Verordnung	Bemerkungen
Bei abdominellen Symptomen:		
Schmerzen	Dilaudid 1/2–1 Amp. s.c., oder L-Polamidon 1 Amp. = 2,5 mg i.m. oder langsam i.v.	**Beachte:** Medikamente Tabelle 6a
Übelkeit, Erbrechen	Psyquil 1 Amp. = 20 mg i.m., i.v.	
Bei Ileus	Prostigmin 1 Amp. = 0,5 mg in Infusion	Siehe Kap. Ileus S. 198
Bei psychotischen Symptomen und zur Sedierung	Megaphen 1 Amp. = 25 mg 4–6 stdl. 1 Amp. oder Reserpin (Serpasil, Sedaraupin), 1 Amp. = 1 mg i.m. oder Paraldehyd, 5–10 ml i.m.	
Bei neurologischen Symptomen	Ultracorten H 1 Amp. = 50 mg 2 × 1 Amp.tgl. über mehrere Tage, dann langsame Reduzierung Synacthen 1 Amp. = 0,25 mg in die Infusion über mindestens 4 Std BVK „Roche“, 1 Amp. = 2 ml in die Infusion oder BVK „Roche“ forte Drag., 3 × 1 Drag. Beflavin, 1 Amp. = 2 ml i.m./i.v. oder Drag., 2 × 1 tgl. Triadenyl ATP 1 Amp. = 20 mg oder Myoston 1 Amp. = 20 mg bis zu 10 Amp. tgl. oder Laevadosin, 1 Inf.-Fl.	

Fortsetzung ▶

Tabelle 8 (Fortsetzung). Therapie in der Klinik

Maßnahme	Verordnung	Bemerkungen
Bei zerebralen Krampfanfällen	Distraneurin 0,8%ig	
Bei ausgeprägter Myotonie	Prostigmin 1 Amp. = 0,5 mg 1–2 Amp. tgl.	
Bei Herzinsuffizienz	β-Methyl-Digoxin (Lanitop) 1 Amp. = 0,2 mg i.v.	
Bei Hypertonie und Tachykardie	Dociton 40, 1 Tbl. = 40 mg 3 × 1 Tbl. oder 1 Amp. = 1 mg langsam i.v.	Bis 200 mg/die
Bei Atemlähmung	Intubation und maschinelle Beatmung	
Zur Elimination der Porphyrine	Infusionen: etwa 3000 ml tgl. z. B. Glukose 10%ig und Normofundin zusätzlich Laevosan DTI (500–600 g Glukose tgl.) evtl. Hämodialyse oder Peritonealdialyse	Besonders als Basistherapie erforderlich Angestrebte Kalorienzufuhr 2500 kcal/die
Kalorienzufuhr	Zusätzlich zur Infusionsbehandlung, evtl. über Magensonde	
Bei Elektrolytverschiebung	Elektrolytkonzentrate zur Infusion	Siehe Kap. Wasser und Elektrolythaushalt S. 21
Bei Infekten	Mezlocillin (Baypen) 3 × 2 g tgl.	**Beachte:** Medikamente Tabelle 6 a
Bei prämenstruellem Auftreten akuter Schübe	Therapieversuch mit oestrogenarmen Ovulationshemmern	

5 Abdominelle Erkrankungen

5.1 Akutes Abdomen

Unter dem Syndrom des akuten Abdomens werden innerhalb von Stunden auftretende, oft lebensbedrohliche und mit Schmerzen einhergehende abdominelle Erkrankungen verstanden.

Die Ursache ist im Anfangsstadium nicht immer eindeutig einem bestimmten Krankheitsbild zuzuordnen, weswegen eine interdisziplinäre Untersuchung in der Klinik, auch wiederholt, empfehlenswert ist.

Erleichtert wird die Diagnostik durch die Tatsache, daß dem akuten Abdomen zu 95% folgende Pathomechanismen zugrunde liegen:

Entzündung
Verschluß eines Hohlorgans
Perforation, Ruptur, Blutung
Endogene oder exogene Intoxikationen

Bei etwa 5% spielen andere extraabdominelle Erkrankungen eine Rolle.

Literatur

1. Crone M (1977) Zur Soforttherapie akuter Schmerzen im Abdomen. ZfA 53: 1881
2. Hegglin R (1977) Differentialdiagnose innerer Krankheiten. Thieme, Stuttgart
3. Kenninger K (1976) Das akute Abdomen. Österr Ärzteztg 31:1195
4. Miederer SE, Lindstaedt H, Koischwitz O, Fricke G (1980) Das akute Abdomen aus internistischer Sicht. Med Welt 31:96
5. Pokieser H (1976) Abdominelle Röntgendiagnostik bei Intensivfällen. Gastroenterologie 14:193
6. Trede M, Rückert U, Storz LW (1977) Das akute Abdomen im Greisenalter. Z f Gerontologie 10:254

Tabelle 1. Klinische Symptomatik

A. Leitsymptomatik, Trias:	
1. Schmerz:	Spontan oder durch Druck provoziert, kolikartig oder dauernd, lokal oder diffus
2. Peristaltikstörung:	Stuhl- und Windverhaltung, klingende Darmgeräusche oder aufgehobene Darmgeräusche Erbrechen (evtl. Hämatemesis)
3. Bauchdeckenspannung:	Lokal oder diffus (kann fehlen!)
B. Allgemeinsymptomatik:	
Schockzeichen:	Flacher, schneller Puls, RR-Abfall, flache Atmung, Kaltschweißigkeit, evtl. Oligo-, Anurie
Sonstiges:	Fieber, trockene Zunge, Facies abdominalis, Somnolenz, evtl. Melaena
Anmerkung:	Im Blutbild fast immer Leukozytose, im Serum häufig Hypokaliämie!

Beachte: Atypische Symptomatik bei:
Psychiatrischen Patienten (Indolenz, Psychopharmaka)
Säuglingen und Kleinkindern (geringe klinische Symptomatik bei entzündlichen Prozessen)
Greisen (angehobene Schmerzwelle)
Gravidität (veränderte Schmerzprojektion – am häufigsten Appendizitis oder Gallenkoliken)
Zurückliegenden Traumen (auch Bagatelltraumen)
Nach diagnostischen Maßnahmen (z. B. ERCP, Punktionen)

Tabelle 2. Diagnostische Maßnahmen

Sofort		Verlauf
Anamnese (Stuhlgang, Wasserlassen, Erbrechen, Voroperation) und Abklärung des Schmerzcharakters. Voruntersuchung?		
Klinische Untersuchung, insbesondere abdomineller und rektaler Tastbefund, Auskultation		
Temperaturmessung (rektal und axillar)		
Laboruntersuchungen:		
Blut:	Blutbild	Ca, Cl
	Na, K	
	SGOT, SGPT, AP, CPK	BSG
	α-HBDH, α-Amylase	Bilirubin
	Blutzucker	
	Blutgasanalyse	
	Harnstoff-N, Kreatinin	
Urin:	Status	
	Urobilin, Urobilinogen	
	Porphobilinogen	
	Azeton	
Röntgenuntersuchungen:		
Abdomenübersichtsaufnahme im Stehen oder seitlich anliegend		
Thoraxübersichtsaufnahme		i.v. Urogramm
EKG		
Konsiliaruntersuchungen:		
Chirurg, Gynäkologe, Urologe		
Weitere gezielte Untersuchungen:		
Sonographie, Oesophago-, Gastro-, Duodenoskopie, Angiographie, retrograde Urographie, diagnostische Bauchfelldialyse (Lavage)		evtl. Kontrastmitteluntersuchungen

Tabelle 3 a. Differentialdiagnose nach Lokalisation

Akutes Abdomen mit Schmerzen bestimmter Lokalisation

1. Rechter Oberbauch	
Gallenwege	Cholezystitis – Cholelithiasis (Hydrops, Empyem, Perforation)
Leber	(Subphrenischer-) Abszeß, Stauung, Ruptur, Pfortaderthrombose
Pankreas	(Kopf-) Pankreatitis, zurückliegendes Trauma
Magen-Darm	Ulcus duodeni (penetrans, perforans), Gastritis, Kolontumor, Perforation, „hochgeschlagene Appendix" – Appendizitis
Niere	Abflußstörung (Stein, Tumor, Entzündung), Infarkt, Blutung, paranephritischer Abszeß
Lunge	Basalpleuritis
2. Mittlerer Oberbauch	
Oesophagus	Oesophagitis, Ruptur
Magen-Darm	Ulcus ventriculi, duodeni (penetrans, perforans), Zwerchfellhernie (inkarzeriert), Tumor, Gastritis
Pankreas	Pankreatitis
Herz	Infarkt, Perikarditis
Lunge	Basalpleuritis
Gefäße	Aortenaneurysma
3. Linker Oberbauch	
Magen-Darm	Ulcus ventriculi (penetrans, perforans), Tumor, Perforation
Niere	Abflußstörung (Stein, Tumor, Entzündung), Infarkt, Blutung, paranephritischer Abszeß
Milz	Infarkt, Milzvenenthrombose, Ruptur, Stauung
Lunge	Basalpleuritis
Herz	Infarkt, Perikarditis
4. Rechter Unterbauch	
Darm	Appendizitis, Meckelsches Divertikel, Stenose (Tumor), Inkarzeration (Leistenhernie, Schenkelhernie), Invagination, Ileitis terminalis, Kolitis
Niere und ableitende Harnwege	Abflußstörung (Stein, Tumor, Entzündung)
Weibliche Genitalorgane	Adnexitis, EUG, Tubarruptur, stielgedrehte Ovarialzyste, Douglasabszeß, Endometriose
Gefäße	Peripherer Mesenterialinfarkt

Fortsetzung ▶

Tabelle 3 a (Fortsetzung). Differentialdiagnose nach Lokalisation

5. Linker Unterbauch	
Darm	Tumor, Perforation, Divertikulitis, Inkarzeration (Leistenhernie, Schenkelhernie), Kolitis
Niere und ableitende Harnwege	Abflußstörung (Stein, Tumor, Entzündung, Ruptur)
Weibliche Genitalorgane	Adnexitis, EUG, stielgedrehte Ovarialzyste, Douglasabszeß, Endometriose
Gefäße	Peripherer Mesenterialinfarkt, Ischämische Kolitis
Akutes Abdomen mit diffusen abdominellen Schmerzen	
Peritoneum:	Peritonitis, Organperforation (Gallenblase, Magen-Darm, Tuben), Gefäßverschluß mit Gangrän, haemorrhagische Pankreatitis, bakterielle (Durchwanderungs-) Peritonitis
Magen-Darm:	Ileus (mechanisch, paralytisch), Infektion (Würmer, Salmonellen, Herpes), Ileitis terminalis, Kolitis
Gefäße:	Arterieller und venöser Verschluß von Mesenterialgefäßen, arterielle Embolie, Angina abdominalis (Arteriosklerose, Aneurysma, Tumorkompression, ileomesenterialer Blutentzug, Herzinsuffizienz, Erythematodes viszeralis, Endangitis obliterans, Periarteriitis nodosa), Aortenruptur (retroperitoneal, intraperitoneal)
Lymphknoten:	Lymphadenomatose, Tuberkulose, Toxoplasmose
2. Extraabdominelle Ursachen: (täuschen zum Teil akutes Abdomen vor!)	
Stoffwechsel und Endokrinium:	Diabetes mellitus (Pseudoperitonitis), Hypoglykämie, Elektrolyt- und Säure-Basen-Entgleisung, Hyperlipidämie, akute intermittierende Porphyrie, Addison-Krise u. a. Comata
Intoxikation:	Blei, Thallium, Arsen, Phosphorsäureester, Nikotin, Ganglienblocker, Morphin
Bluterkrankungen:	Leukämie, Hämophilie, Hämochromatose, Hämolyse
Nervensystem:	Meningitis, Enzephalitis, Apoplexie, Hirntumor, Tabes dorsalis, Herpes zoster, Bandscheibenprolaps

Tabelle 3 b. Differentialdiagnose nach Altersklassen

Kindesalter:	Invagination Darmtorsion Akute Appendizitis Alimentäre Gastroenteritis Unbeachtetes Trauma (Pankreasquetschung) Zweizeitige Organruptur Inkarzerierte Hernien Akute Pyelonephritis Pneumokokkenperitonitis Ileitis terminalis Wurmerkrankungen Pneumonie
Greisenalter:	Altersappendizitis Gallenaffektionen Magen-, Kolon-, Sigmaperforation Diabetes mellitus (Pseudoperitonitis) Vaskuläre Erkrankungen (Embolie, Thrombose) Chronische Obstipation, Laxantienabusus Rechtsherzinsuffizienz (Leberstauung, Stauungsgastritis) Akute Harnverhaltung Inkarzerierte Hernie
Erwachsenenalter:	s. Tabelle 3 a

Tabelle 4. Therapie in der Praxis

Maßnahme	Verordnung	Bemerkungen
Entlastung des Verdauungstraktes	Nahrungskarenz. Wenn vorhanden: Magensonde	Keine Medikamente oral
Schmerzbekämpfung	Buscopan comp. 1 Amp. = 5 ml i.v., i.m. oder Fortral, 1 Amp. = 30 mg langsam i.v., oder i.m.	Kein Morphinderivat!
Schockprophylaxe	Macrodex 6%ig 500 ml i.v. und/oder Normofundin	
	Sofortige Klinikeinweisung	

Tabelle 5. Therapie in der Klinik

Bei akuten abdominellen Erkrankungen ist wiederholtes chirurgisches Konsilium erforderlich (gegebenenfalls auch gynäkologisches und urologisches Konsilium)

Maßnahme	Verordnung	Bemerkungen
Entlastung des Verdauungstraktes	Nahrungskarenz, Magensonde	Keine Medikamente oral
Schmerz-bekämpfung	Buscopan comp. 1 Amp. = 5 ml langsam i.v. oder i.m. oder Fortral 1 Amp. = 30 mg langsam i.v. oder i.m.	**Cave:** Mechanischer Ileus, Glaukom **Cave:** Morphin und Morphinderivate (Verschleierung der Diagnostik)
Bei Flüssigkeits- und Elektrolytverlusten und zur Schockprophylaxe	Vollelektrolytlösung z. B. Normofundin und Laevulose 5–10%ig oder Glukose 5–10%ig	S. auch Kapitel Wasser- und Elektrolythaushalt S. 21
Bei Schock	Macrodex 6%ig oder Longasteril 75 Plasmaproteinlösung oder Humanalbumin 20%ig Dopamin 1 Amp. = 50 mg 100 mg in 500 ml NaCl 0,9%ig oder Glukose in 6–9 Std infundieren	**Cave:** Keine alkalischen Lösungen S. auch Kapitel Schock, S. 10
Bei Säure-Basen-Verschiebungen	Bei metabolischer Azidose: Natriumbikarbonat 8,4%ig (1 ml = 1 mval) Bei metabolischer Alkalose: Vorrangig ist Elektrolytausgleich (K + Cl), evtl. zusätzlich L-Arginin-Hydrochlorid (1 ml = 1 mval)	Formel: BE × kg KG × 0,3 = zu infundierende Menge in mval S. auch Kap. Säuren- und Basenhaushalt S. 45
Bei Herzinsuffizienz	β-Methyl-Digoxin 1 Amp. = 0,2 mg i.v.	Vorher Elektrolytkontrolle
Bei Infektion	Breitbandantibiotika z. B. Mezlozillin (Baypen) 3 × 2 g tgl. i.v.	

5.2 Ileus

Man unterscheidet bei diesem durch Stuhl- und Windverhaltung gekennzeichneten Syndrom einen mechanischen und einen paralytischen Ileus.

Der **mechanische Ileus** entsteht durch Darmverschluß aus anatomischer Ursache und ruft meist eine akute Symptomatik hervor. Jeder mechanische Ileus geht nach einiger Zeit in einen paralytischen Ileus über.

Der **paralytische Ileus** wird durch ein primäres Erliegen der Darmmotilität hervorgerufen.

Der Verlauf des Ileus ist durch folgende Störungen gekennzeichnet:

Gestörte Darmmotilität
Wasser- und Elektrolytverluste,
Säure-Basen-Verschiebungen,
Übertritt von toxischen Substanzen und Bakterien aus dem Darmlumen in die Blutbahn und in den Peritonealraum mit resultierendem septischem oder Endotoxinschock.

Literatur

1. Berning H (1978) Darmverschluß (Ileus). In: Hornbostel H, Kaufmann W, Siegenthaler W (Hrsg) Innere Medizin in Praxis und Klinik, Bd IV. Thieme, Stuttgart
2. Doehn M, Rehner M, Soehendra N, Wehling H (1975) Konservative Ileustherapie. Endoskopische Behandlungshilfen. Dtsch Med Wochenschr 100:1249
3. Menge H (1979) Pathophysiologie und Klinik des paralytischen Ileus. Internistische Welt 8:279
4. Pokieser H (1976) Abdominelle Röntgendiagnostik bei Intensivfällen. Gastroenterologie 14:193
5. Schriefers KH (1975) Der mechanische Ileus. Chirurg 46:49
6. Schwemmle K (1976) Paralytischer und postoperativer Ileus. Münch Med Wochenschr 118:219

Ätiologie

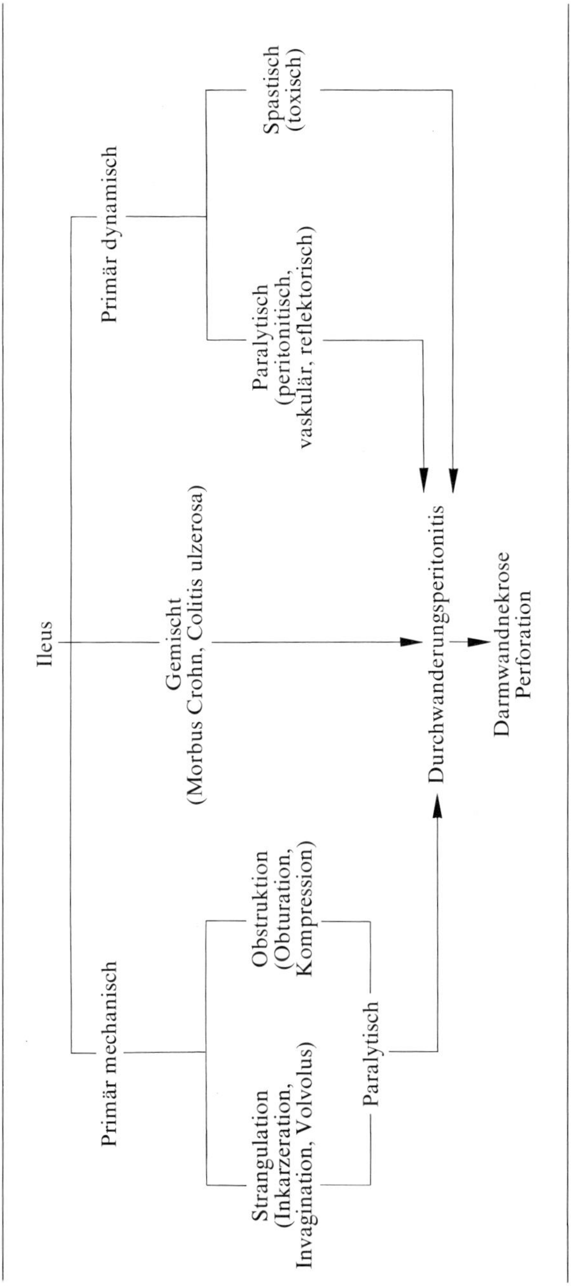
Ileus
Primär mechanisch
Primär dynamisch
Gemischt
(Morbus Crohn, Colitis ulzerosa)
Strangulation
(Inkarzeration,
Invagination, Volvolus)
Obstruktion
(Obturation,
Kompression)
Paralytisch
Paralytisch
(peritonitisch,
vaskulär, reflektorisch)
Spastisch
(toxisch)
Durchwanderungsperitonitis
Darmwandnekrose
Perforation

Tabelle 1. Ursachen eines Ileus

		Operationsindikation
Mechanisch:		
A. Obstruktion	(Ohne Verlegung der Blutgefäße)	
a) Obturation	Tumor, Gallensteine, Würmerkonvolut, Fremdkörper, Endometriose, Bezoare	+ +
b) Kompression	Tumor, Zyste, Abszeß	+ +
B. Strangulation	(Mit Verlegung der Blutgefäße)	
a) Inkarzeration	Innere, äußere Hernie, Bride	+ +
b) Invagination		+
c) Volvulus		+ +
Dynamisch:		
A. Spastisch	Bleivergiftung	Ø
B. Paralytisch		
1. Schädigung der Darmwand		
a) Entzündung	Peritonitis, Geschwür, Pankreatitis	(+)
b) Nach direktem Trauma	Darmperforation, Darmquetschung, Darmruptur, postoperative Nahtdehiszenz	+ +
c) Nach Bestrahlung	Erst entzündlich, später narbig	Ø – (+)
d) Vaskulär	Mesenterialgefäßthrombose, -embolie, chronische mesenteriale Durchblutungsstörungen, Kompression von Darmgefäßen durch Aortenaneurysma, ischämische Kolitis	(+) – + +
2. Reflektorisch		
a) Nach direktem Trauma	Postoperativ, stumpfes Trauma	Ø
b) Abdominale Blutung	Extrauteringravidität, Ruptur von Milz, Leber, Mesenterium oder Aneurysma	+ +
c) Retroperitoneal	Hämatom, Entzündung, Tumor, Harnblasenüberdehnung verschiedener Ursache	+ + – (+)
d) Organtorsion	Netz, Adnexe, Magen	+ +
e) Koliken	Gallen- oder Harnwege	Ø
f) Innervationsstörungen	Tabes dorsalis, Rückenmarksverletzung, Hirschsprungsche Erkrankung, toxisches Megakolon	Ø (+)
g) ZNS-Schäden	Hirntumor, Hirntrauma, Apoplexie, Meningitis	Ø

Fortsetzung ▶

Tabelle 1 (Fortsetzung). Ursachen eines Ileus

		Operationsindikation
h) Allgemeinerkrankungen	Kollagenosen, Herzinfarkt, Pneumonie, Urämie, Sepsis, Empyem	Φ
3. Metabolisch		
a) Energiestoffwechselstörung	Diabetische Pseudoperitonitis, Leberkoma, Myxödem	Φ
b) Elektrolytentgleisung	Kaliummangel, schwere Hypo- oder Hypernatriämie	Φ
c) Säure-Basen-Störung	Azidose, Alkalose	Φ
4. Toxisch		
a) Infektiös,	Pneumonie, Urämie, Sepsis, Empyem	Φ
b) Durch Gifte und Medikamente	z. B. Morphin, Neuroplegika, Antikoagulantien, Alkaloide, Zytostatika	Φ
C. Gemischte Form	Morbus Crohn, Kolitis ulzerosa, Tuberkulose, Aktinomykose, Porphyrie, Schwangerschaft	(+)–++

Tabelle 2. Klinische Symptomatik

1. Stadium bis ca. 12 Std	Kolikartiger Schmerz (ischämisch), zunehmendes Völlegefühl, Auftreibung des Leibes, beginnender Meteorismus, Abwehrspannung. Darmgeräusche verstärkt (mechanisch) oder vermindert (paralytisch), beginnende Blutwertveränderungen
2. Stadium bis ca. 24 Std Beginnend paralytisch	Schmerzen, sistierende Winde, Erbrechen, fehlende Darmgeräusche, metallisches Plätschern, Zwerchfellhochstand, Blutwertveränderungen (zunehmende Elektrolyt- und Säure-Basen-Verschiebung, Leukozytose)
3. Stadium ab ca. 24 Std bis 36 Std Paralytisch	Diffuser Schmerz, starker Meteorismus, Totenstille, Überlauferbrechen (Miserere), Zeichen der intestinalen Intoxikation (beschleunigte, oberflächliche Atmung, Blutdruckabfall, Temperaturanstieg, Tachykardie, Oligurie, starke Leukozytose), Exsikkose, Schocksymptomatik, Facies hippocratica (halonierte, eingesunkene Augen, spitze Nase, schmale Lippen), schwere Blutwertveränderungen
4. Nach 2–4 Tagen	Durchwanderungsperitonitis, Exitus letalis
Beachte:	Der zeitliche Ablauf eines paralytischen Ileus kann erheblich schneller oder verzögert sein!

Tabelle 3. Diagnostische Maßnahmen

Untersuchung	sofort	Verlauf
Auskultation des Abdomens		
Kreislauf		
RR	+	Nach klinischem Verlauf,
Puls	+	evtl. fortlaufend
Blut (besonders auch zur Operationsvorbereitung)		
Blutbild, Hämatokrit	+	Nach klinischem Verlauf
Elektrolyte (K, Na, Cl)	+	
Blutgruppe, Kreuzprobe	+	
Blutzucker	+	Nach Erfordernis
Harnstoff-N, Kreatinin	+	tgl.
α-Amylase	+	Nach Erfordernis
Lipase	+	Nach Erfordernis
SGOT, SGPT, AP	+	
Quickwert		Bei länger bestehendem Ileus
Blutgasanalyse	+	Evtl. alle 4 Std.
Urin		
Urinstatus	+	
Porphyrine		Nach Erfordernis
Rö.-Untersuchungen		
Abdomenübersichtsaufnahme, a.p. und seitlich, möglichst im Stehen	+	Kontrastmitteldarstellung: nach klinischem Verdacht evtl. mit Gastrografin **Cave:** Bariumbrei
Flüssigkeitsbilanzierung (Absaugmenge, Urinmenge)	+	+
Konsiliaruntersuchungen Chirurg, Gynäkologe		wiederholt

Tabelle 4. Differentialdiagnose Dünndarm-, Dickdarm-Ileus

	Dünndarm	Dickdarm
Klinik	Sehr akut, frühes Erbrechen, Miserere	Oft verschleiert, spätes oder fehlendes Erbrechen
Röntgen		
a) Abdomen leer	Viele kleine Spiegel („Orgelpfeifenphänomen“)	Vereinzelte Spiegel, eher hoch als breit
b) Eventuell Kontrastdarstellung	„Leeres Colon“	Typisches Colonhindernis
Konsequenz	Isolierter Dünndarm-Ileus: Sofortige OP-Indikation, da fast immer mechanisch mit schnell folgender Nekrose und schweren Elektrolytstörungen	Bei verzögerter Diagnostik möglicher Rückstau im Dünndarm und kombinierter Dickdarm/Dünndarmileus, OP-Indikation

Tabelle 5. Therapie

Beachte:
1. Bei mechanischem Ileus besteht sofortige Op.-Indikation!
2. Einem paralytischen Ileus kann ein mechanischer Ileus zugrunde liegen!

Konservative Therapie

Maßnahmen	Verordnung	Bemerkungen
1. Wie bei „Akutem Abdomen“	Siehe S. 191 –	–
2. Anregung der Peristaltik	Schwenkeinlauf Prostigmin, 1 Amp. = 0,5 mg ½-1 Amp. und Bepanthen, 1 Amp. = 500 mg 1–2 Amp. in Infusion über 4 Std Galletropf rektal: 150 ml Fel tauri in 500 ml NaCl-Lösung 0,9%ig	Nur bei gesichertem paralytischen Ileus. Ausreichender Kaliumersatz Voraussetzung

5.3 Gallensteinkoliken

Die typische Gallenkolik wird verursacht durch zwei Mechanismen. Durch Freisetzung von Cholezystokinin in den Dünndarmzellen kommt es zur Kontraktion der Gallenblase. Auslösende Faktoren sind häufig fettreiche oder voluminöse Mahlzeiten (denaturierte Fette, Eier, Schokolade, Käse, Hülsenfrüchte, Alkohol), körperliche Überanstrengung oder psychische Erregung, besonders bei erhöhtem Vagotonus (nachts). Besteht gleichzeitig eine Stenose im Bereich der Gallengänge (Stein, organisch, funktionell), resultiert eine plötzliche Drucksteigerung in der Gallenblase über 350 mm H_2O und im Choledochus über 250 mm H_2O, die den akut einsetzenden Dehnungsschmerz hervorruft.

Als **funktionelle Störungen** („Dyskinesien") bezeichnet man Beschwerden, bei denen morphologische Veränderungen nicht nachweisbar sind. Am ehesten werden sie verursacht durch gestörte Koordination im Zusammenspiel von Gallenblase und Sphinkteren in den abführenden Gallenwegen, z. B.

Primäre Cholezystatonie (oft kombiniert mit Hypotonie des Sphinkter Oddi),
Abflußhemmung im Cysticusgebiet mit initialer Hypertonie und Hyperkinese der Gallenblase, gefolgt von sekundärer Atonie,
Hypertonie des Sphinkter Oddi mit initialer Hypertonie und Hyperkinese der Gallenblase, gefolgt von sekundärer Atonie,
Hyperästhesie der Gallenwege (irritable Gallenblase).

Literatur

1. Markoff N (1978) Erkrankungen der Gallenblase und der Gallenwege. In: Hornbostel H, Kaufmann W, Siegenthaler W (Hrsg) Innere Medizin in Praxis und Klinik, Bd IV. Thieme, Stuttgart
2. Kühne HA, Wernze H (Hrsg) (1979) Klinische Hepatologie. Thieme, Stuttgart
3. Ottenjahn R, Classen M (Hrsg) (1979) Gastroenterologische Endoskopie. Enke, Stuttgart
4. Plädoyer für die frühe Cholecystektomie. Deutscher Therapiekongreß, Karlsruhe 1974. Selecta 46:4072
5. Hess W (1973) Cholecystitis, Cholelithiasis und ihre Komplikationen. In: Demling L (Hrsg) Klinische Gastroenterologie, Bd 2. Thieme, Stuttgart
6. Kunze E (1974) Erkrankungen der Gallenblase und Gallenwege. Lehmanns, München

Die **Ätiologie** der Gallensteinbildung ist nicht vollständig geklärt. Als wesentliche Ursache wird heute eine Störung des kolloid-physikalischen Gleichgewichtes diskutiert zwischen der Menge der gelösten Substanzen in der Gallenflüssigkeit (Bilirubin, Gallensäuren, Phospholipide, Cholesterin, Kalzium, Magnesium, Phosphate, Carbonate) in instabiler bzw. metastabiler Lösung und den vorhandenen Stabilisatoren. Als begünstigende Faktoren für die Konkrementbildung sind in diesem Zusammenhang Stase und Entzündung zu nennen.

Wichtigste **Steintypen** sind (Zusammenstellung nach Hess (1978) in Hornbostel, Band IV):

I. Solitärsteine:	1. reine Cholesterinsteine	rö.-neg.	25%
	2. Cholesterinkombinationssteine (Bilirubin)	rö.-neg.	
II. Cholesterin-Pigment-Kalksteine (CPK):		rö.-pos.	69%
III. Pigmentsteine:	1. reine Bilirubinsteine	rö.-neg.	6%
	2. Pigmentkalksteine	rö.-pos.	

Epidemiologisch findet man die Gallensteinbildung gehäuft bei:
Hämatologischen Systemkrankheiten wie Hämolyse (Bilirubin-Steine)
Diabetes mellitus
Hyperlipidämie Typ IV
Hyperparathyreoidismus
Erkrankungen des distalen Dünndarms
Einnahme von Kontrazeptiva
Einnahme von Clofibrat
Multipara

Tabelle 1. Klinische Symptomatik

Kolikschmerz	Unter dem rechten Rippenbogen mit Ausstrahlung in die rechte Schulter, Rücken- und Halsseite und in den rechten Arm. Oft wellenförmig. Intensität: unangenehmes Druckgefühl bis heftigste Kolik.
Druckschmerz, Abwehrspannung, Entlastungsschmerz, Fieber	Zeichen einer oft schnell einsetzenden Begleitentzündung (Cholezystitis, Cholangitis)
Übelkeit, Erbrechen	Vagusreiz
Ikterus	Nur bei einem mindestens einen Tag lang bestehenden Gallenrückstau
Reflektorische Atemhemmung	
Komplikationen	
Pankreas	Pankreatitis
Gallenblase	Cholezystitis Cholangitis mit Sepsis Gallenblasenhydrops Gallenblasenempyem
Darm und Bauchhöhle	Reflektorischer Ileus Perforation in Duodenum, Kolon, Harnblase → Peritonitis Evtl. sekundäre Bildung von Fisteln, Abszessen (subphrenisch) Wandphlegmonen
Pleura	Pleuraerguß rechts
Stoffwechselstörung	Dehydratation Elektrolytverlust Säure-Basen-Verschiebungen
Sogenanntes Biliär-renales Syndrom	

Tabelle 2. Diagnostische Maßnahmen

Untersuchung	sofort	Verlauf	Bemerkungen
Blut			
SGPT, SGOT, γ-GT, alkalische Phosphatase	+	Nach Verlauf	
GLDH, LAP, Bilirubin, Cholesterin		+	
Quickwert		+	
Blutbild, Hämatokrit	+	Nach Verlauf	
Amylase, Lipase	+		Bei begleitender Pankreatitis
Gerinnungsstatus	+		Bei länger bestehendem Ikterus
Elektrolyte	+	+	Bei schwerem Erbrechen
Harnstoff-N, Kreatinin	+	+	Bei Verdacht auf sogen. biliär-renales Syndrom
Urin			
Diastase	+	+	Bei Pankreatitis
Gallenfarbstoffe		Nach Verlauf	
Urinstatus	+		
Sonographie	+		
Röntgenuntersuchungen			
Gallenleeraufnahme	+		
Cholezystangiographie		+	Abhängig vom Bilirubinwert und der alkalischen Phosphatase
ERCP und PTCG	+		
Abdomenübersicht	+		Ausschluß einer Ulkusperforation
EKG	+		Ausschluß eines Myokardinfarktes

Tabelle 3. Differentialdiagnose

	Die wichtigsten Differentialdiagnosen des akuten Oberbauchschmerzes rechts:
Gallenblase	Akute entzündliche und verschließende Erkrankungen der Gallenblase und Gallenwege Gallenblasenperforation
Leber	Akute Virushepatitis Gonorrhoische Perihepatitis
Magen	Ulkus Perforation Hiatushernie Gastrische Krisen bei Tabes
Darm	Perforation Ileus Peritonitis Appendizitis (besonders retrozoekal)
Pankreas	Pankreatitis Pankreasstein Pankreas-Ca mit Stauung
Niere	Rechtsseitige Nierenerkrankungen: Kolik Intermittierende Hydronephrose Pyelonephritis
Kleines Becken	Tubargravidität Ovarialzystendrehung rechts
Bauchhöhle	Subphrenischer Abszeß
Herz	Myokardinfarkt (besonders Hinterwand) Koronare Herzkrankheit
Lunge	Pleuropulmonale Erkrankungen rechts
Abdominelle Gefäße	Arterielle Verschlüsse im Mesenterikagebiet Aneurysmen der Bauchaorta
Stoffwechsel	Porphyrie

Tabelle 4. Therapie in der Praxis

Störung	Verordnung	Bemerkungen
	Nahrungs- und Flüssigkeitskarenz	
Kolik	Baralgin, 5 ml langsam i.v. oder Buscopan comp., 5 ml langsam i.v., i.m. oder Dolo-Buscopan Suppos. oder Fortral, 1 Amp. = 30 mg i.m. oder langsam i.v. oder Dolantin Spezial, ½ Amp. + 1 Amp. Atropin i.m., i.v.	Nur bei Nichtansprechen der Spasmolytika
Übelkeit, Erbrechen	Psyquil, 1 Amp. = 20 mg i.m. und/oder Paspertin, 1 Amp. = 10 mg i.m.	
Infektion	Tetracycline, z. B. Reverin, 2×275 mg i.v. oder Mezlocillin (Baypen) 3×2 g tgl. i.v.	

Bei Zeichen eines Stauungsikterus oder anderer Komplikationen ist eine Klinikeinweisung erforderlich

Tabelle 5. Therapie in der Klinik

Störung	Verordnung	Bemerkungen
	Nahrungs- und Flüssigkeitskarenz	
Kolik	Baralgin, 5 ml langsam i.v. oder Buscopan comp., 5 ml langsam i.v., i.m. oder Fortral, 1 Amp. = 30 mg i.m. i.v. oder Dilaudid-Atropin „schwach" 1 Amp. = 1 ml + 1 Amp. Euphyllin, 1 Amp. = 0,12 g oder Eupaverin forte 1 Amp. = 5 ml i.v.	Nur bei Nichtansprechen der Spasmolytika
Übelkeit, Erbrechen	Psyquil, 1 Amp. = 20 mg i.m. oder i.v. und/oder Paspertin, 1 Amp. = 10 mg i.m. oder i.v.	
Flüssigkeits- und Elektrolytverlust	Vollelektrolytlösung z. B. Normofundin und Laevulose 5–10%ig	Menge abhängig von ZVD sowie Verlusten
Infektion	Tetracycline, z. B. Reverin, 2×275 mg oder Mezlocillin (Baypen) 3×2–5 g tgl.	
Bei bekannter Choledocholithiasis	Rechtzeitige Steinentfernung durch ERCP und EPT	
Bei Komplikationen:		
Pankreatitis	Siehe Kapitel Pankreatitis S. 211	
Reflektorischer Ileus	Siehe Kapitel Ileus S. 198	
Bei anhaltender Verschlußsymptomatik Operationsindikation rechtzeitig stellen		

5.4 Akute Pankreatitis

Die **Pathogenese** der akuten Pankreatitis wird bestimmt durch folgende Faktoren:

1. extrazelluläre (kanalikulär, vaskulär, neurogen)
2. intrazelluläre (hypoxäm., metabolisch, toxisch, hormonell),

die zu einer Zellschädigung führen durch Freisetzung intrapankreatischer Enzyme.

In der nachstehenden Tabelle ist die Wirkung einiger wichtiger aktivierter Enzyme auf das Pankreas dargestellt:

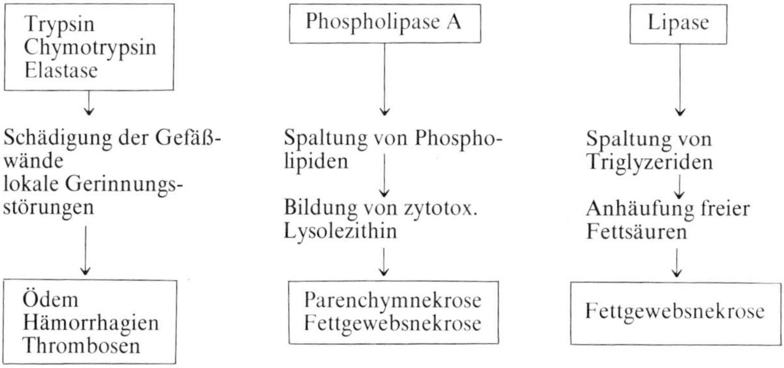

Die Lipase ist in einigen Fällen akuter Pankreatitis erhöht, bei denen die Serumamylase im Normbereich liegt. Die Enzymentgleisung ist anhand der Lipase in der Regel über einen längeren Zeitraum nachweisbar, als das bei der Amylase (Anstieg 6–12 Std nach Beginn der Erkrankung, langsamer Abfall nach etwa 12–24 Std) der Fall ist. Eine fortgeschrittene Organdestruktion kann einen Enzymanstieg verhindern (ausgebranntes Pankreas). Die Schwere der Erkrankung korreliert nicht mit der Höhe des Enzymspiegels.

Literatur

1. Bode JCh (1978) Zur Ätiologie und Pathogenese bei der akuten und chronischen Pankreatitis. Therapiewoche 28:6859
2. Forell MM, Stahlheber H (1978) Akute Pankreatitis. In: Hornbostel H, Kaufmann W, Siegenthaler W (Hrsg) Innere Medizin in Praxis und Klinik, Bd IV. Thieme, Stuttgart
3. Goebell H et al. (1977) Calcitonin in der Behandlung der akuten Pankreatitis. Gastroenterol 94

4. Goebell H (1978) Was ist gesichert in der Therapie der akuten Pankreatitis? Internist. (Berlin) 19:700
5. Goebell H, Hotz J (1979) Akute Pankreatitis – Gesichertes und Ungesichertes in der Behandlung. Dtsch Ärztebl 38:2399
6. Kirsch A, Werner U, Heinze D (1978) Ergebnisse prospektiver Untersuchungen über den Wert der Proteinase-Inhibitoren und des Glukagons bei der akuten Pankreatitis. Zentralbl Chr. 103:291
7. Müller-Wieland K (1978) Entzündliche Erkrankungen des Pankreas. Konservative Therapie. Med Welt 29:1876
8. Neher M, Kümmerle F (1978) Gastrointestinale Komplikationen bei akuter Pankreatitis. Dtsch Med Wochenschr 103:1400
9. Paul F (1979) Therapie der akuten Pankreatitis. Internistische Welt 1:1
10. Paul F et al. (1977) Behandlung der akuten Pankreatitis mit Salm-Calcitonin. Gastroenterol 95
11. Paul F et al. (1979) Einfluß von Salm-Calcitonin auf den Verlauf der akuten Pankreatitis. Dtsch Med Wochenschr 104:615

Ätiologisch wichtigste Faktoren, die zu einer akuten Pankreatitis führen können, sind:

1. Gallenwegserkrankungen
2. Alkoholabusus
3. Postoperativ (Magen- oder Gallenwegsoperationen, Nierentransplantation)

Seltener:
Duodenalerkrankungen und Obstruktion der Pankreasgänge
Infektionskrankheiten (Mumps, Virushepatitis, Coxsackie-Infektion, Salmonellosen, Mononukleose)
Hyperparathyreoidismus
Stoffwechselstörungen (Hyperlipidämie, Diabetes mellitus, Gravidität)
Medikamente (Thiazide, Furosemid, Kontrazeptiva, Glukokortikoide)
Systemische Gefäßerkrankungen
Exogenes Trauma

Tabelle 1. Pathogenese der akuten Pankreatitis

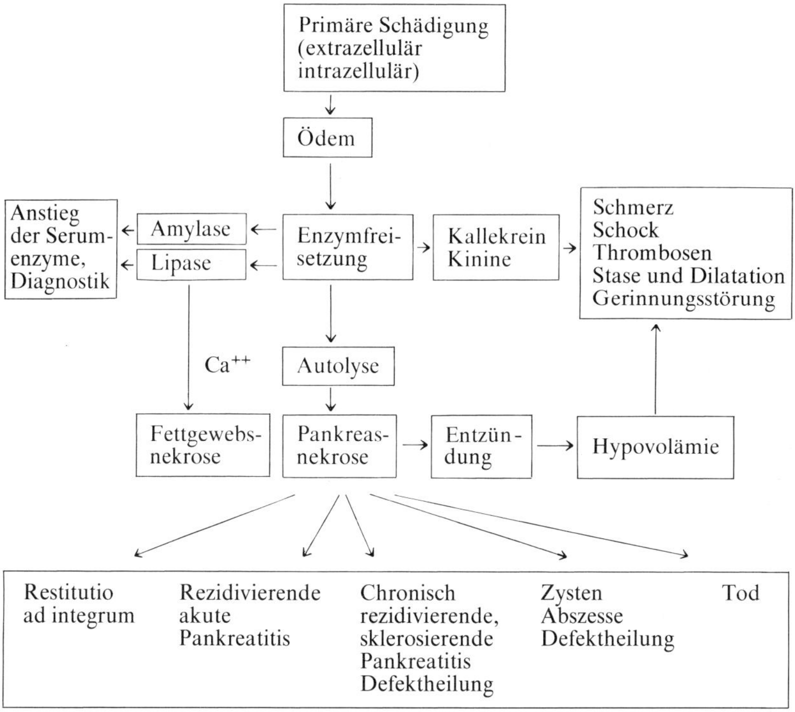

Tabelle 2. Klinische Symptome und Untersuchungsbefunde

I Ödem
II Partielle Nekrose
III Totale Nekrose

	I	II	III
Klinische Symptome	Akut einsetzender diffuser Oberbauchschmerz mit elastischer Abwehrspannung, Nausea, Vomitus, Meteorismus, Fieber, reflektorische Zeichen (Headsche Zone, Mydriasis li.)	Ikterus, Gesichtsrubeose initial (später bei Schock Blässe), Phlebothrombose	Schock, Oligurie-Anurie, Gitterflächenzyanose an den Flanken, paralytischer Ileus, Aszites (bei Gefäßarrosion hämorrh.), blutiger Mageninhalt (hämorrhagisch-erosive Gastritis), tastbares Konglomerat (Sequester, Abszeß, Zyste)
Laborbefunde	Anstieg der α-Amylase (im Harn, Serum, Aszites, Pleuraerguß), Anstieg der Lipase (im Serum, Aszites, Pleuraerguß), Leukozytose mit Linksverschiebung	Proteinurie, Glukosurie-Hyperglykämie, Dyselektrolytämie (Hypokalzämie ab 3. Tag als Zeichen von Fettgewebsnekrosen, Hypokaliämie, Hyponatriämie und Hypochlorämie infolge Erbrechens)	Anstieg der harnpflichtigen Substanzen, α-Amylase und Lipase im Aszites; Transaminasen erhöht, metabolische Azidose, arterielle Hypoxie
Röntgenbefunde	Zwerchfellhochstand li. oder Pleuraerguß meist li., Plattenatelektase im li. Unterfeld	Umschriebene Blähung von Magen, Duodenum und Teilen des Querkolon, dessen Konturen an der li. Flexur scharf abbrechen (Colon cut off sign), milchglasartige Trübung des Abdomens	Spiegelbildung im Darm, Schocklunge
EKG-befunde		Inversion der T-Zacke, echte Infarktzeichen, Rhythmusstörungen	→

Fortsetzung ▶

Tabelle 2 (Fortsetzung). Klinische Symptome und Untersuchungsbefunde

Komplikationen

Fettgewebsnekrosen, Myokardnekrose, nekrotisierende Nephrose, akute Leberparenchymschädigung, Nebennierennekrose
Pleura- und Perikardergüsse, Aszites
Periphere Thrombose, Pfortaderthrombose, Embolie
Verbrauchskoagulopathie
Hämorrhagisch-erosive Gastritis, Ulkus
Peritonitis, paralytischer Ileus
Gefäßarrosion (A. pancreaticoduodenalis, V. lienalis, Aorta),
Milzruptur
Respiratorische Insuffizienz
Akutes Nierenversagen

Tabelle 3. Diagnostische Maßnahmen

	sofort	Überwachung
RR, Puls	+	bis Schock behoben
ZVD	+	mehrfach täglich
Darmgeräusche	+	mehrfach täglich
Palpation	+	mehrfach täglich
Serumamylase und -lipase	+	täglich
Elektrolyte (K^+, Na^+, Ca^{++}, Cl^-)	+	bis zur Beendigung der Infusionstherapie
Blutgasanalyse	+	entsprechend dem Krankheitsbild
Blut- und Urinzucker	+	entsprechend den Veränderungen
Harnstoff-N, Kreatinin	+	entsprechend der Niereninsuffizienz
Blutbild	+	gelegentliche Kontrollen (zur Erkennung von Komplikationen)
Gerinnungsstatus	+	nach Verlauf
Enzyme: GOT, GPT, AP, γ-GT, Cholinesterase		+
Abdomenübersicht im Stehen	+	bei Verdacht auf Ileus oder Perforation
Sonographie	+	
Abdominelle Computortomographie	+	
Rö-Thorax	+	

Tabelle 4. Differentialdiagnose

Gallenblase	Gallensteinkolik Akute Cholezystitis Gallenblasenperforation
Magen	Akute Gastritis Penetrierendes oder perforiertes Ulkus
Darm	Peritonitis Ileus anderer Genese Akute Appendizitis
Milz	Milzinfarkt
Herz	Myokardinfarkt Coronarinsuffizienz Rhythmusstörungen
Lunge	Lungenembolie Basalpleuritis
Abdominale Gefäße	Mesenterialvenenthrombose Rupturiertes Aortenaneurysma
Ovarien	Stielgedrehte Ovarialzyste
Stoffwechselerkrankung	Akute Porphyrie

Tabelle 5. Therapie in der Praxis

Maßnahme	Verordnung	Bemerkungen
Schmerz- bekämpfung	Novalgin, 1 Amp. = 5 ml sehr langsam i.v. oder/und Fortral, 1 Amp. = 30 mg i.m.	**Cave:** Morphium allein
Schockbekämpfung	Macrodex 6%ig oder Normofundin 500 ml i.v. Akrinor, 1 Amp. i.m. oder langsam i.v.	Nur wenn RR nach Flüssigkeitszufuhr nicht anhebbar
	Solu-Decortin-H oder Urbason solubile forte 100–500 mg i.v.	Nur bei schwerer Schocksymptomatik
Bei Herzinsuffizienz	β-Methyl-Digoxin (Lanitop) 1 Amp. = 0,2 mg i.v.	
Einschränkung der Pankreassekretion	Absolute orale Flüssigkeits- und Nahrungskarenz	
	Einweisung in die Klinik mit Angabe der durchgeführten Maßnahmen	

Tabelle 6. Therapie in der Klinik

Maßnahme	Verordnung	Bemerkungen
Schmerz- bekämpfung	Fortral, 1 Amp. = 30 mg 1–4× tägl. oder/und Dilaudid-Atropin „schwach" 1 Amp. = 1 ml + Euphyllin, 1 ml = 0,12 g oder Eupaverin forte, 1 Amp. = 5 ml	**Cave:** Morphium allein
Verhinderung bzw. Beseitigung des Kreislaufschocks	Macrodex 6%ig oder Humanalbumin 20%ig 200 ml Erythrozytenkonzentrat bzw. Vollblutkonserven entsprechend dem Hb	Bei hämorrhagischer Pankreatitis
	Trasylol, 500 000 KIE in 15 min, danach alle 4 Std 200 000 KIE während des akuten Krankheitsstadiums	Wahrscheinlich auch schmerzstillender Effekt **Beachte:** Venenpflege
	Solu-Decortin H, 100 mg i.v. oder Urbason solub. 80 mg = 2 Amp.	Einmalige Gabe nur bei schwerem Schock
	Dopamin (Dopamin-Giulini) 1 Amp. = 50 mg, 100 mg in 500 ml NaCl 0,9%ig oder Glukose in 6 – 8 Std infundieren (18–30 Tropfen/min)	**Cave:** Keine alkalischen Lösungen!
Bei Herzinsuffizienz	β-Methyl-Digoxin (Lanitop) 1 Amp. = 0,2 mg i.v.	
Einschränkung der Pankreassekretion	Nulldiät	Nach Abklingen des akuten Schubes langsamer Diätaufbau
	Magensonde zur Dauerabsaugung des Magensaftes Solugastril oder Locid, 1 Eßl. 3–4 stdl.	
	Tagamet, 1 Amp. = 200 mg 4–6 stdl. Salm-Calcitonin (Calcitonin-Sandoz), 1 Amp. = 100 IE (MRC) 3–6 Amp. in 500 ml NaCl 0,9%ig/24 Std über 6 Tage	Maximale Tagesdosis: 2 g
Elektrolytausgleich	Calcium gluconicum 1 Amp. = 10 ml, 2× 1 Amp. i.v.	Solange Ca^{++} erniedrigt
	Weitere gezielte Substitution	Siehe auch Kapitel Wasser- und Elektrolythaushalt S. 21

Fortsetzung ▶

Tabelle 6 (Fortsetzung). Therapie in der Klinik

Maßnahme	Verordnung	Bemerkungen
Säure-Basen-ausgleich	Natriumbikarbonat 8,4%ig L-Arginin-Hydrochlorid 1-molar	Nach der Formel: BE × kg KG × 0,3 = Substrat in mval Falls Blutgasanalyse nicht möglich, 125 ml Natrium-bikarbonat/Std bei Vorliegen eines schweren Schocks
Flüssigkeits- und Kalorienzufuhr	Normofundin Laevulose 5% Glukose 5% Combisteril FGX 24 insgesamt 2500–8000 ml als Dauertropf-Inf. nach ZVD	Bei Nulldiät länger als 3 Tage zusätzliche Kalorien durch Laevosan DTI **Cave:** Aminosäure-infusionen führen zur Sekretion eines hoch-konz. Pankreassaftes
Verhütung von Komplikationen:		
Infektion	Reverin 2 × 275 mg = 2 × 1 Amp. i.v. oder Mezlocillin (Baypen) 3 × 2–5 g	 Bei Niereninsuffizienz
Hyperglykämie	Alt-Insulin entsprechend dem Blutzucker	
Niereninsuffizienz und Peritonitis	Peritonealdialyse	Lavageeffekt auf enzymbedingte Nekrosen
Verbrauchskoagulopathie	Siehe Verbrauchskoagulopathie in Kapitel Hämorrhagische Diathesen S. 277	
Ileus	Siehe Kapitel Ileus S. 198	
Respiratorische Insuffizienz	Intubation, maschinelle Beatmung	
Bekannte Choledocholithiasis	Eventuell Steinentfernung durch ERCP und EPT	

Indikationen zur Früh-Op.:
1. Anamnestisch bekanntes Gallenleiden
2. Verschlechterung des Zustandes trotz adäquater konservativer Therapie
3. Unklare Diagnose (akutes Abdomen)

5.5 Ösophagus-, Magen-, Darmblutungen

Das Ausmaß einer gastrointestinalen Blutung kann weniger aus der Menge des erbrochenen Blutes und der Masse der aufgetretenen Blutstühle als aus dem Grade des Entblutungsschocks, einhergehend mit Hautblässe, Kaltschweißigkeit, Unruhe, Durstgefühl, Tachypnoe sowie Blutdruckabfall und Pulsanstieg, beurteilt werden.

Beachtet werden sollte jedoch, daß eine initiale vasovagale Reaktion eine größere Blutung vortäuschen kann, als sie in Wirklichkeit besteht.

Hämoglobin, Hämatokrit und die Erythrozytenzahl müssen bei einer großen Blutung sehr kritisch interpretiert werden, da sie sehr verzögert absinken und erst zwei Tage nach erfolgter Blutung den Blutverlust anzeigen.

Bei schwerem Blutverlust führt der Blutungsschock infolge eines verminderten intravasalen Volumens zu einem Mißverhältnis zwischen Stromzeitvolumen und peripherem Blutbedarf. Abgesehen von älteren Patienten mit Herz- und Lungenkomplikationen ist die Kreislaufanpassung auch bei großen Blutungen beträchtlich. Durch den Blutdruckabfall werden die Pressorezeptoren im Aortenbogen und im Karotissinus stimuliert. Es kommt zu einer Vasokonstriktion der Arteriolen, die durch die gleichzeitige Freisetzung von Adrenalin und Noradrenalin noch verstärkt wird. Länger bestehende Mikrozirkulationsstörungen und daraus resultierende metabolische Schädigungen führen zu einem irreversiblen Schock, falls die Behandlung zu spät oder unzureichend einsetzt.

Bei Durchführung der konservativen Therapie einer gastrointestinalen Blutung stellen sich deshalb drei entscheidende Probleme:

1. Beurteilung der Blutungsstärke und -dauer.
2. Abklärung der Blutungsursache.
3. Richtige und rechtzeitige Indikationsstellung zur Operation.

Grundsätzlich ist jede gastrointestinale Blutung stationär zu behandeln. Die therapeutischen Maßnahmen werden entsprechend der unterschiedlichen Pathogenese für Oesophagusvarizenblutungen, Blutungen aus Magen bzw. Duodenum und Kolon gesondert aufgeführt.

Literatur

1. Blum AL, Siewert IR (1978) Ulcus-Therapie. Springer, Berlin Heidelberg New York
2. Demling L, Rösch W (1979) Operative Endoskopie. Acron, Berlin
3. Demling L (1973) Klinische Gastroenterologie, Bd I. Thieme, Stuttgart
4. Hafter E (1978) Praktische Gastroenterologie. Thieme, Stuttgart
5. Lawin P (1975) Abdominale Blutung. Praxis der Intensivbehandlung. Thieme, Stuttgart
6. Ossenberg FW, Begemann F, Müller-Wieland K (1972) Akute gastrointestinale Blutungen. Intensivmedizin 9:333
7. Poll M (1976) Endoskopische Blutungsquellensuche bei der gastrointestinalen Blutung. Aktuelle Gastroenterologie 5:319
8. Reichenbach H-D, Frühmorgen P, Bodem F, Brand H (1979) Grundlagen und Anwendung der Laser-Koagulation im Gastrointestinaltrakt. Aktuelle Gastroenterologie 8:173

Tabelle 1. Klinische Symptomatik und Differentialdiagnose

Leitsymptome einer massiven Blutung aus dem Verdauungstrakt sind

Hämatemesis
Blut- bzw. Teerstuhl
Volumenmangelschock

Mögliche Blutungsquelle bei:	Ösophagus	Magen	Duodenum	übriger Dünndarm	Dickdarm	Ampulle
Erbrechen hellroten Blutes	+	+	(+)			
Erbrechen kaffeesatzartig veränderten Blutes	+	+	+			
Rotem Blutstuhl		(+)	(+)	+	+	+
Teerstuhl	+	+	+	(+) bei Obstipation	(+)	
Blutauflagerung auf dem Stuhl					(+)	+

Blutungsursachen aus dem oberen Verdauungstrakt
nach ihrer Häufigkeit

Ulcus duodeni	40%	Magenkarzinom	2%
Ulcus ventriculi	10%	Ösophagusvarizen	15%
Ulcus jejuni pepticum	4%	Erosive Gastritis	15–30%

Selten: Hiatushernie, benigne Tumoren, Teleangiektasien, Mallory-Weiss-Syndrom, Exulceratio simplex Dieulafoy, hämorrhagische Diathese, Hämobilie

Blutungsursachen aus dem unteren Verdauungstrakt

Benigne und maligne Tumoren, Divertikulose, Meckelsches Divertikel, Gefäßanomalien, hämorrhagische Diathese, Mesenterialvenenthrombose, medikamentös bedingte, entzündliche und infektiöse Darmerkrankungen, ischämische Kolitis, Hämorrhoiden

Tabelle 2. Diagnostik zur Lokalisation der Blutungsquelle und Abklärung ihrer Ursache

Anamnese	Leber-, Magenanamnese (50% der Fälle leere Anamnese), Alkoholabusus, Medikamente (Reserpin, Salicylate, Kortison, Antirheumatika, Antikoagulantien) Allgemeine Blutungsneigung, Stressulzera bzw. -erosionen (z. B. postoperativ)
Klinischer Befund	Sekundäre Leberzeichen, Virchow-Drüse, Acanthosis nigricans, Periorale Pigmentation (Peutz-Jeghers), Rektaler Untersuchungsbefund, Ausschluß einer Hämoptoe, einer Blutung aus dem Nasenrachenraum und einer hämorrhagischen Diathese Beachte: 25% aller Blutungen bei Leberzirrhose sind Ulkusblutungen
Laborchemie	SGOT, SGPT, Bilirubin, Gerinnungsstatus
Endoskopie	Notfallendoskopie (nach Behebung des Schocks innerhalb der ersten 12 Std) Gegebenenfalls vorher Magensonde zum Ausschluß einer Magenblutung, da blutgefüllter Magen nicht immer zum Erbrechen führt
Röntgen	Angiographie falls Blutungsquelle endoskopisch nicht nachweisbar (positiver Befund nur, wenn Blutaustritt größer als 5 ml pro min) Gastrografinuntersuchung (Magen, Dünndarm, Kolon)

Tabelle 3. Allgemeine diagnostische Maßnahmen

	sofort	Verlauf
RR, Puls	+	+
ZVD	+	+
Blutgruppenbestimmung, Blutkreuzprobe	+	
Hb, HK, Ery	+	Anfangs 1–2stdl., dann in größeren Abständen
Quick, Blutungs- und Gerinnungszeit, Plasmathrombinzeit, Thrombozyten	+	je nach Verlauf evtl. wiederholen
Blutgasanalyse	+	je nach Verlauf evtl. wiederholen
Harnstoff-N, Kalium, Natrium	+	je nach Verlauf evtl. wiederholen
Flüssigkeitsbilanz	+	

Ösophagusvarizenblutung

Tabelle 4. Pathogenese

Leberzirrhose, prä- oder posthepatischer Block
↓
Abflußbehinderung mit Druckerhöhung im Pfortaderkreislauf
↓
Rückstau des venösen Blutes über
↓
Vv. coronariae ventriculi (oder V. gastrica sinistra)
↓
Vv. oesophageae
↓
V. azygos
↓
V. cava superior (in der Ausnahme entstehen Ösophagusvarizen idiopathisch)
Refluxösophagitis
↓
Erosion der Ösophagusschleimhaut
↓
Ösophagusvarizenblutung
↑
begünstigt durch die im Rahmen der Grundkrankheit bestehende Gerinnungsstörung

Zu erwartende Komplikationen

1. Leberzerfallskoma infolge eines anämiebedingten Nekroseschubes in der Leber
2. Leberausfallskoma hervorgerufen durch die bei der bakteriellen Blutzersetzung im Darm entstehenden toxischen Substanzen
3. Harnstoff-N-Anstieg durch eine anämie- und kollapsbedingte Nierenschädigung bei gleichzeitig vermehrtem Eiweißabbau
4. Verbrauchskoagulopathie mit sekundärer Hyperfibrinolyse infolge eines intravaskulären Gerinnungsprozesses; gesteigerte Fibrinolyse infolge erhöhter Plasminaktivität

Ösophagusvarizenblutung

Tabelle 5. Therapie in der Praxis

Maßnahme	Verordnung	Bemerkungen
Sedierung	Valium, 1 Amp. = 10 mg i.v.	Bei Bedarf
Atemwege freihalten	Absaugen	
Unterdrückung des Brechreizes	Torecan, 1 Amp. i.v.	
Volumenersatz und Schockbekämpfung	Macrodex 6% oder Normofundin 500 ml Autotransfusion durch Hochlagern und Einbinden der Beine	**Beachte:** Vorher Blutabnahme zur Blutgruppenbestimmung und zur Kreuzprobe **Cave:** Sympathikomimetika s. Kap. Schock S. 10
Bei Herzinsuffizienz	β-Methyl-Digoxin (Lanitop) 1 Amp. = 0,2 mg i.v.	
	Sofortige Klinikeinweisung mit Angabe der durchgeführten Maßnahmen	

Ösophagusvarizenblutung

Tabelle 6. Therapie in der Klinik

Maßnahme	Verordnung	Bemerkungen
Sedierung	Valium, 1 Amp. = 10 mg bis 3 Amp. i.v. tgl.	Bei Bedarf
	Distraneurin 0,8%ig 20–100 ml i.v. initial; bis 1500 ml/24 Std	Nur bei Delirium tremens **Beachte:** Atemdepression, Bronchialspasmus
Blut- und Volumenersatz, einschließlich Schockbekämpfung	Plasmaproteinlösung (PPL) Humanalbumin 20%ig Macrodex 6%ig oder Longasteril 75	Sofortige Blutabnahme für Kreuzprobe Dosierung von RR, Puls, ZVD, Hb und HK abhängig
	Erythrozytenkonzentrat bzw. Vollblutkonserven	Erst bei einem Hb-Abfall unter 10 g% und einem HK unter 30 **Cave:** Gerinnungsstörungen. Siehe auch Kap. Hämorrhagische Diathesen S. 277
	Calcium, 1 Amp. i.v.	Nach jeder Konserve
Flüssigkeits- und Kalorienzufuhr	Laevulose Normofundin + 2 Amp. Laevosan DTI ca. 2500–3000 ml tgl. Combisteril FGX	Mindestkalorienzufuhr 2000 kcal
Ausgleich von Elektrolyt- und Säure-Basen-Störung		Siehe Kapitel Wasser- und Elektrolythaushalt S. 21 und Säure-Basen-Haushalt S. 45
Bei Herzinsuffizienz	β-Methyl-Digoxin (Lanitop) 1 Amp. = 0,2 mg i.v.	
Blutstillung	Octapressin, 1 ml = 5 IE, 20 IE in 100 ml Glukose 5%ig in 10–20 min evtl. bis zu 4× innerhalb von 24 Std wiederholen	Nebenwirkungen: Bradykardie, RR-Anstieg, extreme Hautblässe, Harn-Stuhldrang, Abdominalkrämpfe, Erbrechen
	Linton-Nachlaßsonde oder Sengstaken-Sonde im geblockten Zustand bis 48 Std. mit kurzzeitigem Entblocken liegen lassen.	**Beachte:** Bei Sengstaken-Sonde Gefahr des Hochgleitens und Kehlkopfkompression. Häufig Speichel absaugen

Fortsetzung ▶

Ösophagusvarizenblutung

Tabelle 6 (Fortsetzung). Therapie in der Klinik

Maßnahme	Verordnung	Bemerkungen
	PPSB (= Faktor II, VII, IX, X) 2× 1 Amp. tgl. i.v. Humanfibrinogen 2–6 g tgl.	Bei hämorrhagischer Diathese infolge verminderter Synthese von Gerinnungsfaktoren
		Beachte: Lokale Hämostyptika sind wirkungslos; unerwünschte Koagelbildung im Magen
Bei Verdacht auf Verbrauchskoagulopathie oder Hyperfibrinolyse		Siehe Kapitel Hämorrhagische Diathesen S. 277
Prophylaxe bzw. Therapie	Spülen und Absaugen der Blutmassen aus dem Magen, anfangs stdl., dann in größeren Abständen	Anfangs stündlich, dann in größeren Abständen
	Magnesiumsulfat 15% 2× tgl. 30–40 ml	**Cave:** Proteinzufuhr
	Laevilac, 4× tgl. 30 ml	
	Hebereinläufe mehrmals tgl.	
	Humatin in Wasser gelöst 4× tgl. 2 g	
Operative Endoskopie	Oesophagusvarizensklerosierung	Bei erfolgloser konservativer Therapie
Operationen	Operativer Eingriff am Ort der Blutung	Bei Versagen konservativer Therapie und dekompensierter Leberfunktion
	Shuntoperation	Bei Versagen konservativer Therapie und kompensierter Leberfunktion

Blutung aus Magen und Duodenum

Tabelle 7. Pathogenese

1. **Ulkusblutung:** Arrosion eines arteriellen oder venösen Gefäßes oder Erythrodiapedese aus Ulkusgrund oder -rand
2. **Hämorrhagische, erosive Gastritis und Duodenitis:** Erythrodiapedeseblutung aus Erosionen im Bereich der Leistenspitzen oder aus Erosionen an der Spitze von pseudopolypösen Erhebungen der Schleimhaut, vorwiegend des distalen Magenabschnittes
3. **Mallory-Weiss-Syndrom:** Arterielle Blutung aus einem mehrere Zentimeter langen längsverlaufenden Einriß im Bereich der Kardia infolge intraabdomineller Drucksteigerung (z. B. Erbrechen) vorwiegend bei Alkoholikern
4. **Exulceratio simplex Dieulafoy:** Eröffnung oberflächlich gelegener Arterien infolge einer akut einsetzenden engumschriebenen Gastritis im subkardialen Magenabschnitt

Mögliche Komplikationen:

Ulkusperforation
Harnstoff-N-Anstieg
Coma hepaticum (10% aller Ulkusblutungen bei Leberzirrhose)
Begleithyperfibrinolyse
Volumenmangelschock

Blutung aus Magen und Duodenum

Tabelle 8. Therapie in der Praxis

Maßnahme	Verordnung	Bemerkungen
Sedierung	Valium, 1 Amp. = 10 mg i.v.	Bei Bedarf
Atemwege freihalten	Absaugen	
Unterdrückung des Brechreizes	Torecan, 1 Amp. i.v.	
Volumenersatz und Schockbekämpfung	Macrodex 6%ig oder Normofundin 500 ml Autotransfusion durch Hochlagern und Einbinden der Beine	**Beachte:** vorher Blutabnahme zur Blutgruppenbestimmung und Kreuzprobe
Bei Herzinsuffizienz	β-Methyl-Digoxin (Lanitop) 1 Amp. = 0,2 mg i.v.	**Cave:** Sympathikomimetika
	Sofortige Klinikeinweisung mit Angabe der durchgeführten Maßnahmen	**Cave:** lokale Hämostyptika (wirkungslos, unerwünschte Koagelbildung)

Blutung aus Magen und Duodenum

Tabelle 9. Therapie in der Klinik

Maßnahme	Verordnung	Bemerkungen
Sedierung	Valium, 1 Amp. = 10 mg i.v. bis 3×1 Amp. tgl.	Bei Bedarf
Blut- und Volumenersatz einschließlich Schockbekämpfung	Plasmaproteinlösung (PPL) Humanalbumin 20%ig Macrodex 6%ig oder Longasteril 75	Sofortige Blutentnahme für Kreuzprobe Dosierung von RR, Puls, ZVD, Hb und HK abhängig
	Erythrozytenkonzentrat bzw. Vollblutkonserven	Erst bei einem Hb-Abfall unter 10 g% und einem HK unter 30
		Cave: Gerinnungsstörungen. Siehe auch Kap. Hämorrhagische Diathesen S. 277
	Calcium, 1 Amp. i.v. nach jeder Konserve	
Flüssigkeits- und Kalorienzufuhr	Laevulose 10%ig Normofundin + 2 Amp. Laevosan DTI ca. 2500–3000 ml tgl. Combisteril FGX	Mindestkalorienzufuhr 2000 kcal
Ausgleich von Elektrolyt- und Säure-Basen-Störung		Siehe Kapitel Wasser- und Elektrolythaushalt S. 21 und Säure-Basen-Haushalt S. 45
Bei Herzinsuffizienz	β-Methyl-Digoxin (Lanitop) 1 Amp. = 0,2 mg i.v.	
Konservative Blutstillung	Magensonde	Magenatonie unterhält die Blutung
	Spülen mit Eisen-III-Chloridlösung 2–3%ig (20 ml Eisen-III-Chlorid in 1 l physiologischer Kochsalzlösung) anfangs ständl., dann in größeren Abständen	
	Tagamet, 1 Amp. = 200 mg 5×1 Amp./24 Std	
	Crescormon, 1 Amp. = 4 JE STH 5×1 Amp. = 20 JE/24 Std	Für 3–4 Tage

Blutung aus Magen und Duodenum

Tabelle 10. Indikation zur operativen Behandlung

Wenn der Schock nach rascher Transfusion von 3 Konserven nicht behoben wurde,

- konservative oder endoskopisch-operative Maßnahmen nach 12–24 Std zu keiner Blutstillung führten,
- nach vorübergehendem Blutungsstillstand eine Rezidivblutung auftritt,
- gleichzeitig eine Perforation vorliegt,
- ein Karzinom, eine Hiatushernie, ein chronisches Ulkus, speziell mit Pylorusstenose vorliegen,
- nicht genügend Blut bereitgestellt werden kann.

Bei Patienten über 50 Jahre sollte die Indikation zur Operation großzügiger gestellt werden.

Darmblutungen

Darmblutungen sind in der weitaus überwiegenden Zahl nicht so massiv, daß sie einen Notfall darstellen

Zu beachtende Komplikationen:

Perforation (z. B. Divertikel, Colitis ulcerosa, Ileitis regionalis, Typhus)

Ileus infolge Darmatonie oder als Folge eines mechanischen Verschlusses

Lokale Aktivierung der Fibrinolyse durch Freisetzen von endothel- bzw. gewebsständigen fibrinolytischen Aktivatoren

Tabelle 11. Therapie in der Praxis

Maßnahme	Verordnung	Bemerkungen
Volumenersatz einschließlich Schockbekämpfung	Macrodex 6%ig oder Normofundin 500 ml	**Beachte:** vorher Blutabnahme zur Blutgruppenbestimmung und Kreuzprobe
	Autotransfusion durch Hochlagern und Einbinden der Beine	
Bei Herzinsuffizienz	β-Methyl-Digoxin (Lanitop) 1 Amp. = 0,2 mg i.v.	
Bei Hämorrhoidalblutung	Reposition der gestauten, prolabierten Hämorrhoidalknoten und Tamponade	
	Sofortige Einweisung in die Klinik mit Angabe der durchgeführten Maßnahmen	

Darmblutungen

Tabelle 12. Therapie in der Klinik

Maßnahme	Verordnung	Bemerkungen
Blut- und Volumenersatz, einschließlich Schockbekämpfung	Plasmaproteinlösung (PPL) Humanalbumin 20%ig Macrodex 6%ig oder Longasteril 75	Sofortige Blutabnahme für Kreuzprobe Dosierung von RR, Puls, ZVD, Hb und HK abhängig
	Erythrozytenkonzentrat bzw. Vollblutkonserven	Erst bei einem Hb-Abfall unter 10 g% und einem HK unter 30
	Calcium, 1 Amp. i.v. nach jeder Konserve	**Cave:** Gerinnungsstörungen. Siehe auch Kap. Hämorrhagische Diathesen, S. 277
		Cave: Sympathikomimetika (können die Blutung verstärken)
Flüssigkeits- und Kalorienzufuhr	Laevulose Normofundin +2 Amp. Laevosan DTI ca. 2500–3000 ml tgl. Combisteril FGX	Mindestkalorienzufuhr 2000 kcal Nahrungskarenz bis zum Stillstand der akuten Blutung
Ausgleich von Elektrolyt- und Säure-Basen-Störung		Siehe Kapitel Wasser- und Elektrolythaushalt, S. 21 und Säure-Basen-Haushalt, S. 45
Bei Herzinsuffizienz	β-Methyl-Digoxin (Lanitop) 1 Amp. = 0,2 mg i.v.	
Bei Annahme einer lokalen Fibrinolyse	Ugurol, 3 × 1 Amp. i.v. bzw. Anvitoff, 1 Amp. = 500 mg 1–3 × 1 Amp. i.v.	
Bei blutendem Polyp	Operative Endoskopie z. B. Abtragen mit der Endoskopiezange	
Bei Hämorrhoidalblutung	Reposition der gestauten, prolabierten Hämorrhoidalknoten und Tamponade	Eventuell operativer Eingriff

6 Nierenerkrankungen

6.1 Akutes Nierenversagen (ANV), Coma uraemicum

Das Gemeinsame an der Therapie beider Krankheitsbilder besteht in der Korrektur des gestörten Wasser-, Elektrolyt-, Säuren- und Basenhaushaltes sowie in der Elimination der Urämiegifte. Während das Koma infolge eines ANV durch diese Maßnahmen überbrückt werden kann, bedarf die Komabehandlung bei entzündlicher, vaskulärer, degenerativer, obstruktiver oder durch Systemerkrankung bedingten Nephropathie in absehbarer Zeit einer Ergänzung durch eine spezielle Therapie.

Coma uraemicum

Akutes Nierenversagen im engeren Sinn	Nierenversagen durch Exazerbation einer primären Nephropathie (Behandlung des Grundleidens, siehe spez. Literatur)	„Postrenales Nierenversagen" = obstruktive Nephropathie

Unter akutem Nierenversagen (ANV) versteht man den durch kurzfristige extrarenale Schädigung verursachten, mit Urämie einhergehenden, reversiblen Funktionsverlust der Nieren, der von einem renalen Grundleiden unabhängig ist.

Ätiologisch ist die zirkulatorische Ischämie der Nieren infolge von Schock- und Dehydratationszuständen verschiedener Genese (Typ der Schockniere) die häufigste Ursache (80%), gefolgt vom Nierenversagen durch Nephrotoxine (15–20%).

Pathogenetisch paßt sich die Nierenfunktion im Schädigungs- oder Initialstadium der verminderten Perfusion durch Einschränkung der Flüssigkeitsausscheidung an, wobei die Konzentrationsfähigkeit zunächst erhalten bleibt (funktionelle Nephropathie). Bei Fortbestehen der Noxen manifestiert sich das ANV durch Schädigung der tubulären Transportkapazität und Tubulusnekrosen (funktionelle und morphologische Nephropathie). Regulative Maßnahmen, die in diesem Stadium einem tubulären Natriumverlust entgegenwirken, werden durch Drosselung von Glomeruladurchblutung und Ultrafiltration erkauft (Rückkoppelung zur Aufrechterhaltung der tubuloglomerulären Balance, Thurau). Während dieses 7–14tägigen oligo-anurischen Stadiums sistieren Harnkonzentrierung und Elimination harnpflichtiger Substanzen. Nach der Tubulusregeneration folgt die Wiederherstellung der Nierenfunktion im polyurischen und Reparationsstadium in Wochen bis Monaten.

Die Gefahren des ANV bestehen in Kaliumintoxikation, Ödembildung, Azidose, Retention von z. T. noch unbekannten Urämiegiften und Koma. Höheres Lebensalter, respiratorische Insuffizienz, gastrointestinale Blutung, Verbrauchskoagulopathie und Hyperkatabolismus (sog. hyperkataboles ANV) aufgrund fieberhafter Infekte und ausgedehnter Traumen verschlechtern die Prognose. Je nach Grundleiden liegt die Mortalität zwischen 5 und 70%. Infektion und Sepsis sind mit 30% die häufigste Todesursache.

Die Therapie setzt die Behebung von Schock- und Dehydratationszuständen voraus. Nephrotoxine müssen evtl. durch Dialyse oder Hämoperfusion eliminiert werden. Eine Basisbehandlung zielt darauf ab, das oligo-anurische Stadium zu überbrücken bzw. seine Komplikationen zu verhindern. Dabei ist der Verlauf an Funktionsparametern abzuschätzen und der intermittierende Einsatz von Dialyseverfahren vor dem Auftreten urämischer Komplikationen einzuplanen (prophylaktische Dialyse).

Die Abklärung der obstruktiven Nephropathie (postrenales Nierenversagen) obliegt primär dem Urologen, der frühzeitig bei Verdacht hinzugezogen werden muß.

Literatur

1. Buchborn E, Edel H (1968) Akutes Nierenversagen. In: Schwiegk H (Hrsg) Handbuch der inneren Medizin, Bd VIII 5. Aufl. Springer, Berlin Heidelberg New York
2. Heinze V (1976) Akutes Nierenversagen. In: Sarre R (Hrsg) Nierenkrankheiten. Thieme, Stuttgart
3. Losse H, Kienitz M (1976) Pyelonephritis. Thieme, Stuttgart
4. Thurau K (1970) Pathophysiologie des akuten Nierenversagens. In: Buchborn E, Heidenreich O (Hrsg) Intensivtherapie beim akuten Nierenversagen. Springer, Berlin Heidelberg New York
5. Truniger B (1974) Wasser- und Elektrolythaushalt. Thieme, Stuttgart
6. Wetzels E (1970) Hämodialyse und Peritonealdialyse. Springer, Berlin Heidelberg New York

Tabelle 1. Ätiologie

Zirkulatorisch-ischämisches ANV „Schockniere"	1. Hypovolämien Äußere und innere Blutung (z. B. Trauma, gastrointestinale Blutung) Plasmaverlust (z. B. Verbrennungen) Wasser- und Elektrolytverlust (z. B. Ileus, Erbrechen, Diarrhoe)
	2. Vermindertes Herzzeitvolumen (z. B. Myokardinfarkt, Herzrhythmusstörungen, kardiogener Schock, massive Lungenembolie)
	3. Hämolyse, Myolyse, Proteolyse, Zellzerfall (z. B. Fehltransfusion, hämolytische Anämie, Seifenabort, Vergiftungen, Crush-Syndrom, Tourniquet-Syndrom, Stromverletzung, Hyperurikämie)
	4. Infektiös-toxische Ursachen (z. B. Sepsis, Endotoxinschock, Ileus, Peritonitis, akute Pankreatitis, akute Cholezystitis, „hepato-renales Syndrom")
	5. Allergisch-anaphylaktische Ursachen (z. B. Kontrastmittel, Sulfonamide, Penicillin, artfremdes Eiweiß)
	6. Neurogen-reflektorische Ursachen (z. B. Eingeweidezerrungen, -perforation, Koliken)
Nephrotoxisches ANV	1. Medikamente (z. B. Aminopyrin, Phenylbutazon, Salicylate, Sulfonylharnstoff, Hydantoin, PAS, BAL, EDTA, Sulfonamide, Aminoglykoside, Cephalosporine und andere Antibiotika)
	2. Chemikalien (z. B. Schwermetalle, aliphatische Chlorkohlenwasserstoffe, Anilin, Chlorate, Glykolverbindungen, Kresol, Lysol, Methanol, Naphthol, Phenole)

Tabelle 2. Pathogenese

Nephrotoxine	→ **Tubulusläsion**		
renale Ischämie	↓		
	verminderte tubuläre Sekretion von K^+- und H^+-Ionen	→	Hyperkaliämie, Azidose
	↕		
	verminderte tubuläre Reabsorption von Na^+-Ionen	→	Isosthenurie
	↓		↑
	erhöhte tubuläre Na^+-Konzentration des Macula-densa-Segmentes		erhaltene Markdurchblutung
	↓		
	Thurau-Mechanismus lokale Freisetzung von Renin-Angiotensin		
	↓		
	Vasokonstriktion im Vas afferens		
	↓		
	→ **Drosselung des Glomerulumfiltrats**	→	Oligo-Anurie, Azotämie, Ödemneigung, Urämie

(modifiziert nach Buchborn 1968)

Tabelle 3. Klinische Symptomatik

Stadieneinteilung:	
Stadium I	**Schädigungs- oder Initialstadium** (funktionelle Nephropathie)
	Dauer: Stunden bis 3 Tage (maximal 2 Wochen) Extrarenale Symptome bedingt durch Schock, Dehydratation oder Nephrotoxine Einziges renales Symptom: Oligurie bei erhaltener Konzentrationsfähigkeit
Stadium II	**Oligo-anurisches Stadium** (funktionelle und morphologische Nephropathie)
	Dauer: 7–14 Tage (maximal 10 Wochen) Oligo-Anurie, Isosthenurie, klopfempfindliche Nierenlager Symptome bei Urämie (Kreatinin > 8 mg%): Inappetenz, Übelkeit, Singultus, Erbrechen, Diarrhoe „foetor uraemicus", vertiefte, evtl. Kußmaulsche Atmung, Unruhe, Schläfrigkeit, Coma uraemicum, Parotitis Paralytischer Ileus, Pseudoperitonitis uraemica Urämische Pleuritis, Perikarditis, Myokarditis, Herzrhythmusstörungen und Herzdekompensation Urämische Kapillarschädigung mit Hautblutungen und bedrohlichen Schleimhautblutungen Steigerung der neuromuskulären Erregbarkeit, Hyperreflexie, idiopathischer Muskelwulst (Parästhesien, Hyporeflexie, Schwäche, Apathie bei ausgeprägter Hyperkaliämie) Ödemneigung, „Fluid lung" mit Luftnot, Hustenreiz, Zyanose, Engegefühl; Lungenödem; Hirnödem mit Sehverschlechterung und tonisch-klonischen Krämpfen
Stadium III	**Polyurisches Stadium** Dauer: Tage bis Wochen Rückgang der Urämiesymptome
Stadium IV	**Erholungs- und Rekonvaleszenzstadium** Dauer: 6–12 Monate

Fortsetzung ▸

Tabelle 3 (Fortsetzung). Klinische Symptomatik

Spezielle Befunde		Bemerkungen
Urinmenge	< 500 ml/24 Std oder < 20 ml/Std	Ausnahme: primär normo- oder polyurisches ANV
		Bei vermindertem ECV im Initialstadium des ANV:
Urinkonzentration	~1010	> 1015
Urinosmolarität	~300 mosm/l	> 400 mosm/l
Urinharnstoff (– N)	< 1000 (500) mg%	> 1500 (750) mg%
U/P Harnstoff (– N)	< 5–10	> 20
Urinnatrium	> 50 mval/l	< 20 mval/l
Kreatinin im Serum	Anstieg um 2–3 mg/24 Std	Urämische Symptomatik bei Serumkreatinin > 8 mg%
Harnstoff (– N) im Serum	Anstieg um 20–50 (10–25) mg%/24 Std	Bei „hyperkatabolem ANV" Anstieg > 60 (30) mg%/24 Std
Kalium im Serum	Anstieg um 0,3–0,5 mval/24 Std	Bei „hyperkatabolem ANV" Anstieg 1–3 mval/24 Std
Natrium im Serum	≦ 140–145 mval/l	Verdünnungs- oder Verteilungshyponatriämie infolge Hyperhydratation bzw. Azidose trotz normalem oder erhöhtem Gesamtkörpernatrium
Blutgasanalyse	Metabolische Azidose	
Blutbild	Urämische normochrome Anämie, Granulozytose, Thrombozytopenie	Nach 1–2 Wochen
EKG	Hyperkaliämiezeichen	
Thoraxaufnahme	„Fluid lung" Herzdekompensation Urämische Peri-Myokarditis	Bei urämischem Kapillarschaden und Hyperhydratation > 6 l
Nierenleer-Tomographie	„Geschwollene Nieren"	
Isotopennephrogramm	Tubulosekretorische Störung	Stauungstyp bei Harnabflußhindernis
Augenhintergrund	Papillenödem	Bei Hyperhydratation

Tabelle 4. Diagnostische Maßnahmen

Untersuchung	sofort	Verlauf
Urin:		
1-Std- bzw. 24-Std-Menge	+	tgl.
Spezifisches Gewicht	+	von jeder Urinportion
Natriumkonzentration	+	tgl.
Osmolarität	+	tgl.
Harnstoff (– N)-Konzentration	+	tgl.
Eiweiß, Sediment	+	nach Verlauf
Blut:		
Harnstoff (– N)	+	tgl.
Kreatinin	+	tgl.
Harnsäure	+	nach Verlauf
Blutbild, BKS	+	nach Verlauf
Hb, HK	+	2mal tgl.
Blutgasanalyse	+	2mal tgl.
Natrium, Kalium	+	tgl.
Calcium, Phosphor	(+)	
Serumkomplement	(+)	
GBM-Antikörper	(+)	
AST	(+)	
Körpergewicht	+	tgl.
Puls, RR	+	monitoring
ZVD	+	4mal tgl.
Augenhintergrund	+	nach Verlauf
Thoraxaufnahme	+	nach Verlauf
EKG	+	nach Verlauf
Isotopennephrographie	+	
Nierenleertomographie	+	
Ultraschallsonographie (evtl. Nierenszintigraphie, Computortomographie)		
Zystoskopie, Ureterenkatheterismus und retrograde Pyelographie	Bei Verdacht auf obstruktive Nephropathie	
Nierenpunktion oder operative Nieren-PE	Bei Verdacht auf z. B. perakute Glomerulonephritis, primäre maligne Nephrosklerose, hämolytisch-urämisches Syndrom oder Systemerkrankung mit Nierenbeteiligung	
Renovasographie	Bei Verdacht auf Nierenarterienembolie z. B. bei Vorhofflimmern	

Tabelle 5. Differentialdiagnose

Nierenfunktionsstörungen anderer Genese	
	Entzündliche Nephropathien: Akute, perakute GN, Goodpasture-Syndrom Akute PN mit Papillennekrosen Akute interstitielle Nephritis (Leptospirose, Scharlach) u. a.
	Vaskuläre Nephropathien: Primäre maligne Nephrosklerose Hämolytisch-urämisches Syndrom Thrombotische Mikroangiopathie Nierenrindennekrose Eklampsie Nierenarterienverschluß bds. u. a.
	Nephropathien bei Systemerkrankungen: LED Panarteriitis Sklerodermie Paraproteinosen u. a.
	Nephropathie bei Harnabflußhindernis: Nephrolithiasis Hämatome Tumorummauerung Blutkoagula Prostatahypertrophie Ureterligatur Reflektorisch nach instrumenteller Untersuchung der Harnwege u. a. Akute Dekompensation einer chronischen Niereninsuffizienz
Coma diabeticum	
Coma hepaticum	
Coma paraproteinaemicum	
Intoxikationen (Barbiturate, Hypnotika, CO)	

Tabelle 6. Therapie in der Praxis

Maßnahme	Verordnung	Bemerkungen
Bei Oligurie oder Anurie	Blasenkatheter legen	
Bei Dehydratation oder Schockzuständen	Volumensubstitution: Normofundin, 500 ml	Weitere Maßnahmen siehe Kap. Schock, S. 10 und Kap. Wasser- und Elektrolythaushalt, S. 21
Bei Hyperhydratation	Lasix, 1 Amp. = 20 mg 1–2 Amp. i.v.	Nicht verwenden: „Nierenstarter" z. B. Periston
	Aderlaß von 300 ml	Bei drohendem Lungenödem, nicht bei Anämie
Bei zerebralen Krämpfen	Valium, 1 Amp. = 10 mg i.v.	
Bei Herzinsuffizienz	β-Methyl-Digoxin (Lanitop), 1 Amp. = 0,2 mg 1 Amp. i.v.	**Beachte:** Vordigitalisierung
Bei Nausea	Psyquil, 1 Amp. = 10 mg i.v.	
	Sofortige Klinikeinweisung mit Angabe der bisherigen Maßnahmen und der bisher ausgeschiedenen Urinmenge	

Tabelle 7. Therapie in der Klinik

Beachte: Nach Anamnese und klinischem Befund rechtzeitig die Indikation zur Dialyse stellen (siehe Tabelle 8).

Maßnahme	Verordnung	Bemerkungen
Bei Oligurie oder Anurie	Blasenkatheter legen	
Bei Dehydratation oder Schockzuständen	Volumensubstitution: Normofundin	Bilanzierung nach ZVD Siehe auch Kap. Schock, S. 10 und Kap. Wasser- und Elektrolythaushalt, S. 21
Flüssigkeitsrestriktion (nach Behebung eines Schockzustandes)	ca. 500–1000 ml	Bilanzregeln zur Aufrechterhaltung der Isohydrie: 1. 24-Std-Harnmenge plus zusätzliche Verluste (Erbrechen, Fieber, Diarrhoe) plus 500 ml 2. Tgl. Gewichtsabnahme von 100–300 g
Ernährung	Combisteril FGX 40%ig bis 1000 ml 70%ig bis 600 ml = ca. 1600 kcal und Aminosteril KE Nephro 250 ml = ca. 125 kcal Geeignete Diät oder Sondenkost	Beide Lösungen parallel über Subklaviakatheter laufen lassen. Höchstdosis beachten! **Cave:** Hyperhydratation, evtl. nur gleichzeitig mit Dialyse
Kaliumelimination (Bei Serum-$K^+ > 5{,}0$ mval/l)	oral: Sorbisterit 20 g und Sorbosan 20 g in 150 ml Wasser gelöst 1–3mal tgl. oder rektal: Sorbisterit 40 g in 150 ml Glukose 5%ig gelöst, 1–3mal tgl. als Verweileinlauf über 6 Std	Wirkungseintritt nach 2 Std
Bei metabolischer Azidose	Natriumbikarbonat 8,4%ig (1 ml = 1 mval) oder	Therapie erst bei BE unter –8 bzw. Standardbikarbonat unter 15 mval/l Nach der Formel: BE × kgKG × 0,3 = zu infundierende Menge in mval
	Azetolyt 2–10 g per os	**Cave:** Hyperhydratation, tetanische Krämpfe

Fortsetzung ▶

Tabelle 7 (Fortsetzung). Therapie in der Klinik

Maßnahme	Verordnung	Bemerkungen
Förderung der Nierendurchblutung und Ultrafiltration	Dopamin (z. B. Dopamin Giulini, 1 Amp. = 50 mg) 6 Amp. = 300 mg in 24 Std	Mittels Injektionspumpe Kein sicherer Effekt bei fortgeschrittener Tubulusnekrose
Bei Hämolyse	Natriumbikarbonat 8,4%ig 100 ml langsam i.v.	Verhinderung von Tubulusnekrosen durch Ausfall sauren Hämatins
Bei Herzinsuffizienz	β-Methyl-Digoxin (Lanitop), 1 Amp. = 0,2 mg i.v.	Nach Aufsättigung 30–50% der Erhaltungsdosis
Bei Infektion	Mezlocillin (Baypen) 3×2 g/24 Std i.v.	Antibiotika nach Resistogramm Kumulation und toxische Nebenwirkungen beachten
Bei Nausea	Psyquil, 1 Amp. = 10 mg i.m.	
Bei Komplikationen:		Beachte Indikationen zur **Dialysebehandlung** Siehe Tabelle 8
Kaliumintoxikation (Serum – K^+ > 7,0 mval/l)		Beachte auch Therapie zur Kaliumelimination Siehe oben
	Calcium gluconicum 10%ig, 10 ml i.v. oder	
	Natriumbikarbonat 8,4%ig 30–50 ml i.v. oder	Wirkungseintritt sofort, ggf. nach 30 min wiederholen
	Glukose 5%ig, 100 ml + 12 E Alt-Insulin als Infusion	Wirkungseintritt nach 1 Stunde, ggf. nach 6 Std. wiederholen
Hyperhydratation „fluid lung", Lungenödem, Hirnödem	Lasix, 1 Amp. = 250 mg 4–8 Amp. = 1–2 g in 100 ml NaCl-Lösg. 0,9%ig langsam infundieren	**Cave:** Weitere Flüssigkeitszufuhr Nicht verwenden: „Nierenstarter" z. B. Periston
	Forcierte Diarrhoe mit Sorbosan (Sorbit) 60–80 g per os oder Sonde	
	Aderlaß von 300 ml Überdruckbeatmung bei Lungenödem	Nicht bei Anämie
Zerebrale Krämpfe	Valium, 1 Amp. = 10 mg i.v.	

Tabelle 8. Therapie in der Klinik

Indikationen zur Peritoneal- oder Hämodialyse nach Ausschluß einer Dehydratation und eines postrenalen Nierenversagens

1. Drohende oder manifeste Urämie
   Kreatinin > 6–8 mg% und
   Harnstoff – N > 80 mg% bzw.
   Harnstoff > 160 mg%
2. Hyperkataboles ANV
   Harnstoff – N – Anstieg > 30 mg%/24 Std bzw.
   Harnstoff – Anstieg > 60 mg%/24 Std
3. Unzureichende Kalorienzufuhr wegen notwendiger Flüssigkeitsbeschränkung
4. Konservativ nicht beherrschbare Hyperkaliämie K^+ > 7,0 mval/l
5. Konservativ nicht beherrschbare Hyperhydratation („fluid lung", Lungenödem, Herzdekompensation, Hirnödem), Perikarditis
6. Verschlechterung trotz konservativer Therapie bei Zweitkrankheiten, Komplikationen, Risikopatienten
7. Bei Vergiftungen mit dialysablen Nephrotoxinen frühzeitige Dialyse unabhängig von den zuvor genannten Kriterien (bei lipoidlöslichen Nephrotoxinen evtl. Hämoperfusion)

6.2 Nierensteinkolik

Die Nephrolithiasis, vor allem durch Ernährungseinflüsse heute eine Zivilisationskrankheit, befällt bevorzugt das männliche Geschlecht, wobei der Häufigkeitsgipfel zwischen dem 30. und 50. Lebensjahr liegt.

Nach der Zusammensetzung der Steine unterscheidet man:
Kalziumoxalat/-phosphatsteine (ca. 75%),
Harnsäuresteine (ca. 25%),
Zystin- und Xanthinsteine (selten).

Außer Mischsteinen kommen in ca. 12% der Fälle Kalziumoxalat/-phostphatsteine und Uratsteine nebeneinander vor. Steine über etwa Erbsgröße können im allgemeinen nicht spontan abgehen. Nierenbeckenausgußsteine, „Nierengrieß" als kleinste Partikel sowie ruhende Harnsteine bleiben oft symptomlos. Erst Loslösung, Austreibungsversuch und Einklemmung führen durch Spasmen je nach Lokalisation im Verlauf der ableitenden Harnwege zur typischen Kolik. Reibung kann außerdem Blutungen, Infektionen und Schwellungen hervorrufen. Durch nachfolgende Stauung („stumme Niere") kann statt einer wellenförmigen Attacke ein dumpfer Nierenschmerz entstehen.

Besteht gleichzeitig eine Harnverhaltung, muß außer an die Möglichkeit eines doppelseitigen Steinverschlusses an andere Ursachen eines postrenalen Nierenversagens gedacht werden wie Kompression durch Tumor, Prostataadenom oder Harnröhrenstriktur.

Literatur

1. Albrecht KF (1978) Nephrolithiasis. In: Hornbostel H, Kaufmann W, Siegenthaler W (Hrsg) Innere Medizin in Praxis und Klinik, Bd II. Thieme, Stuttgart
2. Alken CE, Sökeland J (1979) Leitfaden der Urologie. Thieme, Stuttgart
3. Fleisch M (1974) Mechanismen der Harnsteinbildung. Nieren- und Hochdruckkrankheiten 3:112
4. Mellin P (1975) Urolithiasis. In: Losse H (Hrsg) Nephrologie, Urologie. Springer, Berlin Heidelberg New York
5. Peters HJ (1978) Pathophysiologie der Nierenkolik und ihre medizinische Behandlung. Med Welt 29:49
6. Sarre H (1976) Nierenkrankheiten. Thieme, Stuttgart
7. Tschöpe W, Beck C, Christ D, Schmidt-Gayk H, Ritz E, Reißfelder G, Ziegler M (1979) Pathogenese und medikamentöse Rezidivprophylaxe der Kalzium-Oxalat-Nephrolithiasis. Der Klinikarzt 1:37

Tabelle 1. Pathogenese der Harnsteinbildung

A. Hohe Konzentration des Urins an steinbildenden Substanzen:

1. Erhöhte renale Ausscheidung:

Kalzium:
Idiopathische Hyperkalzaemie, primärer und sekundärer Hyperparathyreoidismus, osteoklastische Metastasen, Plasmozytom, Sarkoidose, Morbus Cushing, Morbus Paget, Vitamin-D- und Kalziumüberdosierung, Milchalkalisyndrom, renaltubuläre Azidose

Harnsäure:
Gicht, primäre und sekundäre Hyperurikaemie, erhöhter Zelluntergang, Zytostase, Leukosen, alimentär

Oxalsäure:
Idiopathische Hyperoxalurie

Zystin, Xanthin:
Idiopathische Zystin- und Xanthinurie

2. Wasserverlust, (habituelles) Dursten

3. Urin- pH-Verschiebung

Zur alkalischen Seite: Kalzium-Oxalat-Phosphat, Harnwegsinfektion mit Ureasebildung

Zur sauren Seite: Urat
alimentär

4. Harnstauung:

Prostataadenom, Ureterligatur und -Reflux, Tumorummauerung, Gravidität, Blutkoagula und Gewebsfetzen, kleinere Steine

B. Mangel an Schutzsubstanzen:

Pyrophosphat, Zink, Magnesium, saure Mukopolysaccharide

Tabelle 2. Klinische Symptomatik

Schmerz:
Ausstrahlend von Nieren- bis in Genitalbereich, kolikartig
Lokaler Druck- und Klopfschmerz des Nierenlagers
(Beachte: kontralaterale Schmerzempfindung möglich)

Mikro- oder Makrohämaturie:
(in 20% negativ, evtl. auch Leukozyturie bei sekundärer Infektion)

Dysurie:
Verstärkter Harndrang
Brennen bei der Miktion

Reflektorisch:
Oligurie, Anurie mit anschließender Polyurie
Erbrechen
Meteorismus/Ileus
Kreislaufschock

Schüttelfrost, Fieber

Anmerkung: Nachlassen von Schmerzanfällen bedeutet nicht Steinabgang!

Tabelle 3. Diagnostische Maßnahmen

Untersuchung	sofort	Verlauf
Spezielle Anamnese, Abdominal- und Thoraxbefund, Rektale Untersuchung, Katheterismus bei Anurie	+	
Urin:		
Status	+	+
Ausscheidungsmenge	+	+
Kultur	+	
Kalzium- und Phosphatausscheidung		+
Steinanalyse (Urin sieben!)		+
Blut:		
Blutbild	+	
Harnstoff-N, Kreatinin	+	
Natrium, Kalium	+	
Alpha-Amylase		+
Harnsäure, Kalzium, Phosphat etc.		+
Röntgen- und Isotopenuntersuchungen:		
Nierenleeraufnahme	+	
Isotopen-Nephrogramm	+	
Ultraschallsonographie	+	
I.v.-Urographie	+	
Ggfs. retrograde Urographie		+

Tabelle 4. Differentialdiagnose

Appendizitis
Gallensteinkolik
Akute Pyelonephritis, Ren mobilis, intermittierende Hydronephrose
Ulkus, Divertikulitis, Ileus
Pankreatitis
Adnexitis, Tubargravidität, stielgedrehter Ovarialtumor
Hodentorsion
Leistenhernie
Mesenterial- und Nierengefäßverschluß
Akute intermittierende Porphyrie
Schwermetallvergiftung
Basalpleuritis
Neuritis, Radikulitis

Tabelle 5. Therapie in Praxis und Klinik

Maßnahme	Verordnung	Bemerkungen
Schmerzbekämpfung		
je nach Schwere der Kolik	Baralgin, 1 Amp. = 5 ml i.m., langsam i.v. oder Buscopan compositum 1 Amp. = 5 ml i.m., langsam i.v.	
	Fortral, 1 Amp. = 30 mg i.v., oder Dolantin spezial 1 Amp. = 1 ml i.v.	
Steinentfernung		
Konservativ	Flüssigkeitszufuhr, Bewegung, Spasmolytika, Analgetika, evtl. Antiphlogistika (Oxyphenbutazon)	Spontaner Abgang bei ⅔ der Steine in der ersten und zweiten Woche
Instrumentell	Schlinge, Ultraschall	
Operativ	Pyelotomie, Ureterotomie, Resektion	
Prophylaxe		
Allgemein	Ausreichende Trinkmenge, Diät, gegebenenfalls Antibiotika	
Kalzium	Thiacide (z. B. Hygroton), Magnesium (z. B. Magnesium Verla), eventuell Orthophosphat (z. B. Reducto)	
Urat	Allopurinol (z. B. Zyloric), Alkalisieren (Uralyt-U)	
Zystin	D-Penicillamin (z. B. Metalcaptase, Trolovol)	

7 Zerebrale Erkrankungen

7.1 Apoplektischer Insult

(Ischämischer Insult, Hirnembolie, Hirnmassenblutung, spontane Subarachnoidalblutung, zerebrale Venen- und Sinusthrombosen)

Die Bezeichnung „Apoplektischer Insult" ist ein klinischer Begriff, der im weiteren Sinne alle zerebralen Durchblutungsstörungen mit neurologischer Symptomatik umfaßt. Um eine effektive Therapie betreiben zu können, ist es notwendig, die zu dem Symptomenkomplex „Apoplektischer Insult" führenden Grunderkrankungen zu differenzieren.

Als Ursachen kommen in Frage (Häufigkeit in %):

1. Die intermittierende zerebrale Ischämie und der ischämische Hirninfarkt (ca. 65–75%).
2. Die Hirnembolie (ca. 10–15%).
3. Die Hirnmassenblutung (ca. 15%).
4. Die spontane Subarachnoidalblutung (ca. 10%).
5. Die zerebrale Venen- und Sinusthrombose (ca. 5%).

Die Ganglienzellen sind bei einer Unterbrechung der Durchblutung bereits nach 6 s reversibel und nach 4–6 min irreversibel geschädigt. Neben lokalen Gefäßveränderungen spielen allgemeine hämodynamische Faktoren bei der Entstehung und Ausdehnung des Schlaganfalles eine wesentliche Rolle. Therapeutisch sind deswegen die Steigerung der myokardialen Kontraktionskraft, die Rhythmisierung des Herzschlages und die Regulierung des Blutdruckes von entscheidender Bedeutung. Die sogenannten vasoaktiven Substanzen sollten in der Akuttherapie nicht mehr verwandt werden. Da im ischämischen Bereich infolge Anhäufung saurer Stoffwechselprodukte bereits eine maximale Gefäßerweiterung besteht, ist zu befürchten, daß durch die zusätzliche Gabe von Vasodilatoren eine generalisierte Gefäßerweiterung mit Abfall des Systemblutdruckes und durch das Auftreten eines intrazerebralen Steal-Phänomens eine zusätzliche Minderversorgung des geschädigten Hirnareals entsteht. Unumstritten ist heute in der Notfallbehandlung des ischämischen Insultes der Einsatz von niedermolekularen Dextranen zum Zwecke der Hämodilution und Verbesserung der Mikrozirkulation bei gleichzeitiger desaggregierender und antithrombotischer Wirkung.

Die heute zur Verfügung stehenden modernen diagnostischen Hilfsmittel (z. B. Craniales Computertomogramm, Dopplersonographie, Angiographie, Spezialtechniken) und die verbesserten neurochirurgischen Operationstechniken eröffnen die Möglichkeit zu einem frühzeitigen operativen Vorgehen. Dadurch ist in geeigneten Fällen eine entscheidende Verbesserung der Prognose zu erreichen.

Literatur

1. Barolin GS, Scholz H, Widhalm K, Hemmer W (1976) Cortison beim unblutigen Gehirnschlag. Münch Med Wochenschr 36: 1117
2. Dorndorf W (1975) Schlaganfälle. Thieme, Stuttgart
3. Flügel KA (Hrsg) (1978) Neurologische und psychiatrische Therapie. Straube, Erlangen
4. Gänshirt H (1972) Der Hirnkreislauf. Thieme, Stuttgart
5. Herrschaft H (1976) Gehirnblutung und Gehirnstoffwechsel. Thieme, Stuttgart
6. Herrschaft H (1976) Therapie der zerebralen Mangeldurchblutung. Nervenarzt 47: 639

Tabelle 1. Pathogenese und Ätiologie

1. Ischämischer Insult

Arteriosklerotisch oder entzündlich bedingte Gefäßwandschädigung intra- oder auch extrakranieller Gefäße (A. carotis, A. vertebralis, A. basilaris)

Hämodynamische Faktoren (Blutdruck-Abfall, besonders bei Stenosen, exzessive Blutdruck-Steigerung, Blutverteilungsstörungen, z. B. Subclavia-Steal-Syndrom, Rhythmusstörungen, Herzinfarkt, Herzinsuffizienz)

Blutfaktoren (Polyzythämie, schwere Anämie, Paraproteinosen, Hyperkoagulabilität, z. B. Rebound nach Marcumarabsetzung)

2. Hirnembolie

Herzklappenfehler, floride Endokarditis, absolute Arrhythmie bei Vorhofflattern, -flimmern, Herzinfarkt, Embolisierung thrombotischen Materials ausgehend von atheromatösen Plaques größerer Gefäße

3. Hirnmassenblutung

Chronisch-arterielle Hypertonie → Arteriolohyalinose und -sklerose, maligne Hypertonie → Arteriolonekrose. Hauptsitz in Putamen-Claustrum-Region (Aa. lenticulostriatae) → Kapselblutung oder Lappenblutung, evtl. Ventrikeleinbruch bzw. Ventrikeltamponade

Gefäßmißbildungen (Hirnarterienaneurysma, arteriovenöse Angiome)

Sog. Spontanhämatom jüngerer Menschen, vorwiegend im Temporalbereich, gelegentlich auch frontal, parietal oder okzipital gelegen. Blutungsquellen: Mikroangiome, Kapillarvarizen und Teleangiektasien

Hämorrhagische Diathese:
Koagulopathien (z. B. Marcumarüberdosierung)
Vaskulopathien (z. B. Panarteriitis nodosa)
Thrombopathien und -penien (z. B. akute Leukosen)

Hirntumorblutungen (z. B. apoplektisches Gliom)

4. Subarachnoidalblutung

Ruptur von angeborenen oder erworbenen basal gelegenen Hirnarterienaneurysmen sowie konvexitätsnahen Hämangiomen

5. Zerebrale Venen- und Sinusthrombose

Blande Thrombosen: Schwangerschaft, Wochenbett, Arteriosklerose, Bluterkrankungen, Schädelhirntraumen, Hirntumore, Einnahme von Ovulationshemmern

Septische Thrombosen: Otitis media, Mastoiditis, Sinusitis, Osteomyelitis, Infektionen im Gesicht und an der Kopfhaut

Tabelle 2. Klinische Symptomatik und Untersuchungsbefunde

	Ischämischer Insult	Hirnembolie
Begleitumstände	Oft frühmorgens (RR-Abfall)	Oft Vitium cordis, Herzinfarkt
Hypertonie	In 50%	Selten
Prodromie	Oft transistorische, ischämische Attacken gleichen Charakters, Schwindel, Kopfschmerz, Übelkeit	Frühere Embolien
Bewußtsein	Selten schwer, meist leicht gestört oder klar	Meist keine Störungen
Körpertemperatur	Unauffällig	Unauffällig
Neurologische Symptomatik	**Karotisstromgebiet:** Hemiparesen unterschiedlicher Ausprägung, oft brachiofaziale Betonung, häufig Aphasie (dominante Hemisphäre), seltener Déviation conjugée. **Vertebro-basiläres Stromgebiet:** Heftiger Drehschwindel, Nystagmus, Erbrechen, Dysphagie, Dysarthrie, Hörstörung, Sehstörung, Hemi- bis Tetraparesen. Bei Basilarisverschluß → Koma.	Hemiparesen mit sofortiger maximaler Ausprägung. Fakultativ Aphasie, Hemianopsie, häufig fokale oder generalisierte Konvulsionen
Hirndruck	↑	–
Liquor	Meist unauffällig	Meist unauffällig
Verschiebung des Mittelechos	–	–

Massenblutung	Subarachnoidalblutung	Venen- und Sinusthrombose
Oft nach Anstrengung	Oft nach Anstrengung	Infektionen im Gesichts- und HNO-Bereich
Fast immer	Fakultativ	Fakultativ
	Migränoider Kopfschmerz, reversible Hirnnervenausfälle	
Schwer gestört bis zum Koma	Störungen unterschiedl. Ausmaßes möglich	Störungen unterschiedl. Ausmaßes möglich
Oft zentrale Hyperthermie	Oft zentrale Hyperthermie	Septische Temperaturen möglich
Meist komplette Hemiplegie (initial schlaff), „Tabakblasen", häufig Déviation conjuguée, Mydriasis auf Herdseite, tonisch-klonische Krämpfe möglich, bei Ventrikeleinbruch Streckkrämpfe, doppelseitig positiver Babinski, schwere vegetative Regulationsstörungen	Starke Nackensteifigkeit (bei Koma nicht nachweisbar), Kernig positiv, akuter starker Kopfschmerz, bewußtloses Hinstürzen, Erbrechen, selten Herdsymptome wie sensomotorische Paresen und herdseitige Mydriasis, gelegentlich tonisch-klonische Krämpfe	Heftiger Kopfschmerz, Übelkeit, Erbrechen, häufig fokale und generalisierte Konvulsionen, Hemiparese, -plegie, evtl. Aphasie, möglicher Meningismus. Beachte Lokalbefund. Sinus-Cavernosus-Thrombose: Protrusio bulbi, Orbita-, Lid-, Gesichtsschwellung, komplette Ophthalmoplegie; Sinus-Transversus- bzw. Jugularis-Venen-Thrombose: Schmerzhafte Schwellung im Mastoidbereich, gestaute schmerzhafte Jugularvene
↑	(↑)	(↑)
Oft blutig	Stark blutig oder xanthochrom	Häufig leicht blutig oder xanthochrom, evtl. entzündlich verändert
+	(+)	(+)

Tabelle 3. Diagnostische Maßnahmen

Untersuchung	sofort	Verlauf
Neurologische Untersuchung	+	tgl.
Prüfung der Karotispulse (auskultatorisch und palpatorisch)	+	–
EEG	+	nach Klinik
Echoenzephalogramm	+	evtl. tgl.
Ultraschall-Doppler-Sonographie	+	–
Lumbalpunktion	+	nach Klinik
Spiegelung d. Augenhintergrundes	+	tgl.
EKG	+	nach Klinik
Langzeit-EKG,	–	baldmöglichst
Karotissinusdruckversuch	–	baldmöglichst
Atropin-Test	–	baldmöglichst
Sinusknotenerholungszeit	–	baldmöglichst
Hb, HK	+	nach Klinik
Na, K, Harnstoff-N	+	tgl.
Blutzucker	+	tgl.
RR	+	mehrmals tgl.
Rö. Schädel	+	–
Craniale Computertomographie (CCT): Das CCT ist als neuroradiologische Erstuntersuchung anzustreben. Bei fehlender Möglichkeit bzw. bei spezieller Indikation (z. B. Gefäßdiagnostik) ist die zerebrale Angiographie erforderlich.	+	nach klin. Bild
Zerebrale Angiographie	(s. Tabelle 5, Indikationen zur zerebralen Angiographie)	

Tabelle 4. Differentialdiagnose

Meningitis, Enzephalitis
Schädelhirntraumen (subdurales-epidurales Hämatom)
Hirntumor, Hirnmetastasen
Hypoglykämie, endogene Comata
Intoxikationen (Schlafmittel, CO)
Fettembolie, Luftembolie, Caissonkrankheit

Tabelle 5. Indikationen zur zerebralen Angiographie

	Ischämischer Insult	Hirn-embolie	Massenblutung	Subarachnoidalblutung	Venen- und Sinusthrombose
Indikation	1. Transitorische ischämische Attacken im Karotisstromgebiet mit Verdacht auf extrakranielle Ursache 2. Progredienter ischämischer Insult	– –	1. Spontanhämatom jüngerer Menschen 2. Klinischer Hinweis auf günstige Lokalisation a) supratentoriell b) außerhalb der Stammganglien c) im Kleinhirn	Grundsätzlich bei klinischer Diagnose	Grundsätzlich bei klinischem Verdacht
Zeitpunkt	Sofort wenn Reversibilität gesichert		Möglichst umgehend bei progredienter Massenverschiebung (Echokontrolle)	Sobald Besserung des klinischen Zustandes eingetreten ist, frühestens nach 4 Tagen	Umgehend
Zweck	ad 1: Nachweis von Stenosen, ulzerierten arteriosklerotischen Plaques oder abnormer Knick- und Schleifenbildung – Operations-Indikation ad 2: Differentialdiagnostische Abklärung gegenüber Hirnblutung, Hirntumor und Subduralhämatom		Festlegung der Indikation zum operativen Vorgehen	Darstellung der Blutungsquelle – möglichst frühzeitige Operation zur Vermeidung des Rezidivs	Sicherung der Diagnose mit entsprechender Therapie

Tabelle 6. Therapie in der Praxis

Maßnahme	Verordnung	Bemerkungen
Bei Bewußtlosigkeit und Erbrechen	Stabile Lagerung, Freihalten der Atemwege, evtl. Psyquil, 1 Amp. = 10 mg i.v.	
Bei starker psychomotorischer Unruhe	Valium, 1 Amp. = 10 mg i.v. oder Haldol, 1 Amp. = 5 mg i.m. oder i.v.	Wichtig bei Subarachnoidalblutung
Bei zerebralen Krämpfen	Valium, 1 Amp. = 10 mg, 1–2 Amp. i.v. oder Phenhydan, 1 Amp. = 250 mg, ½–1 Amp. langsam i.v. oder Rivotril, 1 Amp. = 1 mg, 1–2 Amp. i.v.	
Bei Herzinsuffizienz	β-Methyl-Digoxin (Lanitop), 1 Amp. = 0,2 mg, i.v.	
Bei Hirndruckzeichen	Fortecortin, 1 Amp. = 4 mg, 2 Amp. i.v.	
Bei Hypertonus	Serpasil, 1 Amp. = 1 mg i.m.	Systolisch nicht unter 160 mm Hg senken
Bei Hypotonie	Akrinor, 1 Amp. = 2 ml i.m. oder Effortil, 1 Amp. = 1 ml i.m.	

Tabelle 7. Therapie in der Klinik

Maßnahme	Verordnung	Bemerkungen
Allgemeine Maßnahmen		
Bei psychomotorischer Unruhe	Valium, 1 Amp. = 10 mg i.m./i.v. oder Haldol, 1 Amp. = 5 mg i.m./i.v.	Besonders wichtig bei Subarachnoidalblutung
Bei zerebralen Krämpfen	Valium, 1 Amp. = 10 mg, 1–2 Amp. i.v. oder Phenhydan, 1 Amp. = 250 mg, 1–3 × 1 Amp. i.m. oder Rivotril, 1 Amp. = 1 mg, 1–2 Amp. i.v.	
Bei Herzinsuffizienz	β-Methyl-Digoxin (lanitop), 1 Amp. = 0,2 mg, 1 Amp. i.v.	
Bei Hypertonie	Serpasil, 1 Amp. = 1 mg i.m./i.v. oder Nepresol, 1 Amp. = 25 mg, ½–1 Amp. i.v.	Systolisch nicht unter 160 mm Hg senken. Siehe auch Kap. Hypertensive Krise, S. 90
Bei Hypotonie	Akrinor, 1 Amp. i.m./i.v. oder Novadral pro infusione, 1 Amp. = 5 ml als Dauertropfinfusion	
Bei Atemstörung	Freimachen der Atemwege, Guedeltubus, evtl. Intubation, maschinelle Beatmung, Bronchialtoilette	
Bei Infektion der Atemwege	Mezlocillin (Baypen), 3 × 2–5 g tgl.	
Bei Erbrechen	Paspertin, 1 Amp. = 10 mg i.m. oder Psyquil, 1 Amp. = 10 mg i.m.	
Bei Schwindel	Torecan, 1 Amp. = 1 ml i.m. oder Dogmatil, 1 Amp. = 100 mg, 2 × 1 Amp. i.m.	
Bei Miktions- und Defäkationsstörung	Blasenkatheter, Laxantien, Einlauf	Besonders bei Subarachnoidalblutung ist Defäkationsanstrengung zu vermeiden
Zur Prophylaxe von Dekubitus und Kontrakturen	Lagerung in leichter Beugestellung der Extremitäten, häufiges Umlagern	

Fortsetzung ▶

Tabelle 7 (Fortsetzung). Therapie in der Klinik

Maßnahme	Verordnung	Bemerkungen
Spezielle Maßnahmen		
Ischämischer Insult und Hirnembolie		
Verbesserung der Hirndurchblutung	Rheomacrodex 10%ig, initial 500 ml in 60 Min., dann 500 ml pro 12 Std., danach 500 ml in 24 Std. über 10 Tage	**Beachte:** Schwere Herzinsuffizienz, Niereninsuffizienz, allergische Reaktionen
Bei Hirnödem	Tutofusin S 40 oder Osmofundin 20%ig, 250 ml i.v. Lasix, 1 Amp. = 20 mg, 2 × 1 Amp. i.v. oder i.m. Fortecortin, 1 Amp. = 4 mg, intitial 2 Amp. i.v., dann 6stdl. 1 Amp.	**Cave:** Exsikkose, Hypokaliämie! Sorgfältige Ausbilanzierung des Wasser- und Elektrolythaushaltes
Bei extrakranieller Gefäßstenose	Operative Gefäßrekonstruktion bei gegebener Indikation	**Beachte:** Stadium, Alter, Allgemeinzustand
Bei Herzrhythmusstörung		S. Kap. Herzrhythmusstörungen, S. 60
Hirnmassenblutung		
Bei Hirnödem und intrakranieller Drucksteigerung	Tutofusion S 40 oder Osmofundin 20%ig, 250 ml i.v. Lasix 1 Amp. = 20 mg, 2 × 1 Amp. i.v. oder i.m. Fortecortin, 1 Amp. = 4 mg, initial 4 Amp. i.v., dann 4stdl. 2 Amp.	Vorsichtiger Einsatz der hyperosmolaren und diuretischen Therapie je nach Ausmaß der Hirndrucksteigerung
	Operative Therapie nach computertomographischer oder angiographischer Abklärung	Siehe Tabelle 5: Indikationen zur zerebralen Angiographie
Subarachnoidalblutung		
Siehe auch Allgemeinbehandlung	Absolute Ruhigstellung, Flachlagerung	
Bei Hirnödem und intrakranieller Drucksteigerung	Tutofusion S 40 oder Osmofundin 20%ig, 250 ml i.v. Fortecortin, 1 Amp. = 4 mg, initial 2 Amp. i.v., dann 6stdl. 1 Amp.	Strenge Indikationsstellung! Nur bei schwerer Hirndrucksymptomatik
Antifibrinolytische Therapie	Ugurol, 1 Amp. = 0,5 g, alle 8 Std 2 Amp. i.v.	
Rezidivprophylaxe	Operative Therapie nach computertomographischer oder angiographischer Abklärung	Siehe Tabelle 5: Indikationen zur zerebralen Angiographie

Fortsetzung ▶

Tabelle 7 (Fortsetzung). Therapie in der Klinik

Maßnahme	Verordnung	Bemerkungen
Zerebrale Venen- und Sinusthrombose		
Bei Hirnödem	Tutofusin S 40 oder Osmofundin 20%ig 250 ml i.v. Lasix, 1 Amp. = 20 mg, 2 × 1 Amp. i.v. oder i.m. Fortecortin, 1 Amp. = 4 mg, initial 2 Amp. i.v., dann 6stdl. 1 Amp.	**Cave:** Exsikkose, Hypokaliämie! Sorgfältige Ausbilanzierung des Wasser- und Elektrolythaushaltes
Bei zerebraler Thrombose	Rheomacrodex 10%ig, 2 × 500 ml in 24 Std Acethylsalizylsäure, z. B. Colfarit, 3 × 1 Tabl.	
Bei lokaler Herdinfektion (z. B. Furunkel, Otitis)	Optocillin 3 × 3 g i.v. Ruhigstellung, ggf. Chirurgische Intervention	
Bei Sepsis		Siehe Kap. Schock, septischer Schock, S. 19
Neurochirurgische Intervention bei Komplikation durch intrazerebrales oder subdurales Hämatom, Abszeßbildung, massive Hirndruckerscheinungen		

7.2 Meningitis

Die Meningitis ist eine Infektion der Leptomeninx durch Bakterien, Viren, Spirochaeten, Protozoen oder Pilze, die mit einer Zell- und Eiweißvermehrung im Liquor einhergeht. Beim Meningismus oder meningitischen Syndrom handelt es sich lediglich um eine Reizung der Meningen mit Steigerung des Liquordruckes ohne Vermehrung von Zellen und Eiweiß, z. B. als Begleiterscheinung bei fieberhaften Erkrankungen.

Die Infektion der Leptomeninx erfolgt am häufigsten auf hämatogenem Wege, aber auch fortgeleitet durch Einwanderung von Erregern aus der Nachbarschaft (z. B. bei Otitis media, Mastoiditis, Sinusitis, Hirnabszeß) oder als Folge eines Schädelbruchs durch Trauma. Da vielfach auch die benachbarte Hirnsubstanz bei den entzündlichen Veränderungen mitbeteiligt ist, bezeichnet man das Krankheitsbild bei gleichzeitigem Auftreten von zerebralen Erscheinungen als Meningoenzephalitis. Die klinischen Symptome sind bei den einzelnen Meningitisformen unterschiedlich in ihrer Art und Intensität. Der Verlauf der Erkrankung ist ebenfalls verschieden, bei den bakteriellen Meningitiden im wesentlichen abhängig von der gezielten Chemotherapie. Bei verspätetem Therapiebeginn und nicht optimaler Chemotherapie treten besonders nach Meningokokken-, Pneumokokken-, Influenzabakterien- und tuberkulöser Meningitis Spätschäden durch leptomeningeale Verklebungen auf: Okklusionshydrozephalus, Arachnitis adhaesiva und Lähmungen von Hirnnerven bei basaler Meningitis.

Die Zellzahl und die Art der im Liquor vorhandenen Zellen ist bei den einzelnen Meningitisformen unterschiedlich und diagnostisch von Bedeutung. Im Zusammenhang mit dem klinischen Bild und anderen Liquorbefunden (Zucker, Eiweißgehalt) ist die Liquorzelldifferenzierung eine wichtige Ergänzung. Beim Waterhouse-Friderichsen-Syndrom handelt es sich um eine Sepsis, die zwar durch Meningokokken ausgelöst wird, aber ein eigenes Krankheitsbild darstellt.

Literatur

1. Duniewicz M (1979) Rezidivierende, eitrige Meningitiden. Münch Med Wochenschr 121:659
2. Fuchs HH (1980) Die heutige Antibiotikatherapie bakterieller Infektionen des Zentralnervensystems. Der Krankenhausarzt 2:120
3. Kunst H (1976) Bedeutung der Intensivtherapie in der Behandlung eitriger Meningitiden. Münch Med Wochenschr 118:1597
4. Pohle HD, Oehme J (1977) Bakteriell bedingte Meningitiden. In: Hornbostel H, Kaufmann W, Siegenthaler W (Hrsg) Innere Medizin in Praxis und Klinik, Bd III. Thieme, Stuttgart
5. Rosin H (1979) Meningitis purulenta. Dtsch Med Wochenschr 104:1277
6. Simon K (1977) Die Meningitis tuberculosa. Prax Pneumonol 31:708
7. Simon G, Stille W (1979) Antibiotika-Therapie in Praxis und Klinik. Schattauer, Stuttgart New York
8. Schorre W (1979) Die Infektionskrankheiten des Nervensystems. Urban & Schwarzenberg, München Wien Baltimore
9. Stille W, Helm E (1976) Therapie der Meningitis. Münch Med Wochenschr 118: 1603
10. Walter AM, Heilmeyer L (1975) Antibiotika-Fibel, Otten H, Plempel M, Siegenthaler W (Hrsg) 4. Aufl. Thieme, Stuttgart

Tabelle 1. Einteilung und Ätiologie

Formen	Erreger
Bakterielle Meningitiden:	
a) eitrige	Meningokokken (Neisseria meningitides) Pneumokokken (Diplococcus pneumoniae) Streptokokken Staphylokokken Enterokokken Bakterien der Proteus-Gruppe Bakterien der Coli-Gruppe (Escherichia coli) Pyocyaneus-Bakterien (Pseudomonas aeruginosa) Bakterien der Klebsiella-Gruppe (Klebsiella pneumoniae) Haemophilus-influenzae-Bakterien Listeriosen (Listeria monocytogenes)
b) nicht eitrige	Tuberkelbakterien (Mycobacterium tuberculosis)
Abakterielle Meningitiden (sogenannte seröse Meningitis):	
a) Virusmeningitis (bzw. Meningoenzephalitis)	Enteroviren { Polio I.–III., Echo-Viren, Coxsackie A- und B-Virus } Adenoviren Arboviren (arthropod-borne-animal viruses) LCM-Virus (lymphozytäre Choriomeningitis-Virus) Herpes simplex-Virus Rabies (=Lyssa-)Virus
b) Parainfektiöse Meningitis (bzw. Meningoenzephalitis)	Myxoviren { Mumpsvirus, Grippevirus (Influenza-Virus) } Infektiöse Mononukleose Herpes-Virus (Varizellen-Zoster-Virus) Masern-Virus Röteln-Virus Salmonella typhosa und paratyphi
c) Meningitis durch andere Erreger	Spirochaeten { Leptospiren, Treponema pallidum } Protozoen: Toxoplasma gondii
d) Meningitis durch Pilze	Cryptococcus neoformans Candida albicans Nocardia asteroides Histoplasma capsulatum Mucor
Chronische lymphozytäre Meningitis (Bannwarth)	Ätiologie ungeklärt. Rheumatischer Formenkreis?

Tabelle 2. Morphologie der Liquorzellen

Neutrophile Granulozyten	Als stabkernige und hypersegmentierte Formen. Sie weisen auf eine akute leptomeningeale Entzündung hin. Man findet sie bei allen eitrigen Meningitisformen, aber auch im Beginn von abakteriellen Meningitiden
Lymphozytäre Zellformen	Kommen am häufigsten im Liquor vor, vor allem bei vielen akuten abakteriellen Meningitisformen
Lymphoidzellen	(ca. 4mal größer als Lymphozyten) findet man bei den subakuten und chronischen Meningoenzephalitiden und bei der tuberkulösen Meningitis
Monozytäre Zellen	Als Reizformen zu Beginn einer bakteriellen Meningitis, vorwiegend aber im abklingenden Stadium der verschiedenen Meningitisformen
Plasmazellen	Bei chronischen und subakuten Meningitiden sowie bei tuberkulöser Meningitis
Retikuläre Zellen (Stammzellen, Makrophagen und fibrozytäre Zellen)	Bei Virusmeningoenzephalitis und Listeriose-Meningitis
Tumorzellen	Atypische Zellformen bei primären und sekundären Hirngeschwülsten mit Einbruch in den Liquorraum
Parablasten	Bei Parablastenleukämien mit Infiltraten der Leptomeninx

Tabelle 3. Klinische Symptomatik für alle Meningitisformen

Allgemein:	Fieber, Kopfschmerzen, Schwindelerscheinungen, Übelkeit, Erbrechen				
Neurologisch:	Nacken- und Rückensteifigkeit (positiver Kernig und positiver Brudzinski), Opisthotonus, Kahnbauch, ‚Jagdhundlage', Hypersensibilität der Haut, Eintrübung des Sensoriums bis zum tiefen Koma				
Kardiovaskulär:	Tachykardie, bei zunehmendem Hirndruck Bradykardie				
	Zusätzliche Symptome und Befunde bei:				
	Bakterieller Meningitis	Tuberkulöser Meningitis	Virus-Meningitis	Mumps-Meningitis	Meningitis durch Leptospiren
Inkubationszeit und	1–5 Tage	Tage bis Wochen	2–5 Tage	3–6 Tage	7–14 Tage
Krankheitsbeginn:	plötzlich	schleichend mit Wesensveränderung: Apathie, Reizbarkeit	akuter Beginn, meist nach katarrhalischen Symptomen und Gliederschmerzen	nach der Parotitis oder Orchitis (selten später)	Kontakt mit Haustieren
Neurologischer Befund:	Schnelle Bewußtseinseintrübung → Koma, Krämpfe, Lichtempfindlichkeit. Reflexe können fehlen	Zerebrale Herdsymptome: spastische Paresen, tonisch-klonische Krämpfe. Aphasie. Anisokorie. Mydriasis. Einseitige Reflexsteigerung oder fehlende Reflexe	Lichtscheu. Nystagmus. Bei gleichzeitiger Enzephalitis Schlafsucht und Lethargie. Bei Herpes simplex Herdsymptome (meist Temporallappenbefall) und Krampfanfälle	Nur leichte meningitische oder meningoenzephalitische Symptome	Wie bei bakterieller Meningitis oder mit zerebralen Herdsymptomen
Hirnnervenbeteiligung:	selten	vorhanden (oft Abduzensbeteiligung)	selten	selten	kann vorhanden sein

Fortsetzung ▼

Tabelle 3 (Fortsetzung). Klinische Symptomatik für alle Meningitisformen

	Zusätzliche Symptome und Befunde bei:				
	Bakterieller Meningitis	Tuberkulöser Meningitis	Virus-Meningitis	Mumps-Meningitis	Meningitis durch Leptospiren
Weitere Befunde:	Pharyngitis, Herpes labialis, gelegentlich masernähnliches Exanthem (Purpura). In schweren Fällen septischer Schock	Abdominelle Symptome: Leibschmerzen, Obstipation oder Durchfälle	Muskelschmerzen. Kardiale Beteiligung möglich. Bei Herpes simplex zusätzlich: Geruchs- und Geschmackshalluzinationen Wesensänderungen, Gedächtnisstörungen	Neben Parotitis, Orchitis oder Pankreatitis	Wadenschmerzen, Konjunktivitis. Mitunter Exanthem, Ikterus, Albuminurie und Hämaturie
Fieberverlauf:	hohes Fieber mit Schüttelfrost	Kontinua oder intermittierendes Fieber	subfebril oder mäßiges Fieber	subfebril oder mäßiges Fieber	doppelgipfliger Fieberverlauf
Laborbefunde:					
Blutbild	Leukozytose bis 30 000, Linksverschiebung	mäßige Leukozytose, Lymphozytose	Leukozyten normal oder leicht erhöht, toxische Granulation der Neutrophilen	Leukozyten normal, Lymphozytose	Leukozytose, Linksverschiebung
BKS	stark erhöht	mäßig erhöht	mäßig erhöht oder normal	leicht erhöht oder normal	erhöht
Liquor:					
Aussehen	trüb oder eitrig	klar	klar	klar	trüb
Zellzahl	meist über 2000/3	< 500–1000/3	< 100–1000/3	< 1000/3	100–1000/3
Zellart	Neutrophile	Lymphozyten	Lymphozyten	Lymphozyten	Lymphozyten oder Neutrophile
Zucker	niedrig	niedrig	normal	normal	normal oder niedrig

Weitere Liquorbefunde siehe Tabelle 4, Liquorsymptomatik

Tabelle 4. Liquor-Symptomatik der wichtigsten Meningitisformen

	Druck im Liegen (mmH_2O)	Aussehen	Zellzahl und -art ($(mm^3)/_3$)	Eiweiß mg/100 ml	Zucker mg/100 ml	Erreger
Normalwerte	60–200	klar	0–10	15–40 Pandy ∅	40–80	keine
Bei bakterieller Meningitis						
Meningokokken	↑	trüb, eitrig	bis 30 000 Neutrophile	↑	↓ – ↓↓	gramneg. intrazelluläre Diplokokken
Pneumokokken	↑	eitrig	> 500 Neutrophile	↑	↓	grampos. extrazelluläre lanzettförmige Diplokokken
Streptokokken	↑	trüb, eitrig	> 2000 Neutrophile	↑	↓	grampos. Kokken in Ketten, extrazellulär
Staphylokokken	↑	trüb, eitrig	> 2000 Neutrophile	↑	↓	grampos. Kokken in Haufen (Trauben), extrazellulär
Proteus	↑	eitrig	> 2000 Neutrophile	↑	↓	gramneg. Stäbchen
Koli	↑	eitrig	> 1000 Neutrophile	↑	↓	gramneg. Stäbchen
Klebsiella	↑	trüb, eitrig	> 500 Neutrophile	↑	↓	gramneg. Stäbchen (Kapselbakterien)
Pseudomonas aerug. (Pyocyaneus)	↑	eitrig (blau)	> 2000 Neutrophile	↑	↓	gramneg. Stäbchen

Fortsetzung ▼

Tabelle 4 (Fortsetzung). Liquor-Symptomatik der wichtigsten Meningitisformen

	Druck im Liegen (mmH_2O)	Aussehen	Zellzahl und -art ($(mm^3)/_3$)	Eiweiß mg/100 ml	Zucker mg/100 ml	Erreger
Bei bakterieller Meningitis						
Haemophilus influenza	↑	eitrig, trüb	> 500 Neutrophile	↑	↓	gramneg. kurze Stäbchen, kokkenähnlich, extrazellulär
Listeriosen	↑	klar, leicht getrübt	200- < 2000 Lymphozyten	(↑)	normal – ↓	grampos. Stäbchen intrazellulär
Tuberkelbazillen	↑	klar, leicht getrübt	< 500–1000 Lymphozyten, Lymphoidzellen und plasmozytäre Formen	↑	↓	säurefeste Stäbchen (besonders im Spinnwebsgerinnsel)
Bei abakterieller Meningitis						
Enteroviren	(↑)	klar	50– < 1000 Lymphozyten, monozytäre Formen	(↑)	normal	Virus
LCM-Viren (lymphozytäre Choriomeningitis) Herpes simplex Viren	(↑)	klar, leicht getrübt	100–5000 Lymphozyten, monozytäre Formen	↑	normal oder (↓)	Virus
Mumps-Viren	(↑)	klar, leicht getrübt	< 1000 Lymphozyten	(↑)	normal	Virus
Spirochaeten: (Treponema pallidum)	(↑)	klar, getrübt	25– < 2000 Lymphozyten	(↑)	normal	Treponema pallidum (im Dunkelfeld)

Fortsetzung ▼

Tabelle 4 (Fortsetzung). Liquor-Symptomatik der wichtigsten Meningitisformen

	Druck im Liegen (mmH_2O)	Aussehen	Zellzahl und -art (mm^3)/$_3$	Eiweiß mg/100 ml	Zucker mg/100 ml	Erreger
Bei abakterieller Meningitis						
Leptospiren	↑	klar, leicht getrübt	100–2000 Lymphozyten	(↑)	normal	Leptospiren (im Dunkelfeld)
Protozoen (Toxoplasma gondii)	(↑)	klar	< 50 Lymphozyten	↑	normal	Toxoplasmen (im Dunkelfeld)
Pilze: Candida, Kryptokokken	(↑)	klar, leicht getrübt	50–1000	↑	↓	Hefepilze
Nocardia	↑	trüb	100–2000 Neutrophile	↑	↓	Strahlenpilze

Tabelle 5. Diagnostische Maßnahmen

Maßnahme	sofort	Verlauf	Bemerkungen
Spiegelung des Augenhintergrundes	+		**Beachte:** Stauungspapille!
Lumbalpunktion	+	zur Verlaufskontrolle	Beim sitzenden oder liegenden Patienten (je nach Bewußtseinslage). Bei ausgeprägter Stauungspapille und klarem Liquor nur geringe Menge entnehmen
Liquoruntersuchung	+	zur Verlaufskontrolle	
Druckmessung			Nur beim liegenden Patienten
Aussehen			Klar, trübe, eitrig, blutig, xanthochrom
Zellzahl			Spätestens bis 30 min nach Entnahme des Liquors bestimmen. Über 2000/3 Zellen eitrige, unter 2000/3 Zellen nicht eitrige Meningitis
Zelldifferenzierung			Nach Sedimentierung des Liquors und Färbung des Ausstriches (Gram und Methylenblau)
Erregernachweis			Im gefärbten Präparat (grampositive oder gramnegative Erreger, extra- oder intrazellulär)
Zuckergehalt			Mit paralleler Blutzuckerbestimmung (Liquorzucker normal ⅔ des Blutzuckers)
Eiweißgehalt			Qualitativ (Pandy), quantitativ (Kafka u. Samson), Differenzierung der Liquorproteine (Liquorelektrophorese)
Bakterienkultur			Bei positivem Ausfall mit Resistenzbestimmung
Tbc-Kultur und Tierversuch			
Virusisolierung			Liquor sofort in Spezialgefäß, tiefgekühlt in ein virologisches Labor. Zusätzlich Blut, Urin, Stuhl einsenden
Spinngewebsgerinnsel			Nach 24 Std Spinngewebsgerinnsel auf Tbc-Bakt. untersuchen

Fortsetzung ▶

Tabelle 5 (Fortsetzung). Diagnostische Maßnahmen

Maßnahme	sofort	Verlauf	Bemerkungen
Weitere Laboruntersuchungen:			
Blutbild	+		
BKS	+		
Rachen-Nasen-Abstrich	+		
Blutkultur	+		Oft positiv bei hämatogener Meningitis
Luesserologie (TPHA, FTA)		+	
KBR	+		Dem klinischen Verdacht entsprechend
Blutzucker	+		
Tuberkulinprobe		+	
Rö.-Thorax		+	Bei entsprechendem Verdacht, besonders bei Miliar-Tbc, Sepsis, Pneumonie
EKG			
Hirn-Szintigramm		+	Bei Verdacht auf Hirntumor, Hirnabszeß oder Herpes meningoenzephalitis
Craniales Computertomogramm (CCT)		+	
HNO-fachärztliche Untersuchung	+		Zur Diagnostik und evtl. operativen Behandlung einer Otitis, Sinusitis oder Mastoiditis
Neurologische Untersuchung, einschließlich EEG und Echo	+		
Augenärztliche Untersuchung	+		

Tabelle 6. Differentialdiagnose

Meningismus bei akuten Infektionskrankheiten, nach Vergiftungen (besonders Blei und CO), bei Wurmerkrankungen (Askariden, Echinokokkus) und physikalischen Reizen (z. B. Insolation)

Subarachnoidalblutung (blutiger oder xanthochromer Liquor, 3–4 Std nach Einsetzen der Blutung)

Intrazerebrale Blutung (apoplektischer Insult mit Ventrikeleinbruch, Leptomeninxblutung, Pachymeningosis haemorrhagica interna)

Subdurales und epidurales Hämatom (Trauma in der Anamnese, symptomenfreies Intervall möglich)

Hirntumor

Hirnabszeß

Meningosis leucaemica

Meningeale Reizzustände bei:
- Coma hepaticum
- Coma diabeticum
- Coma uraemicum

Schlafmittelintoxikation

Migräne (periodisch einsetzender Kopfschmerz)

HWS-Syndrom

Tabelle 7. Therapie in der Praxis

Maßnahme	Verordnung	Bemerkungen
Schmerzbekämpfung	Fortral, 1 Amp. = 30 mg i.m. oder Valoron, 1 Amp. = 1 ml i.v. oder Dolantin Spezial, 1 Amp. = 100 mg i.m.	
Sedierung, Krampfbehandlung	Valium, 1 Amp. = 10 mg i.m. oder i.v., oder Rivotril, 1 Amp. = 1 mg i.v.	
Septischer Schock	Macrodex 6%ig oder Normofundin 500 ml Urbason solubile forte 1000 1 Amp. = 1000 mg i.v.	

Frühzeitige Stellung der Verdachtsdiagnose und sofortige Einweisung in die Klinik. Möglichst keine Chemotherapie, da sonst ein Erregernachweis nicht mehr möglich ist. Nur bei langen Transportwegen Beginn der Therapie mit Mezlocillin (Baypen) 2 g i.v. Vorher Blutentnahme für Blutkultur

Tabelle 8. Therapie in der Klinik

A. Allgemeine Therapie

Störung	Verordnung	Bemerkungen
Schmerzen	Novalgin, Tropfen, Suppos. oder 1 Amp. = 2 ml i.m. oder Fortral, 1 Amp. = 30 mg i.m., i.v.	
Motorische Unruhe und Krampfzustände	Valium, 1 Amp. = 10 mg i.m., i.v. oder Rivotril, 1 Amp. = 1 mg i.v. oder Paraldehyd, 5–10 ml i.m.	Bei generalisierten Krampfanfällen Relaxierung und kontrollierte Beatmung
Erbrechen und Flüssigkeitsverlust, Kalorienzufuhr	Psyquil, 1 Amp. = 20 mg i.m., i.v.	
	NaCl-Lösung 0,9%ig Normofundin	Infusionsmenge 2500–3000 ml unter Überwachung von Wasser- und Elektrolythaushalt
	Glukose 5%ig, 10%ig Combisteril FGX 24	Angestrebte Kalorienzufuhr 2500 kcal
Hirnödem und Hirndruck	Fortecortin, 1 Amp. = 4 mg, 2 Amp. i.v., alle 6 Std wiederholen Lasix, 1 Amp. = 20 mg, 1–2 Amp. i.v.	Wiederholte Lumbalpunktionen zur Entlastung bei Nichtansprechen der Therapie
Septischer Schock	Macrodex 6%ig oder Longasteril 75, 500 ml Urbason solubile forte 1000, 1 Amp. = 1000 mg i.v.	Weitere Maßnahmen siehe Kap. Schock, septischer Schock, S. 19
Verbrauchskoagulopathie	Heparin, 500 IE/Std	Weitere Maßnahmen siehe Kap. Hämorrhagische Diathesen, S. 277
Herzinsuffizienz	β-Methyl-Digoxin (Lanitop), 1 Amp. = 0,2 mg i.v.	
Hyperthermie	Medikamentös: z. B. Amuno, Novalgin Physikalisch: Eisbeutel, Wadenwickel, Kühlzelt	
Zentrale Atemlähmung	Intubation und maschinelle Beatmung	

Fortsetzung ▶

Tabelle 8 (Fortsetzung). Therapie in der Klinik

A. Allgemeine Therapie

Störung	Verordnung	Bemerkungen
Zusätzlich bei allen Meningitisformen	Solu-Decortin H, 1 Amp. = 50 mg, 1–2 Amp. tgl. i.v.	
	Gamma-Venin, 1 Amp. = 5 g langsam i.v. oder als Infusion	Nach Schwere des Krankheitsbildes für 3–5 Tage
Gleichzeitige Enzephalitis	Zusätzlich: Synacthen, 1 Amp. = 0,25 mg in 500 ml Glukose 5%ig über mindestens 4 Std	

B. Chemotherapie-Sofortmaßnahmen (differenzierte Therapie nach Erregernachweis siehe unten)

Maßnahme bei:	Verordnung	Bemerkungen
Meningitis purulenta ohne Erregernachweis oder anbehandelt	Penicillin G, 30–40 Mill. E i.v. als Dauertropfinfusion in 24 Std und Mezlocillin und Oxacillin (Optocillin) 3×3–6 g/die	Bis 1 Woche nach Entfieberung, dann Dosis reduzieren. Zur Nachbehandlung Oralpenicillin oder Bactrim für weitere 4 Wochen
Meningitis tuberculosa	Dreierkombination:	Schon bei Verdacht mit tuberkulostatischer Therapie beginnen
	1. Neoteben (INH) 5–10 mg/kg KG i.v. oder oral für 4 Wochen, danach halbe Dosis	Zusätzlich Vitamin B_6 (neurotoxische Wirkung von INH)
	2. Myambutol (EMB) 25 mg/kg KG i.v. oder oral in einmaliger Gabe morgens oder	
	PAS-Na, 12–15 g tgl. als Dauertropfinfusion für 4–6 Wochen	**Beachte:** hepatotoxische Wirkung und Hypokaliämie
	3. Streptomycin, 1 Amp. = 1 g, 1×1 g tgl. i.m. bis Gesamtdosis von 30 g oder Rifampicin (Rifa, Rimactan) 10 mg/kg KG in einmaliger Tagesdosis	**Cave:** toxische Wirkung auf den N. statoacusticus

Fortsetzung ▶

Tabelle 8 (Fortsetzung). Therapie in der Klinik

B. Chemotherapie-Sofortmaßnahmen (differenzierte Therapie nach Erregernachweis siehe unten)

Maßnahme bei:	Verordnung	Bemerkungen
Virusmeningitis	Mezlocillin (Baypen) 3×2 g/24 Std oder Tetracycline (Reverin 2×275 mg i.v. oder Vibravenös 2×100 mg i.v.)	Zur Vermeidung oder Behandlung zusätzlicher bakterieller Infektionen
Herpes simplex Meningoenzephalitis	Cytarabinosid, 10 mg/m²/24 Std für 5 Tage oder Vidarabin (Fa. Parke-Davis), 15 mg/kg KG/24 Std über 12 Std für 10 Tage	Nur bei gesicherter Herpes simplex-Infektion (evtl. durch Hirnbiopsie)

C. Differenzierte Chemotherapie nach Erregernachweis

Meningokokken	Penicillin G, 20–30 Mill. E. als Dauertropfinfusion und Mezlocillin (Baypen), 3×5 g/24 Std oder	
	Chloramphenicol (Paraxin), 3×1 g/24 Std i.v.	Besonders bei Penicillinallergie
Pneumokokken, Streptokokken	Penicillin G, 40 Mill. E. als Dauertropfinfusion oder Chloramphenicol (Paraxin), 3×1 g/24 Std i.v.	Wegen der großen Rezidivgefahr über mehrere Wochen. Anschließend Chloramphenicol oder Bactrim
Staphylokokken	Penicillin G, 20–40 Mill. E. als Dauertropfinfusion und Mezlocillin-Oxacillin (Optocillin) 3×3–6 g/24 Std oder Chloramphenicol (Paraxin), 3×1 g/24 Std i.v.	Für 3–4 Wochen Nachbehandlung mit Cefoxitin (Mefoxitin) oder Erythromycin
Haemophilus influenzae	Mezlocillin (Baypen), 3×5 g/24 Std i.v. oder Chloramphenicol (Paraxin), 3×1 g/24 Std i.v.	Nach Entfieberung Fortführung über 3 Wochen anschließend Rezidivprophylaxe mit Bactrim

Fortsetzung ▶

Tabelle 8 (Fortsetzung). Therapie in der Klinik

C. Differenzierte Chemotherapie nach Erregernachweis

Maßnahme bei:	Verordnung	Bemerkungen
Klebsiella	Mezlocillin (Baypen), 3×5 g/24 Std oder Cefoxitin (Mefoxitin), 3×2 g/24 Std und Gentamycin (Refobacin), 3×80 mg/24 Std oder Tobramycin (Gernebcin), 3×80 mg/24 Std	
Coli-Gruppe (E. coli)	Mezlocillin (Baypen), 3×5 g/24 Std und Gentamycin (Refobacin), 3×80 mg/24 Std oder Chloramphenicol, 3×1 g/24 Std	
Pseudomonas aeruginosa (Pyocyaneus-Bakt.)	Azlocillin (Securopen), 3×5–10 g/24 Std und Gentamycin (Refobacin), 3×80 mg/24 Std oder Tobramycin (Gernebcin), 3×80 mg/24 Std	Evtl. zusätzlich intrathekal 5 mg Amphotericin B in den ersten 2–3 Tagen
Proteus-Gruppe	Mezlocillin (Baypen), 3×5 g/24 Std und Gentamycin (Refobacin), 3×80 mg/24 Std oder Chloramphenicol (Paraxin), 3×1 g/24 Std	
Leptospiren	Penicillin G, initial 20 Mill. E, dann 10 Mill. E./24 Std oder Cefoxitin (Mefoxitin), 3×2–4 g/24 Std	
Listeria monocytogenes, Enterokokken	Mezlocillin (Baypen), 3×5 g/24 Std und Gentamycin (Refobacin), 3×80 mg/24 Std	Nach Normalisierung des Liquors Nachbehandlung mit Tetracyclinen

Fortsetzung ▶

Tabelle 8 (Fortsetzung). Therapie in der Klinik

C. Differenzierte Chemotherapie nach Erregernachweis

Maßnahme bei:	Verordnung	Bemerkungen
Meningitis durch Pilze (Candida, Cryptococcus)	Miconazol (Daktar), 1 Amp. = 200 mg, 3 × 1–2 Amp. i.v. oder als Tropfinfusion oder Amphotericin B (Polymyxin B), 1 Amp. = 50 mg, 50 mg in 500 ml Glukose 5%ig und Flucytosin (Ancotil), 1 Infusionsflasche = 250 ml = 2,5 g 150 mg/kg KG/24 Std	Auch intrathekale Anwendung möglich, siehe Firmenprospekt
Meningitis syphilitica	Megacillin forte, 1 Amp. = 4 Mill. E., 2–3 Amp. in 24 Std	Penicillinkur 15–20 Tage

Bei ungenügendem Ansprechen der begonnenen Chemotherapie Wechsel der Antibiotika nach dem Ergebnis des Resistogramms

8 Hämatologische Erkrankungen

8.1 Akute hämorrhagische Diathesen

Unter den häufigsten Ursachen einer akuten Blutung bei hämorrhagischen Diathesen sind beim Erwachsenen im wesentlichen angeborene und erworbene Koagulopathien sowie erworbene Thrombo- und Vasopathien zu zählen. Die erworbenen Formen sind fast ausschließlich Komplikationen von verschiedenen Grunderkrankungen, die dadurch einen deletären weiteren Verlauf nehmen.

Von den erworbenen Vasopathien, die nachfolgend in den Tabellen nicht dargestellt werden, sei als Beispiel die Purpura rheumatica (Schönlein-Henoch) nur erwähnt. Hier tritt eine akute hämorrhagische Diathese durch eine komplizierende Verbrauchskoagulopathie auf, die unter den Koagulopathien ausführlich behandelt wird. Da die Pathogenese bei der Purpura rheumatica durch eine Allergie bedingt ist, sollten bei der Therapie auch Kortikosteriode eingesetzt werden, abgesehen von unspezifischen membranabdichtenden Pharmaka.

Einteilung der wichtigsten akuten hämorrhagischen Diathesen:

I. Koagulopathien
   A. Angeborene Koagulopathien
      1. Hämophilie A und B
      2. Angiohämophilie A und B (von Willebrand-Jürgens-Syndrom)
      3. Weitere Minuskoagulopathien der Faktoren I, II, V, VII, X, XI, XIII
   B. Erworbene Koagulopathien
      1. Immunokoagulopathien
      2. Erworbene Hypoprothrombinämien
      3. Verbrauchskoagulopathien
      4. Therapeutische Fibrinolyse
      5. Hyperheparinämie

II. Erworbene Thrombozytopenien und -pathien
   A. Umsatzstörungen
      1. Immunthrombozytopenien durch Autoantikörper
      2. Immunthrombozytopenien durch Isoantikörper
      3. Immunthrombozytopenien durch Immunkomplexe
      4. Immunthrombozytopenien durch Medikamente
   B. Bildungsstörungen
   C. Verteilungsstörungen

Akute Symptomatik nach dem Blutungstyp

Koagulopathie	Thrombopathie	Vasopathie
Flächenhaft (schwere Form, unter 15. Lebensjahr Gelenk- und Muskelblutungen)	Petechial (bis Pfennigstückgröße anwachsend)	Uncharakteristisch; meist petechial mit Hauteffloreszenzen

Akute hämorrhagische Diathesen

Allgemeine orientierende laborchemische Differentialdiagnose der hämorrhagischen Diathesen

→ normal ↑ erhöht (verlängert) ↓ vermindert (verkürzt)	Gerinnungszeit nach Lee-White	Heparintoleranzzeit	Blutungszeit	Thrombozytenzahl	TEG		
					r	k	m_a
Reine Koagulopathien	↑	↑	→	→	↑	↑	↓ bis ↑
Hypokoagulopathie und Fibrinolyse (Verbrauchskoagulopathie)	↑	↑	↑	↓	↑	↑	↓
Angiohämophilien	→ bis ↑	→ bis ↑	↑	→	→ bis ↑	→ bis ↑	→
Reine Thrombozytopenien	→	↑	↑	↓	→	↑	↓
Reine Vasopathien	→	→	↑	→	→	→	→

Akute hämorrhagische Diathesen

Allgemeine Notfalltherapie des hämorrhagischen Schocks (Erfordernis eines sofortigen therapeutischen Eingreifens ohne Möglichkeit einer vorhergehenden Diagnostik)

Maßnahme	Verordnung	Bemerkungen
Diagnostik	20 ml Nativblut und 10 ml Zitratblut (1 ml 3,8%iges Natriumzitrat + 9 ml Blut) abnehmen	Zur späteren bzw. gleichzeitigen Diagnostik einschließlich Bestimmung der Blutgruppe
Volumensubstitution	Initial Macrodex 6%ig oder Longasteril 75 i.v. bis Blutgruppenbestimmung und Kreuzprobe durchgeführt	Dosierung abhängig von RR, Puls, ZVD, Hb und HK
	Frischblutkonserven. Nach jeder 2. Blutkonserve 10 ml Calcium gluconicum 10%ig	Bei Mehrfachtransfusionen Konserve langsam auf 37° erwärmen
Bei Schock		Siehe Kapitel Schock S. 10

I. Angeborene und erworbene Koagulopathien

Allgemeine laborchemische Differentialdiagnose der Koagulopathien

→ normal ↑ erhöht (verlängert) ↓ vermindert (verkürzt) ( ) evtl.	Blutungszeit	Gerinnungszeit nach Lee-White	Thrombozyten	Thrombinzeit	Prothrombinzeit (Quick)	Partielle Thromboplastinzeit (PTT)	Faktor VIII Aktivität	Faktor IX Aktivität	Euglobolinlysezeit	Plasmatauschversuch	TEG k	TEG m_a	TEG $L_{A/2}$
Hämophilie A	→	↑	→	→	→	↑	↓	→	→	→	↑	(↑)	→
Hämophilie B	→	↑	→	→	→	↑	→	↓	→	→	↑	(↑)	→
Angiohämophilie A	↑	↑	→	→	→	↑	↓	→	→	→	→ bis ↑	↓	→
Angiohämophilie B	↑	↑	→	→	→	↑	→	↓	→	→	→ bis ↑	↓	→
Hypoprothrombinämie	→	↑	→	→	↑	↑	→	↓	→	→	↑	→	→
Verbrauchskoagulopathie: Hyperkoagulopathie	→	(↓)	(↓)	(↓)	→	(↓)	→ bis ↓	→	→	→	↓	↑	→
Verbrauchskoagulopathie: Hypokoagulopathie	→	↑	↓	↑	↑	↑	↓	→	→	→	↑	↓	→
Verbrauchskoagulopathie: Fibrinolyse	↑	↑	→	↑	↑	↑	↓	→	↑	(↑)	↑	↓	↓
Hemmkörper (Immunokoagulopathie, endogene Hyperheparinämie)	→	↓	→	→	Nur pathologisch, wenn Hemmkörper im entsprechenden Testsystem wirksam				→	↑	↑	↑ bis ↓	→

I. A. Angeborene Koagulopathien

1. Hämophilien

a) **Definition:** Die Hämophilie A bzw. B ist eine primäre hämorrhagische Diathese, die geschlechtsgebunden rezessiv vererbt wird und mit einer verminderten Faktor VIII- bzw. Faktor IX-Aktivität einhergeht. Von 100 Patienten mit Hämophilie entfallen ca. 85 auf Hämophilie A und ca. 15 auf Hämophilie B.

b) **Pathophysiologie:** Die Hämophilie A bzw. B wird durch ein mutiertes Gen im X-Chromosom hervorgerufen. Jeweils ein Gen soll eine Faktor VIII- bzw. IX-Fehlsynthese induzieren. So entstehen Hämophiliefamilien, deren Glieder in den folgenden Generationen alle die gleich verminderte prozentuale Faktor VIII- bzw. IX-Aktivität im Blut aufweisen.

Es ergibt sich folgender geschlechtgebundener, rezessiver Erbgang:

1. Xy + xx = Xx, Xx, xy, xy
2. xy + Xx = Xx, xx, Xy, xy
3. Xy + Xx = XX, Xy, Xx, xy

ad 1: Bei hämophilem Vater sind alle Töchter Konduktorinnen, alle Söhne sind phäno- und genotypisch gesund.

ad 2: Bei einer Mutter als Konduktorin können die Söhne gesund oder hämophil, die Töchter gesund oder Konduktorinnen sein.

ad 3: Bei den ganz seltenen Ehen mit einem hämophilen Vater und einer Mutter als Konduktorin können auch hämophile Töchter geboren werden.

Bei ca. ein Drittel der Fälle ist die Familienanamnese des Patienten leer. Die Genmutation soll dann jedoch schon zwei Generationen vorher, also beim Großvater mütterlicherseits stattgefunden haben.

Patienten mit Faktor VIII- bzw. IX-Aktivität von mehr als 5% leiden relativ wenig an Blutungen. Bei Faktor VIII- bzw. IX-Aktivitäten von ca. 1% bzw. weniger als 1% treten sehr häufig schwere Blutungen auf, bis zum 15. Lebensjahr meistens als Gelenk- und Muskelblutungen, die bei der modernen Substitutions- oder gar Dauertherapie mit sofortiger Mobilisation seltener zu sekundären Muskelatrophien und Hämarthrosen führen.

Hämophilie A und B
Diagnostische Maßnahmen

Untersuchung	sofort	Verlauf	Bemerkungen
Anamnese	+		X-chromosomaler, rezessiver Erbgang (z. B. der Vater des Patienten kann mit Einschränkung nicht hämophil sein!)
Blutgruppe Hämoglobin Hämatokrit	+ + +	je nach Blutung bis 3× tgl.	Zur Bereitstellung von Frischblutkonserven bei Blutungsschock bzw. -anämie und bei Operationen
Gerinnungszeit	+		Verlängert
Rekalzifizierungszeit	+		Verlängert
Partielle Thromboplastinzeit	+		Verlängert
Quantitative Faktor VIII- bzw. IX-Bestimmung	+	1–2× tgl.	Therapiekontrolle

2. Angiohämophilie A und B (von Willebrand-Jürgens-Syndrom)

a) **Definition:** Das von Willebrand-Jürgens-Syndrom ist eine Blutungskrankheit, die autosomal rezessiv vererbt wird und mit einer Koagulo-, funktionellen Thrombo- und (hypothetischen) funktionellen Vaskulopathie einhergeht.

b) **Pathophysiologie:** Der Koagulationsdefekt und die funktionelle Thrombopathie bei der Angiohämophilie A können durch Infusionen von Hämophilie-A-Plasma ausgeglichen werden: Das Molekül des Faktors VIII besteht nämlich aus dem gerinnungsaktiven Kofaktor und einem Trägerprotein, einem assoziierten Antigen. Dieses Trägerprotein ist bei der Angiohämophilie A mit einem verminderten, bei der Hämophilie A dagegen mit einem normalen oder sogar erhöhten Titer vorhanden. Jenes Trägerprotein beeinflußt vornehmlich auch die Thrombozytenfunktion. Daraus erklärt sich die verlängerte Blutungszeit bei normaler Gerinnungszeit.

In diagnostischer Hinsicht beziehen sich alle Tests auf drei verminderte Qualitäten, die alle am Faktor VIII Molekül lokalisiert sind:

1. Der „funktionelle" Faktor VIII.
2. Das Trägerprotein des Faktor VIII.
3. Der Ristocetin Kofaktor, der für die Aggregation von Thrombozyten durch das Antibiotikum Ristocetin in - vitro erforderlich ist.

Besondere diagnostische Schwierigkeiten ergeben sich, wenn sich z. B. bei „leichteren" Fällen des von Willebrand-Jürgens-Syndroms eine oder gar zwei jener oben genannten Qualitäten im Normbereich befinden. Patienten mit lediglich einer verlängerten Blutungszeit ohne weitere Störungen sind Träger der Minorform des von Willebrand-Jürgens-Syndrom.

Bei der Angiohämophilie B liegt eine Synthesestörung des Faktors IX vor. Eine weitere sehr seltene Form der Angiohämophilie weist eine Aktivitätsminderung von Faktor VIII als auch von Faktor IX auf.

Angiohämophilie A und B (von Willebrand-Jürgens-Syndrom)

Diagnostische Maßnahmen

Untersuchung	sofort	Verlauf	Bemerkungen
Anamnese	+		Autosomal rezessiver Erbgang
Blutgruppe Hämoglobin Hämatokrit	+ + +	je nach Blutung bis 3× tgl.	Zur Bereitstellung von Frischblutkonserven bei Blutungsschock bzw. -anämie und bei Operationen, falls keine Faktorenkonzentrate vorrätig sind
Rumpel-Leede bzw. Kneifversuch	+		Häufig positiv
Blutungszeit (nach Borchgrevink sicherer als nach Duke)	+		Verlängert
Faktor VIII (bzw. IX) Aktivität	+	1–2× tgl.	< 50% (auch zur Therapiekontrolle)
Heparintoleranzzeit	+		Meist verlängert
Thrombozytenadhäsivität	+		Auf < 60% vermindert
Faktor VIII assoziiertes Protein Ristocetin-Kofaktor		Sicherung der Diagnose	Auf < 60% vermindert Auf < 40% vermindert } Einsendung von Blutproben in Speziallaboratorien

Anhaltswerte zur Therapie der angeborenen Koagulopathien

Verletzungen	Mindestaktivität
Bagatellverletzungen (Blutung steht nicht spontan)	10%
Kleine Verletzungen, Blutung in Magen, Darm, Mundhöhle, Extraktion einzelner Zähne	20–30%
Kleinere Operationen, Extraktion mehrerer Zähne, Zungenboden- oder Mundbodenblutung	35%
Mittlere und große Operationen, große Verletzungen (Frakturen)	50%
Intrakranielle Blutungen	60%

Empfohlene Dosierungen im Selbstbehandlungsprogramm (modif. nach Schimpf)

Blutungsstelle	Bei Blutungsbeginn	
	innerhalb der ersten 4 Std	später als 4 Std
Ellenbogengelenk Handgelenk	15 E/kg	20 E/kg
Kniegelenk Sprunggelenk Schultergelenk Hüftgelenk	20 E/kg	30 E/kg
Sonstige Gelenke	10 E/kg	10 E/kg
Niere (viel trinken!)	3 Tage Decortin H (50, 40, 30 mg) Wenn kein Erfolg: 10 E/kg	3 Tage Decortin H (50, 40, 30 mg) Wenn kein Erfolg: 10 E/kg
Gehirn	60 E/kg	

(Angio-) Hämophilie A und B, Therapie

Störung	Verordnung	Bemerkungen
	Initiale Therapie	
Schnitt- und Quetschwunden	Wundversorgung mit sofortiger Unterbindung aller blutenden Gefäße Lokale Hämostyptika: Fibrospum, Clauden Kompressionsverband	**Cave:** Acetylsalicylsäure als Analgetikum
Nasenblutung	Fibrospum mit einigen Tropfen Akrithrombin, Trasylol und Adrenalin.	
	Danach Tamponade mit talkierter, weicher Tamponadegaze	
	Eiskrawatte	Besonders die Nackengegend kühlen
Zahnextraktion	Kompression der Alveole mit einer vor Extraktion nach Abdruck angefertigten Kunststoffplatte	Vorher die Wunde mit Fibrospum oder mit gerinnungsaktivierender Gaze abdecken
Nierenblutung	Decortin H, 1 Tabl. = 50 mg, beginnend mit 50 mg, 3 Tage lang in abfallender Dosierung	Viel trinken. Bei Rezidiv Substitution
Hämorrhagischer, hypovolämischer Schock	Blutabnahme: 10 ml Nativblut, 10 ml Zitratblut (1 ml 3,8%iges Natrium citricum + 9 ml Blut)	Zur Blutgruppenbestimmung, Kreuzung der Blutkonserven und zur gleichzeitigen bzw. späteren Diagnostik
	Frischblut 1–2 Konserven transfundieren	Je nach Blutverlust und kardialer Insuffizienz
	Humanalbumin 20%ig oder Plasmaproteinlösung, notfalls NaCl-Lösung 0,9%ig	Bis zur Bereitstellung von Blutkonserven **Cave:** Dextrane wegen zusätzlicher Gerinnungsstörung. Siehe auch Kap. Schock, S. 10

Fortsetzung ▶

(Fortsetzung). **(Angio-) Hämophilie A und B, Therapie**

Störung	Verordnungen	Bemerkungen
Initiale Therapie nach Differenzierung		
Hämophilie A Angiohämophilie A (von Willebrand-Jürgens)	Cohnsche Fraktion I bzw. Kryopräzipitat, erforderliche Einheiten: KG in kg × Erforderniszuwachs in % × 0,5	Cohnsche Fraktion bzw. Kryopräzipitat: Gerinnungsfaktoren I und VIII. Kühl lagern.
	Kryopräzipitate mit 10–30 E F. VIII/ml (AHF human, Abbott; Hemofil, Hyland u. a.)	Gereinigtes Kryopräzipitat bei Gefahr der Hypervolämie. Bei Angiohämophilie A wirkungslos
(Angio-)Hämophilie B	PPSB, erforderliche Einheiten: KG in kg × Erfordernisszuwachs in % × 0,5	PPSB: Gerinnungsfaktoren II, VII, IX und X
Angiohämophilie A und B	Zusätzlich oder alternativ (z. B. bei kleinen Sickerblutungen) Frischplasma 10 mg/kg KG	
(Angio-)Hämophilie A und B	Ugurol 1 g = 2 Amp. langsam i.v. (maximal 1 Amp./min)	Bei Faktorenkonzentration > 50% und bei Nierenblutung kontraindiziert
(Zur Vermeidung einer) Isoantikörperhämolyse	Blutgruppenkompatible Faktorenkonzentrate (Immuno)	Bei langandauernder und hoch dosierter Substitution (z. B. Op.)
Weitere Therapie, wenn erforderliche Faktorenaktivität erreicht wurde		
(Angio-) Hämophilie A	Cohnsche Fraktion I, ca. ½ der Initialdosis nach 6, 12 u. 24 Std, vom 2. Tag an 2× tgl.	Initiale Halbwertzeit 3–6 Std, später 10–18 Std. Halbwertzeit bei Angiohämophilie deutlich verzögert
	Kryopräzipitate mit 10–30 E F. VIII/ml (AHF human, Abbot; Hemofil, Hyland u. a.)	Gereinigtes Kryopräzipitat bei Gefahr der Hypervolämie. Bei Angiohämophilie A wirkungslos
(Angio-) Hämophilie B	PPSB: ca. ½ der Initialdosis nach 12 und 24 Std; vom 2. Tag an 1× tgl.	Initiale Halbwertzeit ca. 15 Std, später 18–30 Std Halbwertzeit bei Angiohämophilie deutlich verzögert

Fortsetzung ▶

(Fortsetzung). **(Angio-) Hämophilie A und B, Therapie**

Störung	Verordnungen	Bemerkungen
(Angio-)Hämophilie A und B	Ugurol 1 g=2 Amp./6 Std als Dauertropf	Wenn Blutung steht, absetzen. Bei Prostatektomien noch orale Medikation über Wochen fortsetzen
Nach der Blutstillung	Beendigung der Substitutionstherapie von Gerinnungsfaktoren 48–72 Std nach Blutstillung bzw. Organisation des Thrombus	Bei mittleren und besonders bei großen Operationen mit der Substitution über 1–4 Wochen ausschleichen
Gelenkblutungen der Extremitäten	Frühe Mobilisation nach Substitutionstherapie	Verhinderung von Muskelatrophien und Hämarthrosen
	Mäßige Kompression des betroffenen Gelenkes mit elastischer Binde und Ruhigstellung auf Schiene	Nur bei Nachblutungen oder wenn die Substitutionstherapie erst später einsetzen kann
Komplikationen		
Anaphylaktische Reaktionen (Sofortreaktion)	Charge absetzen, 50 mg Prednison i.v.	
	Neue Charge für weitere Substitution verwenden	Neue Komplikationen wurden kaum beobachtet
Isoantikörperhämolyse	Absetzen der isoantikörperhaltigen Präparate; Verwendung von blutgruppenkompatiblen oder isoagglutininfreien Faktorenkonzentraten (Immuno) Evtl. gewaschene O-Spender-Erythrozyten infundieren	Besonders bei Hämophilie-Patienten mit Blutgruppe A u. AB bei langer und hochdosierter Substitution (z. B. Op.)
Verbrauchskoagulopathie (z. B. Thromboembolie)	Andere Charge des Faktorenkonzentrats	Aktivierte Gerinnungsfaktoren?!
	Heparin	Siehe Verbrauchskoagulopathie, S. 306
Blutung trotz Substitution mit Anstieg der Faktorenaktivität	Nur 24 Std altes Kryopräzipitat verwenden, evtl. Cortison, Plättchenkonzentrate	Thrombozytenfunktionsstörung (lange Blutungszeit) Bei hochdosierter, mehrere Tage dauernder Substitution mit F. VIII
Hemmkörperhämophilie (Immunkoagulopathie)		siehe S. 303

I. B. Erworbene Koagulopathien

1. Immunokoagulopathien

a) **Definition:** Durch vom Patienten gebildete Hemmkörper bzw. Inhibitoren gegen Gerinnungsfaktoren kommt es zu deren entsprechenden Aktivitätsminderungen mit konsekutiver hämorrhagischer Diathese.

b) **Pathophysiologie:** Am verständlichsten und häufigsten ist die Entstehung von Hemmkörpern bei Patienten mit schwerer Hämophilie A. Es handelt sich meistens um **Iso**-antikörper mit bekannten physikalischen Eigenschaften, die in der Gamma-Fraktion wandern, stöchiometrisch mit Faktor VIII reagieren und die durch Serum- und Vollblutgaben provoziert werden. Entsprechend dem Wirkungsmodus handelt es sich meistens um Progressivhemmkörper, die den jeweiligen Gerinnungsfaktor zwar langsam aber irreversibel inaktivieren. Die Faktor VIII-Substitution führt klinisch zu keiner Besserung oder die Patienten reagieren gar mit einem anaphylaktischen Schock mit verstärkter Blutungsneigung. Dabei stehen Haut- und intestinale Blutungen im Vordergrund, während Gelenkblutungen eher eine Seltenheit sind. Manchmal tritt eine Hemmkörperhämophilie 3–12 Monate nach einer Schwangerschaft auf.

Weiterhin entstehen **Auto**antikörper z. B. bei Kollagenosen, vor allem bei Lupus erythematodes, bei Erkrankungen des retikulo-endothelialen und auch des lymphatischen Systems, sowie nach Gaben von Antibiotika und Sulfonamiden. Manchmal sind ältere Menschen beiderlei Geschlechts ohne jegliche erkennbare Ursache betroffen. Sie wirken meistens als Soforthemmkörper, die „sofort" aber irreversibel interferieren.

Immunopathien durch **Hetero**antikörper sind therapeutisch bedingt und spielen keine wesentliche Rolle. Insgesamt sind bisher spezifische Antikörper gegen die Gerinnungsfaktoren I, III, V, VII, VIII, IX, X, XI und gegen Gewebsthromboplastin beschrieben worden.

Immunokoagulopathien, Diagnostische Maßnahmen

Untersuchung	sofort	Verlauf	Bemerkungen
Anamnese	+		Erlaubt häufig die Trennung in Iso- und Heteroantikörper
Blutgruppe	+		Zur Bereitstellung von gut gewaschenen Erythrozytenkonzentraten, besonders bei Blutungsanämie und -schock
Hämoglobin	+	je nach Blutung 1–3× tgl.	
Hämatokrit	+	je nach Blutung 1–3× tgl.	
Plasmatauschversuch	+		Hemmkörpernachweis
Prothrombinzeit	+		Orientierende Lokalisation des Hemmkörpers durch globale Teste
Partielle Thromboplastinzeit	+		
Thrombinzeit	+		
Faktorenanalyse mit quantitativer Titration des Hemmkörpers gegen den betreffenden gereinigten Gerinnungsfaktor	+	tgl.	Zur Therapiekontrolle. Genaue Lokalisation des Hemmkörpers und Bestimmung seines Titers im Plasma

2. Erworbene Hypoprothrombinämie

a) **Definition:** Unter einer Hypoprothrombinämie wird ein Faktorenmangel von Faktoren II, VII, IX und X zusammengefaßt, der durch einen Vitamin-K-Mangel bzw. einer Vitamin-K-Verwertungsstörung verursacht wird.

b) **Pathophysiologie:** Das Vitamin K spielt für die Synthese des Prothrombinkomplexes in der Leber eine wichtige Rolle. Es soll sich neben anderen Wirkungen als prosthetische Gruppe mit dem Apoenzym zum Holoenzym verbinden, das die Synthese der Faktoren II, VII, IX und X katalysiert. Dicumarole und Indandione können das Vitamin K kompetitiv verdrängen. Man unterscheidet das Vitamin K_1, das vornehmlich in grünen Blättern und Pflanzen synthetisiert wird, das Vitamin K_2, das die Darmbakterien bilden, und das Vitamin K_3.

Erworbene Hypoprothrombinämie, Ätiologie

Erworbene Hypoprothrombinämie durch Vitamin K-Mangel und -verwertungsstörungen bei:			
Parenteraler Ernährung (ausschließlich über einen längeren Zeitraum verabreicht)	Antibiotikatherapie (bes. bei Breitbandantibiotika, Gaben von nicht resorbierbaren Antibiotika p.o.)	Steatorrhoe + Darmentzündungen (Pankreasinsuffizienz, Lipodystrophie, Whipple, Sprue, Okklusionsikterus, chologene Diarrhoen, Blind loop-Syndrom, Billroth II; Dysenterien, Kolitiden)	Hepatozellulären Schäden (epidemische + serogenetische Hepatitis, Morbus Weil, Gelbfieber, Feldfieber; Hepatosen, Leberzirrhosen jeglicher Genese, Stauungs- und Metastasenleber). In fortgeschrittenen Stadien sind auch die Vitamin K-unabhängigen Faktoren I, V und VIII vermindert

Erworbene Hypoprothrombinämie, Diagnostische Maßnahmen

Untersuchung	sofort	Verlauf	Bemerkungen
Anamnese	+		Erlaubt meistens die Unterscheidung von Vitamin K-Resorptions- und -Verwertungsstörungen
Blutgruppe Hämoglobin Hämatokrit	+ + +	je nach Blutung 1–3× tgl.	Zur Bereitstellung von Frischblutkonserven bei Blutungsanämie und -schock
Prothrombinzeit (Quick)	+		
Kollertest		+	Differenzierung zwischen Vitamin K-Verwertungsstörungen (Leberparenchymschäden) und Vitamin K-Resorptionsstörungen (Okklusionsikterus, Diarrhoen)
Partielle Thromboplastinzeit (PTT)		+	Pathologisch auch in seltenen Fällen bei z. B. Antikoagulantientherapie mit normaler Prothrombinzeit durch isolierten Faktor IX-Mangel

3. Verbrauchskoagulopathie

a) **Definition:** Infolge anderer Grunderkrankungen kommt es zu einer Aktivierung und Umsatzsteigerung von Komponenten des Gerinnungs- und fibrinolytischen Systems. Daraus können u. a. Koagulationsdefekte, Thrombozytopenien, Nekrosen durch Zirkulationsstörungen bei intravasaler Gerinnung sowie eine Blutung resultieren.

b) **Pathophysiologie:** Nicht nur pathophysiologisch, sondern auch diagnostisch und therapeutisch lassen sich drei Phasen voneinander abtrennen.

Initialphase: Meistens kommt es primär durch verschiedene Mechanismen zunächst zu einer gesteigerten Gerinnung (Hyperkoagulabilität), die durch zirkulierende, vermehrt prokoagulatorisch aktive Substanzen charakterisiert ist.

Verbrauchsphase: Nach der Initialphase bilden sich Mikrothromben. Dabei kommt es zum Verbrauch von

Thrombozyten und hauptsächlich der Faktoren I, II, V und VIII (Hypokoagulabilität). Die Fibrinpräzipitation führt zur Thrombosierung peripherer Kapillaren, seltener der Arteriolen (Moschcowitz- und Gasser-Syndrom). Die Thromben bestehen vornehmlich aus Fibrin, Thrombozyten sowie Leukozyten und Erythrozyten. Prädilektionsstellen sind die Glomerulumschlingen der Nieren, häufig aber auch Gefäße von Lunge, Leber, Herz, Nebennieren, Plexus chorioideus, Darmmukosa, Milz, seltener auch von der Haut, so daß man mit Recht von einer disseminierten, intravaskulären Gerinnung spricht. Häufig treten auch Thrombembolien auf, wenn die Fibrinpräzipitation nicht primär wandständig beginnt. Die Thromben sind dann hyalin kugelförmig.

Defibrinierungsphase: Das Blut gerinnt nicht mehr. Die entsprechenden Gerinnungsfaktoren, vor allem jetzt auch Faktor I, können durch die disseminierte intravaskuläre Gerinnung völlig aufgebraucht sein bzw. das fibrinolytische System kann antagonistisch auch provoziert worden sein. Dann kommt es zu einer Hyperplasminämie, das Fibrin wird wieder aufgelöst. Außerdem hemmen die Fibrinspaltprodukte (Antithrombin VI) ihrerseits die Fibrinpolymerisation.

Nicht immer laufen diese drei Phasen nacheinander ab. Manchmal steht von vornherein die Hyperfibrinolyse durch Freisetzung von Gewebsaktivatoren im Vordergrund, so bei Entzündungen, metastasierenden Karzinomen oder Operationen im Bereich der Lunge, Prostata und des Uterus (Plazenta) oder des gastrointestinalen Traktes, einschließlich des Pankreas. Auch bei reifzelligen Leukosen beobachtet man mitunter eine Fibrinolyse, durch Plasminogenaktivatoren bedingt, die sich an der Zelloberfläche finden.

Weiterhin unterliegen die Faktoren des Gerinnungs- und fibrinolytischen Systems einer Clearance durch das RES.

Bekannte Syndrome sind z. B. das Sanarelli-Shwartzman-Phänomen beim Endotoxinschock, das postpartale Sheehan-Syndrom, das Waterhouse-Friderichsen-Syndrom, das Gasser-Syndrom, das Moschcowitz-Syndrom u. a.

c) **Differentialdiagnose der Verbrauchskoagulopathie bei Massentransfusion:** Durch Massentransfusion bei Volumenmangelschock kann es einerseits durch Erythrocytin zu einer Verbrauchskoagulopathie kommen (Therapie: Heparinisierung). Bei Verwendung alter Blutkonserven kann wegen der kurzen Halbwertzeit, vor allem von Faktor V und VIII, wegen eines Thrombozytenverlustes und wegen des Auftretens von Fibrinspaltprodukten eine Verbrauchskoagulopathie vorgetäuscht werden (Therapie: Substitution). Voraussetzung für die Therapie ist eine genaue Gerinnungsanalyse.

Pathophysiologie der Verbrauchskoagulopathie

Prokoagulatorisch aktive Substanzen
oder Hemmung der RES-Clearance
↓
gesteigerte Gerinnungsneigung

Hyperkoagulabilität

↓
disseminierte, intravaskuläre Gerinnung
↙ ↘

antagonistische Aktivierung des fibrinolytischen Systems

Hyperfibrinolyse

↓
Hyperplasminämie
↙ ↘

Lyse von Fibrin sowie Faktor I, V, VIII und XIII
↓
Fibrin (ogen)-Spaltprodukte hemmen die Gerinnung (Antithrombin VI)

Hemmung der Thrombozytenaggregation, Steigerung der Gefäßpermeabilität

Verbrauch von Thrombozyten und Gerinnungsfaktoren: I, II, V und VIII

Hypokoagulabilität

Verbrauchskoagulopathie

Mechanismen bzw. Substanzen, die eine Verbrauchskoagulopathie induzieren:

Einschwemmung von thromboplastischem Material bei:	**Thrombozytenzerfall:**	**Einschwemmung von aktivierten Gerinnungsfaktoren:**	**Blockierung oder Einschränkung der RES-Funktion:**
1. Abruptio placentae, Fruchtwasserembolie, septischem Abort, missed abortion, oralen Säurevergiftungen, Verbrennungen, (Promyelozyten) Leukämien, Karzinomen, traumatischem Schock 2. Erythrozytenzerfall unter Freisetzung von ‚Erythrocytin' aus Erythrozytenmembranen bei: Massentransfusionen, paroxysmaler nächtlicher Hämoglobinurie, Intoxikationen mit hämolysierenden Substanzen wie z. B. Säuren	1. Mechanisch z. B. durch künstliche Niere, Herz-Lungen-Maschine 2. Durch Antigen-Antikörper-Reaktionen verschiedenster Genese 3. Durch Kontakt mit dem Subendothel (Kollagen) nach Endothelläsionen durch Bakterienendotoxine, Rikettsien, Viren, Pilze; Kreislaufschock, Hitzschlag	z. B. durch Serum, aktivierten Faktor X und durch ‚thrombinähnliche' Wirkung von einigen Schlangengiften	z. B. bei schon vorhandener oder latenter Hyperkoagulabilität 1. durch: Cortison, Dextran- und Fettinfusionen; 2. durch verlangsamte Blutströmung, z. B. beim protrahierten kardiovaskulären Schock, bei Aneurysmen, Riesenhämangiomen

Verbrauchskoagulopathie

Diagnostische Maßnahmen bei Hyper- und Hypokoagulabilität:

→ normal ↓ vermindert (verkürzt) ↑ erhöht (verlängert)

Untersuchung	sofort	Verlauf	normal	Hyperkoagulabilität	Hypokoagulabilität
Gerinnungszeit	+		5–9 min	↓	↑
Thrombinzeit (PTZ)	+	1–3× tgl.	16–24 s	↓ bis →	↑ *
Partielle Thromboplastinzeit (PTT)	+		32–40 s	kurzfristig ↓	↑
Quickwert	+	bei Marcumar bis zu tgl.	90– < 100%	→	↓
Thrombozytenzahl	+	1–2× tgl.	120 000 bis 250 000	→ bis ↓	↓
Äthanolgelationstest	+	–	Gelation	+ +	(+)
TEG k-Zeit	+	1× tgl.	3′17″–4′51″	↓	↑
m_a	+		48,6–60,4 mm	→ bis ↓	↓
Fibrinogen	+	1–3× tgl.	250–500 mg%	→	↓
Faktor II	+		70– < 100%	→	↓
Faktor V	+		70– < 100%	→ bis ↑	↓
Antithrombin III	+	ca. 1× tgl.	80–120%	→ bis ↓	→ bis ↓ **

* Nur wenn Fibrinogen < 50 mg% ** Normal bei Hypokoagulabilität durch Hyperfibrinolyse

Verbrauchskoagulopathie

Diagnostische Maßnahmen bei Hyperfibrinolyse

→ normal ↓ vermindert (verkürzt) ↑ erhöht (verlängert)

Untersuchung	sofort	Verlauf	normal	Bemerkungen
				Hyperfibrinolyse
Staphylococcal clumping-test oder:	+		Fibrin-Fibrinogen-Spaltprodukte:	↑
Latex-Agglutinationstest	+		0,0 mg% Fibrinogen-Äquivalent	↑
Reptilasezeit	+	bis zu stündlich bei Heparin	20–25 s	↑
Euglobulinlysezeit	+		3–6 Std	↓
TEG: $L_{A/2}$	+		6–17 Std	↓
Thrombinzeit	+	bei Streptase 1–8stündlich	16–24 s	↑↑ *
Fibrinogen	+	bis zu stündlich	250–500 mg%	↓↓
Thrombozyten	+	bis zu stündlich	120 000–250 000	→ (Bei primärer Hyperfibrinolyse)
Blutgruppe Hämoglobin Hämatokrit	+ + +	je nach Blutung 1–3× tgl.	14,5–16,5 g% g% des Hb × 3 ≈ HK in %	Bei hämorrhagischem, hypovolämischem Schock zur Bereitstellung von Frischblutkonserven

* Wenn Fibrinogen > 50 mg%: selektive Austiterung der Antithrombine

4. Blutungen bei therapeutischer Fibrinolyse

a) **Definition:** Die therapeutische Fibrinolyse induziert eine Hyperplasminämie, die bei Koagulationsdefekten und verminderter Thrombozytenadhäsion gelegentlich zu Blutungen führen kann.

b) **Pathophysiologie:** Blutungen während der Streptasebehandlung kommen bei intaktem Gefäßsystem nur gelegentlich vor. Blutungen aus noch frischen Operationswunden während der Fibrinolyse sind keine Seltenheit. Die Haftfähigkeit der Thrombozyten unter Streptase ist deutlich beeinträchtigt, Abscheidungsthromben haben eine geringe Festigkeit. Der Koagulationsdefekt unter Streptase betrifft vorwiegend aber das Gerinnungsystem. Fibrinogen kann unter die kritische Grenze von 50–100 mg% absinken. Betroffen sind auch Faktor V und VIII. Ursache für diese Gerinnungsstörung ist die therapeutisch induzierte Hyperplasminämie. Da Plasmin als Endopeptidase kein spezifisches Enzym ist, spaltet es nicht nur Fibrin, sondern auch die genannten Faktoren I, V und VIII. Außerdem üben die entstehenden Fibrinspaltprodukte (Antithrombin VI) eine kompetitive Hemmung auf die Fibrinpolymerisation aus. Es werden gewissermaßen falsche Bausteine in das Fibrin mit eingebaut, so daß die Thromben sehr brüchig werden. Dabei ist außerdem an die relativ lange Halbwertzeit der Fibrinspaltprodukte von 9 Std zu denken.

Folgende Reaktionen werden durch Streptokinase veranlaßt und laufen rein stöchiometrisch ab:

1. Proaktivator-Plasminogenkomplex + Streptokinase → Aktivator
2. Proaktivator-Plasminogenkomplex + Aktivator → Plasmin

1. Die Streptase verbindet sich mit dem Proaktivator-Plasminogen. Daraus entsteht der Aktivator.
2. Der Aktivator wandelt Proaktivator-Plasminogen in Plasmin um. Am meisten Plasmin entsteht, wenn das Verhältnis von Streptase zu Plasminogen-Proaktivatorkomplex 1 : 10 beträgt. Bei höheren Dosierungen von Streptase kommt es zu einer größeren Menge von Akti-

vator. Das darin ursprünglich vorhandene Plasminogen ist damit einer Umwandlung zu Plasmin entzogen. Der Proaktivator-Plasminogenpool sinkt ab.

Wie besonders aus dem 2. Reaktionsschritt ersichtlich ist, treten die beschriebenen Koagulationsdefekte mit Blutungsneigung bei niedrigen Streptasedosierungen auf, vor allem bei „schleichender Unterdosierung" oder bei relativ hohem Antistreptokinasetiter (sie können bis zu 200 E SK/ml neutralisieren).

Die Therapie der Blutungsneigung besteht demnach in einer höheren Streptasedosierung, damit Aktivator im Überschuß entsteht: die „Aktivatorphase" wird schneller, spätestens nach ca. 30 Std erreicht und zeigt sich in einer sich wieder normalisierenden Thrombinzeit.

Bemerkung zur Streptasetherapie: Sicherlich kann eine zu niedrig dosierte Streptasetherapie in der initialen Phase, d. h. in der Plasminphase, zu Blutungen führen. Bei der sich langsam einstellenden Aktivatorphase, die an einer absinkenden Thrombinzeit erkennbar wird, ist andererseits aber eine Reduzierung der Streptasedosis um die Hälfte oder mehr zur größeren therapeutischen Effizienz wichtig. Dies gilt z. B. für arterielle Gefäßverschlüsse, insbesondere, wenn sie peripher oder älter sind. Der Proaktivator Plasminogenpool erschöpft sich nicht so schnell (siehe Reaktionsschritt 2).

Blutung bei therapeutischer Fibrinolyse

Diagnostische Maßnahmen

Untersuchung	sofort	Verlauf	Bemerkungen
Thrombinzeit	+	1–8stündlich	Zur Therapiekontrolle
Fibrinogengehalt	+	1–2× tgl.	Untere kritische Grenze: 100 mg%
TEG	+	+	Bei Hyperfibrinolyse: $k \rightarrow \infty$, $L_{A/2}$ stark verkürzt
Blutgruppe	+		Bei hämorrhagischem, hypovolämischem Schock zur Bereitstellung von Frischblutkonserven
Hämoglobin	+	je nach Blutung 1–3× tgl.	
Hämatokrit	+		

5. Hyperheparinämie

a) **Definition:** Durch vermehrt endogenes oder exogenes Heparin entsteht eine Gerinnungshemmung, die zu einer Koagulopathie mit entsprechender Blutungsneigung führen kann.

b) **Pathophysiologie:** Endogene Hyperheparinämien kommen nicht nur kongenital, sondern auch bei Lupus erythematodes und chronischer Nephritis vor. Therapeutische, also exogene Hyperheparinämien führen auch gelegentlich zu Blutungen. Heparin ist in den Granula der Mastzellen enthalten. Die stark negative Ladung des Heparins erklärt seine Affinität zu seinen Antagonisten, zu Protaminsulfat bzw. -chlorid. Es aktiviert als Katalysator Antithrombin III, das wiederum Thrombin inaktiviert und somit die Gerinnung inhibiert.

1. Antithrombin III-Inhibitor + Heparin → Antithrombin III-Heparin + Inhibitor
2. Antithrombin III-Heparin + Thrombin → Antithrombin III-Thrombin + Heparin

Hyperheparinämie

Diagnostische Maßnahmen

Untersuchung	sofort	Verlauf	Bemerkungen
Anamnese	+		Fahndung nach Symptomen z. B. eines Lupus erythematodes, einer chronischen Nephritis (Autoaggressionserkrankung)
Blutgruppe	+		Bei hämorrhagischem, hypovolämischem Schock zur Bereitstellung von Frischblutkonserven
Hämoglobin	+	je nach Blutung 1–3× tgl.	
Hämatokrit	+		
Plasmatauschversuch	+		Hemmkörpernachweis
Bestimmung des Heparingehaltes	+		Normalisierung einer verlängerten Thrombinzeit durch Titration gegen Protaminsulfat (ca. 1 mg Protaminsulfat neutralisiert 1 mg = 100 E Heparin)
BKS		+	Sicherung der Diagnose
LE-Zellnachweis		+	
Immunelektrophorese		+	
AGM-Bestimmung		+	
Antikörper z. B. gegen DNS, Nierengewebe		+	

Therapie der erworbenen Koagulopathien

Störungen	Verordnung	Bemerkungen
Immunkoagulopathie	Ausschaltung des Antigens	Bei Immunkoagulopathie post partum: Vermeidung weiterer Schwangerschaften
	Mehrfach gewaschene Erythrozyten	Bei schweren Anämien
	Hochgereinigte Faktor VIII bzw. IX Präparate (Menge nach Titration gegen den Hemmkörper)	Nur bei niedrigem Hemmkörperspiegel möglich, der rasch ansteigen kann → Abbruch der Therapie
	PPSB evtl. kombiniert mit Kryopräzipitat. Wenn die Blutung nicht steht: aktiviertes Prothrombinkomplexderivat (Fraktion Feiba, Fa. Immuno), evtl. kombiniert mit Kryopräzipitat	Bei vitaler Indikation, bei hohem Antikörpertiter, bei Hemmkörperhämophilie A! Kontrolle durch PTT. Gefahr der Verbrauchskoagulopathie
	Plasmaphorese (evtl. mit Durchlaufzellseparator) kombiniert mit Faktorensubstitution	Nur vorübergehender Effekt
	Austauschtransfusion	
	Thrombozytentransfusion	
	Prednisolon (z. B. Urbason solubile oder Solu-Decortin H) 1–2 mg/kg KG tgl.	Besonders bei Hemmkörpern vom Soforttyp
	Azathioprin (Imurek), initial 150–200 mg tgl.	
Isoantikörperhämolyse		siehe S. 289
Oberflächliche Wunden		siehe S. 287
Hypoprothrombinämie	Konakion, 1–2 gtt. p.o.	Z. B. bei Überdosierung von Antikoagulantien
	Oder bei schweren Fällen: Konakion, 10–30 mg = 1–3 Amp. sehr langsam i.v.	**Cave:** Schock
	PPSB, 1–3 Amp. i.v.	Bei vitaler Indikation und/oder exzessiven Leberparenchymschäden. **Cave:** Thrombembolie
	Frischblut, 1–3 Konserven	Bei hämorrhagischem Schock

Fortsetzung ▶

(Fortsetzung). **Therapie der erworbenen Koagulopathien**

Störungen	Verordnung	Bemerkungen
Verbrauchskoagulopathie		
Akute Formen	Initial:	
	Bis 5000 E Heparin	Bei Thromben
	ca. 1000 E Heparin	Bei Blutungen
	danach: 500–1500 E/Std Heparin als DTI	Bis zur 3fachen Verlängerung der normalen Thrombinzeit. Beachte: Gefahr der Hyperheparinisierg. Bei anhaltend. Blutg. und normaler Reptilasezeit Abbruch der Heparinisierung *
Nur bei Sepsis (und kardiogenem Schock)	Initial 250 000 E Streptase, Fortsetzung s. Schema S. 306 Bei Sepsis initiale Streptasedosis nach Streptokinaseresistenzzeit	Bei Sepsis nur mit gesicherter Hyperkoagulabilität noch ohne größeren Faktorenverbrauch! Keine Streptase bei Streptokokkensepsis! Urokinase verwenden
Chronische Formen	Antikoagulantien	Z. B. paroxysmale nächtliche Hämoglobinurie
Zusätzlich bei:		
Defibrinierungssyndrom	Humanfibrinogen 1–2 bis maximal 6 g	Erst nach der initialen Dosis Heparin. Erhöhung des Fibrinogens auf > 150 mg%
Weiteren Gerinnungsdefekten (Faktor II, V und VIII)	Cohnsche Fraktion I 1–2 Flaschen (und evtl. PPSB) oder Frischplasma, 5–10 ml/kg KG	Dosierung richtet sich nach dem Gerinnungsdefekt
Hyperfibrinolysen	Trasylol, 50000–100000 KIE/Std per DTI oder	Ohne Heparin nur bei primären Hyperfibrinolysen.
	Ugurol, ca. ½ Amp./Std per DTI	Nur bei primären Hyperfibrinolysen. Bei Nierenblutungen kontraindiziert

* In letzter Zeit gewann bei der Verbrauchskoagulopathie der Verbrauch von Antithrombin III (< 80%) sehr an klinischer Bedeutung. Er tritt bei der Hypokoagulabilität besonders durch Sepsis, nicht aber als Folge einer primären Hyperfibrinolyse auf. Erst nach Substitution von Antithrombin III (Antithrombin III Konzentrat, Behringwerke oder Frischplasma: ca. 10 ml/kg/KG) spricht Heparin wieder gut an.

Fortsetzung ▶

(Fortsetzung). **Therapie der erworbenen Koagulopathien**

Störungen	Verordnung	Bemerkungen
Blutungen bei therapeutischer Fibrinolyse	Druckverband, Sandsack	Z. B. bei Stichkanälen nach Injektionen
Bei leichter Blutung	200 000–250 000 E Streptase und	Wenn Thrombinzeit > das 4fache des ursprünglichen Wertes (meist durch Unterdosierung von Streptase bedingt)
	Substitution mit Humanfibrinogen 2–4 g	Wenn Fibrinogen < 100 mg%
Bei schwerer akut lebensbedrohender Blutung	Abrupte Beendigung der Streptasebehandlung durch Ugurol 1 g = 2 Amp. langsam i.v. (maximal 1 Amp./min) oder Trasylol, 200 000 KIE langsam i.v., danach evtl. noch 100 000 E/Std per infus. bis zum Erfolg und	**Cave:** Schock
	Substitution mit Humanfibrinogen 2–4 g	Wenn Fibrinogen < 100 mg%
	Frischblut, 1–3 Konserven	Bei hämorrhagischem, hypovolämischem Schock
Blutungen bei therapeutischer und endogener Hyperheparinämie	Protaminsulfat, Errechnung aus Titration und Gesamtblutvolumen	1 mg Protaminsulfat bzw. -chlorid neutralisiert ca. 1 mg Heparin
	Frischplasma + Cortison	Bei endogener Hyperheparinämie
	Frischblut, 1–3 Konserven	Bei hämorrhagischem Schock

Schema der Streptase-Therapie *

Dosierungsschema für die thrombolytische Therapie mit Streptase

Erhebung der Anamnese zur Ermittlung von Kontraindikationen und einer evtl. Vorbehandlung mit Antikoagulantien

Initialdosis		Erhaltungsdosis	
250 000 I.E. Streptase oder nach dem Resistenztest (mindestens 100 000 I. E.) In 50 ml physiolog. NaCl-Lösung in 30 min infundieren	750 000 I. E. Streptase in 500 ml NaCl-Lösg. 0,9%ig in 7½ Std infundieren Dosis/Std 100 000 I. E.	750 000 I. E. Streptase in 500 ml NaCl-Lösg. 0,9%ig in 8 Std infundieren Dosis/Std etwa 100 000 I. E.	Fortsetzung der Streptase-Therapie mit je 100 000 I. E. pro Stunde d. h. wie zwischen der 8. und 16. Std Beachte Text unten 3–4 Std über den klinischen Erfolg hinaus
entspricht etwa 30 Tropfen/min	entspricht etwa 17 Tropfen/min	entspricht etwa 16 Tropfen/min	
Std 0	½	8	16
Plasmathrombinzeit Quick-Wert evtl. Streptokinase-Resistenztest	Ausgangswerte (sollen im Normalbereich liegen)	Plasmathrombinzeit 2–4fach vom Ausgangswert. Bei Werten über 2 min mehrstündige Verdoppelung der Stundendosis. Dadurch sinkt die Plasmathrombinzeit weiter ab	Plasmathrombinzeit ab 2. Tag täglich 1–2malige Kontrolle. Therapeutisch erwünschte Verlängerung 2–4fach vom Ausgangswert bis zum Ende der SK-Therapie. Bei deutlicher Normalisierungstendenz mehrstündige Erniedrigung der Stundendosis um die Hälfte oder mehr. Siehe S. 300

Komplikationen und Fehlermöglichkeiten der Streptasetherapie

1. Bei Vorbehandlung mit Heparin ist eine initiale Inaktivierung der Heparin-Wirkung mit Protaminsulfat oder -chlorid erforderlich
2. Bei allergischen Reaktionen (sehr selten): Urbason solub. 40–80 mg i.v., nach Besserung Streptase-Therapie fortsetzen
3. Bei Blutungen siehe S. 304/305
4. Zur besseren therapeutischen Effizienz muß bei Absinken der Thrombinzeit rechtzeitig die Streptasedosis über Stunden oder ständig um die Hälfte oder gar mehr reduziert werden (siehe Bemerkung S. 300)

(Fortsetzung) **Schema der Streptase-Therapie** *

Nachbehandlung mit Antikoagulantien			
Cumarin-Derivate z. B. Marcumar 4–5 Tabletten		Cumarin-Derivate z. B. Marcumar 1–2 Tabl	Fortsetzung der Antikoagulantientherapie mit Cumarin-Derivaten entsprechend dem Quick-Wert
7500 I. E. Heparin z. B. Liquemin als Dauertropfinfusion innerhalb von 12 Stunden	10 000 I. E. Heparin z. B. Liquemin als Dauertropfinfusion innerhalb von 12 Stunden	Fortsetzung der Heparin-Infusion entsprechend der Plasmathrombinzeit	
12	24		48
Plasmathrombinzeit (vor Beginn der Heparin-Infusion)	Plasmathrombinzeit		Quick-Wert 15–25%

* Abdruck in modifizierter Form mit freundlicher Genehmigung der Behringwerke AG, Med. Information und Vertrieb, Frankfurt/M. 80

II. Erworbene Thrombozytopenien und -pathien *

A. Umsatzstörungen	
Immunthrombozytopenien durch:	
1. Auto-Antikörper	Primär: Immunthrombozytopenie
	Symptomatisch: Lupus erythematodes und andere Kollagenosen Lymphoproliferative Erkrankungen (Retikulumsarkom, chronisch lymphatische Leukämie, M. Hodgkin) Thyreoiditis Hashimoto, Evans-Syndrom
	Medikamentös allergisch
2. Iso-Antikörper	Neonatale Purpura Nach inkompatibler Transfusion Nach Transplantation
3. Immunkomplexe	Postinfektiöse Thrombozytopenie Posttransfusionelle Purpura (Shulman) Nach Transplantationen
4. Medikamente	
Zirkulierende Bakterien u. Viren	Parainfektiöse Thrombozytopenie
Kontakt mit Fremdoberflächen	Extrakorporaler Kreislauf mit Herz-Lungen-Maschine Dialyse, Hämoperfusion
Mechanische Schädigung	Künstliche Herzklappen, Vitien
Intravasale Gerinnungsvorgänge	Disseminierte intravasale Gerrinnung (DIC) Thrombotische thrombopenische Purpura Hämolytisch urämisches Syndrom
Minderwertigkeit der Thrombozyten	Thrombozytopenien und Thrombozytopathien nach massiven Transfusionen, Austauschtransfusionen
B. Bildungsstörungen	
Durch Verdrängung	Karzinommetastasen, Leukämien, Myelom
Physikalische Schäden	Ionisierende Strahlen
Chemisch-toxisch	Medikamente, Chemikalien
Infektiös-toxisch	Z. B. Hepatitis, Miliartuberkulose
Stoffwechselstörungen	Vitamin B_{12}-Mangel, Vitamin C-Mangel
Unbekannter Mechanismus	Thymom, Panmyelopathien
C. Verteilungsstörungen	
Hypersplenismus	Leberzirrhose, Pfortader- oder Milzvenenthrombose, chronische Infekte (Tbc, Kala-Azar), maligne Lymphome, Osteomyelofibrose, Speicherkrankheiten

* Modif. nach E. Deutsch

Klinische Symptomatik und Differentialdiagnose der erworbenen Thrombozytopenien und -pathien

	Umsatz-störungen	Bildungs-störungen	Verteilungs-störungen
Sternalmark:	Hypermegakaryozytäres Mark mit einkernigen Megakaryoblasten	Hypo-amegakaryozytäres Mark	Normaler bis deutlich erhöhter Megakaryozytengehalt
Thrombozyten:	Zahlreiche Riesenthrombozyten	Keine Riesenthrombozyten	Einzelne Riesenthrombozyten
Milztumor:	ϕ	ϕ	+ +
Thrombozyten-lebenszeit:	↓↓	ϕ	±0 bis ↓

II. Erworbene Thrombozytopenien und -pathien

Aus der dargestellten Vielfalt der erworbenen Thrombozytopenien mit der Symptomatologie der hämorrhagischen Diathese können nur die klinisch relevanten und häufigsten Thrombozytopenien herausgestellt werden: die Immunthrombozytopenien. Pathophysiologie, Symptomatologie und Therapie weiterer Umsatz-, Bildungs- und Verteilungsstörungen der Thrombozyten gehen ohnehin weitgehend aus den vorangestellten Tabellen hervor.

A. Umsatzstörungen

1. Immunthrombozytopenien durch antithrombozytäre Autoantikörper
   a) **Definition:** Die idiopathische Thrombozytopenie wird durch Autoantikörper verursacht, äußert sich in thrombozytopenischen Blutungen und verläuft akut, in Schüben oder chronisch.
   b) **Pathophysiologie:** Bei der idiopathischen Thrombozytopenie (ITP) oder auch Morbus Werlhof genannt, unterscheidet man eine akute Form, die sich mit rezidivierendem Verlauf oder Heilung vorwiegend in der Kindheit manifestiert, und eine chronische Form im Erwachsenenalter. Ein hitzestabiler Plasmafaktor, ein IGG-Immunglobulin, das bisher als freier, zirkulierender Antikörper serologisch von anderen nicht differenziert werden

konnte, wurde z. B. aber an Thrombozyten angelagert fluoreszenzmikroskopisch nachgewiesen. Der Antikörper kann diaplazentar wandern und führt bei einem Neugeborenen zu einer 14 Tage währenden, gefährlichen Thrombozytopenie. – Die patienteneigenen Thrombozyten werden mit einem plättchengebundenen Antikörper vom RES verfrüht in der Milz, bei hoher Konzentration des Antikörpers auch in Leber und Knochenmark abgebaut.

Voraussetzung für die Auslösung der ITP und evtl. auch von diagnostischem Wert dürfte eine genetische Disposition sein mit besonderer Konstellation der HLA-Antigene: HLA-B 8 (70%) und HLA-B 12 (45%), Kombination beider (40%).

Antithrombozytäre Autoantikörper sind auch mit anderen immunologischen Erkrankungen vergesellschaftet (siehe Tabelle S. 308). Beim Evans-Syndrom dürfte es sich nicht um eine durch Hämolyse ausgelöste Verbrauchskoagulopathie handeln. Neben antithrombozytären Wärmeantikörpern fand sich eine Sensibilisierung der Erythrozyten mit Komplementkomponenten.

2. Immunthrombozytopenien durch antithrombozytäre Isoantikörper
   a) **Definition:** Isoantikörper werden durch Zuführung von inkompatiblen, isologen Thrombozyten gebildet und führen zu einer entsprechenden Thrombozytopenie mit konsekutiver hämorrhagischer Diathese.
   b) **Pathophysiologie:** Es finden sich Antikörper gegen Thrombozyten-spezifische Antigene, die z. T. auch Antikörper gegen Histokompatibilitätsantigene des HL-A-Systems sind, die also auch z. B. gegen Leukozyten gerichtet sind. Mit der Bildung der antithrombozytären Isoantikörper ist nach Transplantationen in 25–50% der Empfänger, nach ca. 50 Bluttransfusionen oder auch nach 5–7 Thrombozytentransfusionen zu rechnen. Die zugeführten Thrombozyten haben eine immer kürzere Lebensdauer. Die aus diesem Mechanismus erwachsene klinische Symptomatik ist aber meist nicht erheblich, kann aber als posttransfusionelle Purpura, fast nur bei Frauen, auftreten. Diaplazentar können mütterliche

Isoantikörper gegen fetale Plättchenantigene passieren. Folge kann eine gefährliche, neonatale Purpura sein mit fast völligem Fehlen der Thrombozyten.

Erwähnt sei noch eine besondere Form der posttransfusionellen Purpura (Shulmann). Der Empfänger bildet Isoantikörper gegen bestimmte Spenderthrombozyten, die das Merkmal Pl^{A1} tragen. Die Isoantikörper verbinden sich mit weiteren zugeführten Thrombozyten aber mit dem auch löslichen Antigen vom Spender zu einem Immunkomplex, der dann die eigenen Thrombozyten durch Aggregation etwa 10 Tage posttransfusionem zerstört und zur schweren akuten hämorrhagischen Diathese führt.

3. Immunthrombozytopenien durch Antigen-Antikörperkomplexe
   a) **Definition:** Thrombozytopenien, die durch Antigen-Antikörperkomplexe hervorgerufen werden und zu einer hämorrhagischen Diathese führen können.
   b) **Pathophysiologie:** Postinfektiös, also ca. 8–14 Tage nach Beginn einer Infektion durch Viren, Bakterien oder Protozoen – meist mit Exanthem – reagieren zirkulierende Antigen-Antikörperkomplexe mit spezifischen Rezeptoren der Thrombozytenoberfläche. Die Antikörper in diesen Komplexen sind in der Regel nicht gegen Thrombozytenantigene gerichtet. Der Kontakt aber der Immunkomplexe mit den Thrombozyten führt zu deren Formveränderung, Freisetzungsreaktion und Aggregation. Komplement wird dabei nicht verbraucht. Weiterhin können Immunkomplexe auch mit Endothelzellen reagieren, die sich dann loslösen. Die Thrombozyten haften dann am Subendothel, führen zur Vaskulitis, Thrombozytopenie etc.

      Pathophysiologisch abzutrennen sind parainfektiöse Thrombozytopenien, die durch direkte Anlagerung von Viren und Bakterien an die Thrombozytenmembran mit folgender Stimulation entstehen.

4. Immunthrombozytopenien durch Medikamente

   Definition und Pathophysiologie:

   Von besonderer klinischer Bedeutung sind medikamentös induzierte Immunkomplexe, die zu einer Thrombozytopenie führen. Bestimmte Medikamente wirken als Haptene und verbinden sich mit einem Thrombozytenprotein zu einem Vollantigen, gegen das Antikörper gebildet werden. Diese Antikörper reagieren unter Komplementverbrauch mit jenem Vollantigen. Diese Immunkomplexe führen dann zur Aggregation der Thrombozyten, zu einer massiven Thrombozytopenie mit hämorrhagischer Diathese.

Medikamente wie z. B. das α-Methyldopa können auf nicht bekannte Weise zu einer Bildung thrombozytärer Autoantikörper führen, die nach Absetzen des Medikamentes später nicht mehr nachweisbar sind. Schließlich seien noch amegakaryozytäre, toxische Thrombozytopenien infolge von Alkylantien, Antimetaboliten und anderer zytostatischer Medikamente erwähnt.

Folgende Medikamente können eine Immunthrombozytopenie auslösen:

Chinin	Sulfonamide	
Chinidin	Phenylbutazon	PAS
	Diuretika	Doxepin
Digitalis-Präparate	z. B. Chlorothiazid	Aminopyrin
Antibiotika wie	Heparin	
Penicillin	Antazolin	Gold
Cephalotin	α-Methyldopa	Nitroglycerin
Rifampicin u. a.	Aspirin	

Differentialdiagnose der Immunthrombozytopenien

Bei den einzelnen Immunthrombozytopenien handelt es sich klinisch um Vermutungsdiagnosen. Die differentialdiagnostische Abtrennung bleibt Speziallaboratorien – und hier auch nicht immer mit Erfolg – vorbehalten.
Folgende Untersuchungsmethoden und deren Beurteilung wurden von Müller-Eckardt 1978 tabellarisch zusammengefaßt:

Untersuchungsmethode	Autoantikörper	Alloantikörper		medikament-allergische Antikörper	Immunkomplexe
		plättchenspezifisch	HLA		
lymphozytotoxischer Test	–	–	+	–	–
Komplementbindungsreaktion mit Thrombozyten	–	+/–[1]	–/+[2]	–	–
Komplementbindungsreaktion mit Thrombozyten und Medikament	–	–	–	+	–
^{14}C-Serotonin-Freisetzungstest	–	+/–[1]	–/+[2]	–/+[3]	+
indirekter Radioimmun-Antiglobulintest	+	+	+	–/+[3]	–(?)[4]
direkter Radioimmun-Antiglobulintest	+	–	–	–	–(?)[4]

[1] Komplementfixierende Antikörper geben eine positive, »blockierende« nicht komplementfixierende Antikörper eine negative Reaktion
[2] negativ mit schwachen, positiv mit starken HLA-Antikörpern
[3] positiv nur in Anwesenheit des Medikaments
[4] noch nicht sicher zu beurteilen

Therapie der erworbenen Thrombozytopenien und -pathien

Störung	Verordnung	Bemerkungen
Antithrombozytäre Autoantikörper (M. Werlhof)	Prednisolon (z. B. Urbason solubile oder Solu-Decortin H) 0,5–1 mg/kg KG tgl.	Bald auf 15 mg tgl. reduzieren (katabole Wirkung auf Thrombozyten!)
	Splenektomie unter Bereitstellung von Thrombozytenkonserven (3–6) und evtl. postoperativer Heparinisierung	Nur bei szintigraphisch nachgewiesenem Abbautyp vorwiegend in der Milz und wenn durch Kortikosteroide auch nach längerem Zuwarten (bis ½ Jahr) keine Remission zu erzielen ist
	Azathioprin (Imurek) initial 100–200 mg tgl. p.o. Versuch mit Cohnscher Fraktion I bis 1× tgl. i.v. sowie Tachostyptan, 1–3 Amp. tgl. i.v.	Keine Thrombozytentransfusionen!
Antithrombozytäre Isoantikörper (z. B. posttransfusionelle Purpura)	Keine weiteren Thrombozytentransfusionen! Wenn verfügbar: Transfusion HLA-identischer bzw. – kompatibler Thrombozyten	
	Gut gewaschene Erythrozytenkonzentrate	Bei Blutungsanämie
Antigen-Antikörper-Komplexe	Prednisolon (z. B. Urbason solubile oder Solu-Decortin H) 1–2 mg/kg KG tgl.	
	Frische Thrombozytentransfusionen	**Cave:** Verbrauchskoagulopathie!
	Versuch mit Cohn Fraktion I bis 1× tgl. sowie Fibraccel, 2× 1–2 Amp. i.v. tgl. Evtl. Therapie der Verbrauchskoagulopathie	
Medikamente	Ausschaltung der Noxe	Lebenslängliche Expositionsprophylaxe, erneute diagnostische Exposition gefährlich

Weitere Therapie wie bei Immunthrombozytopenie durch Antigen-Antikörper Komplexe

Literatur

1. Bartholomé K, Geiger H, Schimpf K (1976) Therapie von Hemmkörperhämophilie mit isoagglutininfreiem Faktor-VIII-Konzentrat. Dtsch Med Wochenschr 101:1252
2. Begemann H (1975) Klinische Hämatologie. Thieme, Stuttgart
3. Deutsch E (1978) Pathogenese der Thrombozytopenien. Fortschr Med 96:643
4. Fanconi G, Wallgreen A (1972) Lehrbuch der Pädiatrie. Schwabe, Basel Stuttgart
5. Harms D (1971) Praktisch wichtige Syndrome disseminierter intravaskulärer Koagulation. Med Welt 22:2024
6. Heene D (1972) Gerinnungsstörungen im Schock. Wissenschaftliche Informationen Fresenius Beiheft 1:26
7. Heene D (1975) Verbrauchskoagulopathie bei Lebererkrankungen. Med Welt 26:2133
8. Herschlein H-J (1970) Die antiproteolytische Therapie generalisierter und lokaler Störungen der Blutgerinnung in Geburtshilfe und Gynäkologie. Schattauer, Stuttgart
9. Huber H, Pastner D, Gabl F (1972) Laboratoriumsdiagnose hämolytischer und immunologischer Erkrankungen. Springer, Berlin Heidelberg New York
10. Koller F (1977) Zur Diagnostik der DIC. Folia Haematol. Leipzig 104:839
11. Lasch HG (1970) Klinik und Therapie disseminierter intravaskulärer Gerinnungsvorgänge. XIII. International Congress of Hematology. Lehmanns, München
12. Lasch HG, Huth K, Heene DL, Müller-Berghaus G, Hörder MH, Janzarik H, Mittermayer C, Sandritter W (1971) Klinik der Verbrauchskoagulopathie. Dtsch Med Wochenschr 96:715
13. Lechler E, Asbeck F, van de Loo J (1975) Diagnostik der Verbrauchskoagulopathie. Therapie der Verbrauchskoagulopathie. Dtsch Med Wochenschr 100:22
14. Lohrmann H-P (1975) Differentialdiagnose der Thrombozytopenien. Therapie der Thombozytopenien. Dtsch Med Wochenschr 100:2492
15. Marx R (1970) Zur Therapie hämorrhagischer Diathesen. Therapiewoche 20:894
16. Miescher PA, Nydegger U (1976) Arzneimittelbedingte Thrombozytopenien. Blut 32:329
17. Müller-Eckardt C (1978) Die Diagnostik der Immunthrombozytopenien. Dtsch Med Wochenschr 103: 2061
18. Niessner H (1976) Die Laboratoriumsdiagnostik des von Willebrand-Jürgens Syndroms. Wiener Klin Wochenschr 88:221
19. Pichler M, Kleinberger G, Kotzaurek R, Lechner K, Niessner H, Pall H, Thaler E (1976) Disseminierte intravasale Gerinnung: Diagnose und Therapie an der internistischen Intensivstation. Acta Med Austriaca (Suppl) 3:214
20. Rasche H, Bindewald H, Köhle W, Scheck R, Heinrich R, Seibert K (1977) Notfallbehandlung von Blutungskomplikationen bei Hemmkörperhämophilie mit aktivierten Prothrombinkomplex-Konzentraten. Dtsch Med Wochenschr 102:319
21. Schimpf K (1977) Substitutionsbehandlung bei Hämophilie. Wiener Med Wochenschr 127:329
22. Schimpf K (1978) Die Bedeutung der kontrollierten Selbstbehandlung für den Hämophiliepatienten. Blut 36:63
23. Streicher HJ, Rolle J (1972) Der Notfall: Gastrointestinalblutung. Thieme, Stuttgart

8.2 Coma paraproteinaemicum

Definition: Das Coma paraproteinaemicum tritt im Rahmen einer Paraproteinose, vor allem beim Plasmozytom und bei der Makroglobulinämie Waldenström, auf.

Pathophysiologie: Das Coma paraproteinaemicum wird in seiner eigentlichen Form nicht durch Anämie, Leber- und Nierenveränderungen verursacht, wenngleich derartige Störungen häufig mit dem Coma paraproteinaemicum zumindest teilweise vergesellschaftet sind. Im wesentlichen können Paraproteine folgende Störungen des ZNS verursachen:

1. Schädigungen der Ganglienzellen
2. Zerebrale Durchblutungsstörungen
3. Zerebrale Blutungen

In den meisten sezierten Fällen mit Coma paraproteinaemicum fand sich kein lichtmikroskopisch faßbares pathomorphologisches Substrat des ZNS. Deshalb werden an erster Stelle Schädigungen der Ganglienzellen durch Paraproteine angenommen. Diese Störungen könnten möglicherweise auf direkt toxischem Wege oder durch Eiweißstoffwechsel- bzw. Diffusionsstörungen entstehen. Durchblutungsstörungen sind bei Paraproteinosen z. B. am Augenhintergrund oder an den Konjunktiven beim Patienten direkt zu beobachten. Eine hämorrhagische Diathese ist oft durch den ›coat-over‹-Effekt der Thrombozyten bedingt. Dabei zeigt sich fluoreszenzmikroskopisch bei allen korpuskulären Elementen des Blutes, vor allem auch bei den Thrombozyten, ein Überzug aus Paraproteinen. Dies korreliert mit einer Freisetzungsstörung von Plättchenfaktor III, einem pathologischen Prothrombinverbrauchstest, aber auch Thrombozytenretraktions- und -aggregationsstörungen. Außerdem können Paraproteine an den verschiedensten Stellen des Gerinnungs- und fibrinolytischen Systems, einschließlich deren Inhibitoren interferieren und z. B. eine Verbrauchskoagulopathie auslösen.

Diese mehr funktionellen Störungen sprechen auf eine Plasmapherese an. In manchen Fällen finden sich jedoch auch zerebrale Läsionen durch Zellinfiltration bis hin zu Tumorknoten sowie disseminierte Entmarkungsherde bei progressiver multifokaler Leukenzephalopathie und Hirnabszesse.

Literatur

1. Begemann H (1975) Klinische Hämatologie. Thieme, Stuttgart
2. Fateh-Moghadam A (1974) Paraproteinämische Hämoblastosen. Handbuch der inneren Medizin, Bd II/5. Springer, Berlin Heidelberg New York
3. Godal HC, Borchgrevink CF (1965) The effect of plasmapheresis on the hemostatic function in patients with Macroglobulinemia Waldenström and multiple Myelome. Scand J Clin Lab Invest 17 suppl 84: 133
4. Heilmeyer L, Hittmair A (1969) Handbuch der gesamten Hämatologie, Bd 5, 2. Halbband. Urban & Schwarzenberg, München
5. Kirchmair H, Gabl F (1960) Beitrag zum Coma paraproteinaemicum. Dtsch Med Wochenschr 46: 2025
6. Pachter MR (1959) Bleeding, platelets, and macroglobulinemia. Am J Clin Pathol 31: 467
7. Tils GP (1976) Therapeutische Plasmapherese: eine neue Form der symptomatischen Therapie. Med Klinik 71: 1952
8. Wuhrmann F (1956) Über das Coma paraproteinaemicum bei Myelomen und Makroglobulinaemien. Schweiz Med Wochenschr 21: 63

Tabelle 1. Pathophysiologie

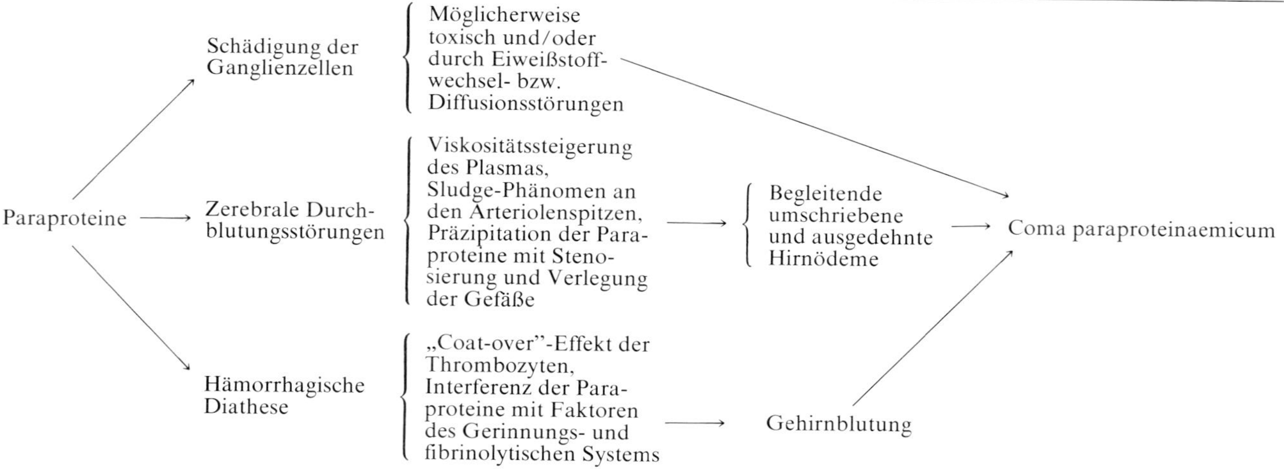

Tabelle 2. Klinische Symptome

Evtl. symptomatische Psychose oder Verwirrtheit	→	Coma paraproteinaemicum	{ Erloschene Schmerz- und Konjunktivalreflexe Evtl.: 1. Apoplektiformes Bild mit Halbseitensymptomatik oder Streckkrämpfen 2. Flohstichartige oder flächige Hautblutungen 3. Blässe der Haut und Schleimhäute, (peri)-orale Ulzerationen

Tabelle 3. Differentialdiagnose

Coma myxoedematosum
Coma hyperthyreoticum
Coma Addisoni
Coma uraemicum
Elektrolytkoma
Coma hepaticum
Coma diabeticum
Enzephalitiden
Enzephalomalazie
Hirntumoren
Zerebral-organisches Krampfleiden
Vergiftungen

Tabelle 4. Diagnostische Maßnahmen

Untersuchung	sofort	Verlauf	Bemerkungen	
BKS	+		Sehr stark beschleunigt	
Serumelektrophorese	+	tgl. bei Plasmaphorese	Hohe schmalbasige Zacke im alpha-2 bis gamma-Bereich	
Harnstoff-N	+		Ausschluß einer Nierenbeteiligung	
Transaminasen	+		Ausschluß einer Leberbeteiligung	
Hb	+		Ausschluß einer Anämie, z. B. durch Blutung	
HK	+		g% des Hämoglobins $\times 3 \approx$ HK in % = Sollwert	
Blutgruppe	+			
Hämorrhagische Diathese				Nach diesen globalen Tests ist evtl. auch eine genauere hämatologische Differenzierung nötig. Siehe auch unter Verbrauchskoagulopathie S. 293
Rumpel Leede	+			
Partielle Thromboplastinzeit (PTT)	+		32–40 sec.	
Prothrombinzeit (Quick)	+		90–100%	
Thrombinzeit	+		16–24 sec.	
Thrombozytenzahl	+		120 000 – 250 000	
Prothrombinverbrauchstest	+		2–10%	
TEG	+			
Sternalmark		+		
Bence Jonessche Probe		+		
Urinelektrophorese		+	Sicherung der Diagnose	
Immunelektrophorese		+		
Albumingehalt in g%		tgl.	Bei Humanalbumingaben	

Tabelle 5. Therapie

Störung	Verordnung	Bemerkungen
	sofort:	
Exsikkose	Normofundin 2000–3000 ml tgl. Aminosteril KE 800 500 ml tgl.	Zusätzliche Kaliumgaben nach Elektrolytkontrolle **Cave:** Überwässerung bei Niereninsuffizienz
Herzinsuffizienz	β-Methyl-Digoxin (Lanitop) 1 Amp. = 0,2 mg i.v.	
Zur antitoxischen Behandlung	Prednisolon (z. B. Urbason-solubile oder Solu-Decortin H) 2 × 50 mg i.v. tgl.	**Beachte:** Niereninsuffizienz
Hirnödem	Fortecortin, 1 Amp. = 4 mg initial 2 Amp. = 8 mg danach 6stdl. 1–2 Amp. i.v. Rheomacrodex 10%ig 500 ml langsam infundieren	Bei effektiver Plasmaphorese evtl. auch Osmofundin und Lasix
Infektionsprophylaxe	Ampicillin (z. B. Amblosin, Binotal) 2 × 2 g i.v. tgl.	
Anämie	Erythrozytenkonzentrat	**Cave:** Vollblutkonserven
Hoher Proteinspiegel im Serum	Plasmaphorese, 1–3 × tgl. Jeweils ca. 300 ml Blut mit Natrium citricum im Verhältnis 5 : 1 (oder mit leerer ACD-Konserve) abnehmen. Nach Sedimentation der zellulären Elemente Plasma abpipettieren, den Rest mit physiologischer Kochsalzlösung aufbereiten und dem Patienten reinfundieren oder	Bei Anämie und Herzinsuffizienz jeweils gleichzeitig die zuvor gewonnenen Erythrozyten bzw. ein Erykonzentrat transfundieren Kontrolle durch Elektrophorese und Gesamteiweiß
	Durchlaufzellseparator	Falls vorhanden
	Humanalbumin zur Anhebung des Albuminspiegels im Serum	Normalwert für Albumine im Serum: 3,4–4,6 g%

Fortsetzung ▶

Tabelle 5 (Fortsetzung). Therapie

Störungen	Verordnung	Bemerkungen
Hämorrhagische Diathese	Z. B. Plasmaphorese bei „coat-over" Effekt der Thrombozyten. Weitere Medikation nach genauer Gerinnungsanalyse	Einzelne Gerinnungs- und fibrinolytische Defekte sowie Verbrauchskoagulopathie möglich. Siehe Kap. Hämorrhagische Diathesen, S. 277
	später:	
Zur zytostatischen Therapie	Endoxan: Beginn mit 600–800 mg tgl. in physiologischer Kochsalzlösung an 2 aufeinanderfolgenden Tagen als Stoßtherapie oder Alkeran	Tgl. Blutbild- und Thrombozytenkontrolle

9 Vergiftungen

9.1 Schlafmittelvergiftungen

Schlafmittel in toxischer oder sogar letaler Dosierung werden in den meisten Fällen in suizidaler Absicht eingenommen; die Zahl der Fälle einer versehentlichen Überdosierung ist sehr gering.

Die im Magen deponierten Medikamente werden schon nach 30–60 min an das Blut abgegeben. Dagegen lassen sich selbst nach mehr als 48 Std Reste der Wirksubstanz im Magen nachweisen. Die Resorptionsgeschwindigkeit ist abhängig vom Füllungszustand und pH-Wert im Magen und Darm.

Die Wirkung aller Schlafmittel auf das Zentralnervensystem ist – zumal in hoher Dosierung – etwa gleich. Zunächst tritt Schlaf ein, der sich zunehmend bis zum völligen Ausfall des Großhirns vertieft, in den weiteren Stadien erlöschen auch die peripheren Reflexe, es treten eine fortschreitende Lähmung des Atemzentrums mit Hypoventilation und eine Lähmung des Vasomotorenzentrums ein.

Folgen der Atemlähmung: Ansteigen des CO_2-Druckes mit respiratorischer Azidose, Sinken des Sauerstoffdruckes (Hypoxie).

Folgen der Vasomotorenlähmung: Senkung des Schlag- und Minutenvolumens bei gleichzeitiger Herzfrequenzerhöhung und zunächst gleichbleibendem peripheren Widerstand. Der Blutdruck sinkt, es kommt nachfolgend zur Zentralisation des Kreislaufes und zum Stagnieren der Mikrozirkulation in den Geweben mit Ausbildung von Mikrothromben (DIC). Daraus ergibt sich eine zusätzliche Verstärkung der Gewebshypoxie. Durch anaerobe Glykolyse in den hypoxischen Geweben entsteht neben der respiratorischen Azidose eine metabolische Azidose, die zu einer Vasomotorenlähmung und zum Entspannungskollaps führt.

Dieser klassische Vergiftungsverlauf, der in dieser Form vor allem von den Barbituraten verursacht wird, erfährt durch folgende Hypnotika schwerwiegende Abwandlungen:

Carbamide (enthalten vor allem in Dolestan, Betadorm, Sekundal, Staurodorm, Adalin, Dormopan, Somnupan, Doroma) führen oftmals nach längerer Resorptionsphase zu einem hämorrhagischen Lungenödem als dessen Ursache ein toxischer Endothelschaden mit Störung der Permeabilität angenommen wird. Darüberhinaus treten auch toxische Schäden an Herz, Leber und Pankreas auf.

Seit der Rezeptpflichtigkeit der carbamidhaltigen Schlafmittel sind diese Vergiftungen sehr selten geworden. Jedoch auch die nur kurzzeitig rezeptfreien nicht bromcarbamidhaltigen Schlafmittel, wie z. B. das Novo-Dolestan, können zu lebensbedrohlichen Intoxikationen führen.

Methaqualon (enthalten vor allem in Revonal und Mandrax) führt bevorzugt zu Krämpfen und Hypermotorik.

Schwerpunkt der **Behandlung** ist neben einer sorgfältigen Überwachung von Atmung und Kreislauf die **primäre Detoxikation:** wiederholte Magenspülungen, forcierte Diarrhoe und evtl. Gastrotomie mit Magenausräumung und die **sekundäre Detoxikation:** forcierte Diurese, Hämodialyse/Peritonealdialyse oder Hämoperfusion.

Literatur

1. Grabensee B, Königshausen M, Schnurr E (1976) Behandlung schwerer Schlafmittelvergiftungen durch extrakorporale Hämoperfusion. Dtsch Med Wochenschr 101:158
2. Gronemeyer R, Huhmann W (1979) Hämoperfusion und forcierte Diurese bei Novo-Dolestan-Vergiftungen. Intensivmed 16:208
3. Kuschinsky G (1975) Taschenbuch der modernen Arzneibehandlung, 6. Aufl. Thieme, Stuttgart
4. Moeschlin S (1980) Klinik und Therapie der Vergiftungen, 6. Aufl. Thieme, Stuttgart
5. Schönborn H, Prellwitz H-P, Schuster H-P, Johannes K-J (1976) Untersuchungen zur Beeinflussung von Hämodynamik, Mikrozirkulation und Nierenfunktion durch Dopamin bei Schlafmittelvergiftungen. Klin Wochenschr 54:549
6. Schuster HP, Schönborn H (1977) Intensiv-Therapie bei Intoxikationen unter besonderer Berücksichtigung des Schocks bei Schlafmittelvergiftungen. Intensivmed 14:436
7. Schwarzbeck A, Mokrohs G, Twittenhoff WD, Kösters W, Wagner L, Büsing CM, Ackern KV (1977) Pulmonale Komplikationen nach schweren Carbromalvergiftungen. Intensivmed 14:368

Tabelle 1. Pathophysiologie und klinische Symptomatik

Lähmung des Großhirns	Schlaf bis tiefe Narkose
Lähmung des Atemzentrums	Hypoventilation, Zyanose, respiratorische Azidose
Lähmung des Vasomotorenzentrums	Verringerung des Herzminutenvolumens, Tachykardie, Blutdruckabfall
Beeinträchtigte Mikrozirkulation mit Ausbildung von Mikrothromben	Gewebshypoxie mit metabolischer Azidose
Gefäßlähmung durch Azidose	Dezentralisierter Schock
Zusätzlich bei Carbamidvergiftungen:	
Toxischer Endothelschaden der Lungenkapillaren (mit einer disseminierten intravasalen Gerinnung (DIC) und Lungenperfusionsstörung)	Verbrauchskoagulopathie, hämorrhagisches Lungenödem
Allgemein toxischer Zellschaden	Reversible Schädigung von z. B. Herz, Leber und Pankreas
Zusätzlich bei Methaqualonvergiftungen:	
Erregung motorischer Zentren	Neigung zu Krämpfen
Zusätzlich bei Vergiftungen mit DPHH (Diphenhydramin-HCl):	
Kardiale Reizleitungsstörungen	Bradykardie

Tabelle 2. Diagnostische Maßnahmen

Untersuchung	sofort	Verlauf	Bemerkungen
Urin auf Barbiturate	+	–	
Blutdruck	+	fortlaufende Kontrolle	
Atmung	+	fortlaufende Kontrolle	
Blutgasanalyse	+	alle 2 Std kontrollieren	Bei künstlicher Beatmung evtl. in kürzeren Abständen
Hb, Hämatokrit	+	alle 6 Std kontrollieren	
Natrium, Kalium	+	alle 4 Std kontrollieren	Besonders wichtig bei forcierter Diurese
Harnstoff-N, Kreatinin	+	nach klinischem Befund	
Urindiastase	+	nach klinischem Befund	
SGOT, SGPT, CPK, CKMB, α-HBDH	+	nach klinischem Befund	
EKG	+	nach klinischem Befund	Oft charakteristische terminale T-Negativierung
Rö-Thorax	+		Beachte: Hämorrhagisches Lungenödem
Rö.-Abdomenübersicht	+		Bromhaltige Schlafmittel (z. B. Bromcarbamid) sind kontrastgebend
EEG	(+)	tgl.	Bei schweren Vergiftungen
evtl. Serum auf Brom	(+)	tgl.	Hohe Konzentrationen: Indikation zur Hämodialyse

Tabelle 3. Differentialdiagnose

Sonstige Intoxikationen
Zerebrale Comata
Endogene Comata
Kardiovaskuläre Störungen
Schwere Psychosen und Hysterie
Schwere respiratorische Insuffizienz

Tabelle 4. Therapie in der Praxis

Störung	Verordnung	Bemerkungen
Erhaltenes Bewußtsein	Versuch der Magenentleerung: Mechanische Reizung oder lauwarmes Salzwasser: 2 Teelöffel auf 1 Glas Wasser	**Cave:** Benommene Patienten Cave bei Kindern
Bewußtlosigkeit	Freihalten der Atemwege, Seitenlagerung und Kopftieflagerung, Künstliche Atemspende: Mund-zu-Mund, Maske und Atembeutel (Guedeltubus, ggf. Intubation)	**Cave:** Analeptika (z. B. Eukraton)
Schock	Macrodex 6%ig oder Normofundin 500 ml und Akrinor, 1 Amp. = 2 ml 1–2 Amp. i.v.	Siehe auch Kap. Schock S. 10

Krankenhauseinweisung unbedingt bei:

Benommenheit bis Bewußtlosigkeit
Unbekannter Menge der eingenommenen Schlafmittel
Carbamidvergiftungen, auch bei leicht erscheinenden Fällen

Sicherung von Tablettenresten und Medikamentenpackungen

Ärztliche Transportbegleitung bei schweren Vergiftungen unbedingt erforderlich

Tabelle 5. Therapie in der Klinik

Störung	Verordnung	Bemerkungen
Leichte Vergiftung (Bewußtseinstrübung)	Atropin, 1 Amp. = 0,5 mg i.m. oder i.v.	
	Magenspülung mit insgesamt 20 l lauwarmem Wasser oder physiologischer Kochsalzlösung in Portionen von je 100–200 ml, alle 3–4 Std wiederholen bis zu 20 Spülungen.	Nur bei erhaltenen Reflexen **Cave:** Aspiration! Absauggerät bereitstellen
	Reichliche Flüssigkeitszufuhr (Infusionstherapie) bis max. 500 ml Vollelektrolytlösung/Std	
Mittelschwere Vergiftung (Bewußtlosigkeit)	Vorherige Intubation, Magenspülung (wie oben) Forcierte Diarrhoe: 20–30 g Natrium sulf.	
	Forcierte Diurese: Lasix, 1 Amp. = 20 mg initial 1–2 Amp. i.v. Bis zu 12 l Vollelektrolytlösung/24 Std z. B. Normofundin	**Cave:** Überwässerung (Lungenödem) Genaue Flüssigkeits- und Elektrolytbilanzierung
	Zusätzlich: Dopamin 1 Amp. = 40 mg in 4 Std Bei Flüssigkeitsretention weitere Lasix-Gaben	
Schwere Vergiftung (Koma mit Areflexie, respiratorischer Insuffizienz, Schock, Verbrauchskoagulopathie)	Magenspülung und forcierte Diarrhoe (wie oben), forcierte Diurese (wie oben) Haemodialyse/Peritonealdialyse oder Hämoperfusion	Hämodialyse z. B. bei Bromcarbamiden Hämoperfusion z. B. bei Gluthetimid, Barbituraten, Methaqualon Diphenhydramin-HCl
	Ggf. Heparin, 1000 E/Std	z. B. prophylaktisch bei > 40 g Carbamid
Zusätzliche Maßnahmen bei:		
Carbamidvergiftungen	Gefäßabdichtung: Solu-Decortin H, 1 Amp. = 50 mg	Alle 4 Std bis 24 Std nach dem Wiedererwachen
	Presomen, 1 Amp. = 20 mg, 3 × 1 Amp. i.v. Calcium, 1 Amp. = 10 ml, 3 × 1 Amp. i.v.	
	Gastrotomie mit Magenausräumung	Bei Tablettenkonglomerat im Fundus des Magens (> 30 g Carbamid)
Barbituratvergiftungen	Alkalisierung des Urins: z. B. Natriumbikarbonat 250 ml/ 2 Std als Zulauf zur Infusion	Optimaler pH im Urin: 8,0–8,5

Fortsetzung ▶

Tabelle 5 (Fortsetzung). Therapie in der Klinik

Störung	Verordnung	Bemerkungen
Zusätzliche Maßnahmen bei Komplikationen:		
Schock	Macrodex 6%ig und/oder Normofundin 500 ml mit Dopamin, 1 Amp. = 40 mg in 4 Std	Siehe auch Kapitel Schock S. 10
Azidose	Natriumbikarbonat 8,4%ig	Nach der Formel: BE × kgKG × 0,3 = zu infundierende Menge Natriumbikarbonat
Aspiration	Intubation und endotracheale Absaugung	
Lungenödem	Sofortige Intubation und PEEP-Beatmung	Siehe auch Kapitel Lungenödem, S. 84
Krämpfe	Sedierung mit Valium, bei schweren Krämpfen Muskelrelaxantien und Intubation	
Extreme Bradykardie	Temporäre Schrittmacherbehandlung	Z. B. bei schweren Vergiftungen mit Novo-Dolestan

9.2 Drogennotfall

Im Rahmen eines vielschichtigen Bedingungsgefüges der Drogenabhängigkeit weitet sich der Drogenkonsum in den letzten Jahren stark aus. Erwähnt seien besonders eine problematische Persönlichkeitsentwicklung in der Familie (“broken home”), eine gesellschaftliche Entwicklung mit individualistisch getönten, permissiven Tendenzen, verbunden mit passiver Lustbefriedigung, Diffamierung des Leistungswillens und ein Überangebot von Opiaten. Gelegentlich werden Schüler schon mit dem 13. Lebensjahr ohne vorherige Erfahrungen mit weichen Drogen „angefixt“. Der Drogennotfall ist keine Seltenheit mehr.

Ernst zu nehmen ist vor allen Dingen die Opiatintoxikation mit Atemstillstand in suizidaler Absicht („goldener Schuß“), bei falscher Einschätzung eines nicht gestreckten Präparates oder nach Erstinjektion nach einem Entzug. Nach Beatmung oder bei noch vorhandener Cheyne Stokescher Atmung spricht die sofortige Injektion des Antidots Narcanti meist innerhalb von 30 s an. Der Patient sollte jedoch wegen eines dann noch möglichen Lungenödems oder einer erneuten Apnoe noch 24 Std überwacht werden. Bei fehlender oder mangelhafter Reaktion nach 1–3 Injektionen Narcanti ist zumindest an eine zusätzliche Intoxikation mit Sedativa oder Alkohol zu denken. Als Komplikationen sind noch zu nennen: Aspirationspneumonie, Herzrhythmusstörungen, Lungenembolien und Endokarditiden durch Thrombophlebitiden und Verunreinigungen der Injektionslösungen.

Häufig zu behandeln sind auch Angstsyndrome meist nach Psychedelikaeinnahme (“horror trip”), die durch eine veränderte innere Einstellung (set) oder durch Wandlung der unmittelbaren Umgebung (setting) ausgelöst werden können. Meist ist jedoch durch ein beruhigendes Reden (“talkdown”) mit dem im Rausch suggestiblen Patienten eine gute Besserung zu erzielen. Ähnliches gilt für den Spätrausch (“echo trip”). Durch schwere Verletzungen, die sich der Drogenabhängige im Rausch zugezogen hat, kann die Behandlung eines Volumenmangelschocks im Vordergrund stehen.

Der Opiatentzug sollte *nicht* ambulant durchgeführt werden. In der Regel handelt es sich um Vortäuschung oder Aggravation eines Opiatentzuges, um gleichzeitig bei mehreren Ärzten Opiate oder Sedativa zu erlangen. Wegen des Kontrollverlustes ist der Patient jedoch selbst bei guter Motivation nicht in der Lage, die Medikamente nach Vorschrift einzunehmen. Auch die Angehörigen werden von dem Drogenabhängigen auf alle möglichen Arten unter Druck gesetzt, bis er in den Besitz der Medikamente gelangt. Es kann sich eine sekundäre Abhängigkeit entwickeln.

Ohne Rehabilitation nach dem Entzug in einer entsprechenden Einrichtung hat der Patient ohnehin keine Chance "clean" zu bleiben. Bei der Zustimmung für einen klinischen Entzug wird die Motivation wenigstens zu einem Teil offensichtlich. Beim klinischen Entzug kommt man in vielen Einrichtungen ohne jegliche Sedativa aus ("cold turky"). Falls diese doch erforderlich sind, sollten sie jedoch nach 3 Tagen abgesetzt werden. In äußerst seltenen Fällen kommt es zu lebensbedrohlichen Zuständen, die den vorübergehenden Einsatz von Methadon oder ähnlicher Substanz rechtfertigen.

Sobald der Patient ansprechbar ist, kann in den meisten Fällen eine aktuelle Anamnese erhoben werden, die eine genaue Auskunft über zeitliche Einnahme, Dosierung und Kombination der Drogen gestattet. Zur Erleichterung eines Kontaktes mit dem Drogenabhängigen seien folgende Ausdrücke aus der Drogenszene genannt:

Morphium: M, Heroin: H
Opium: O, hard stuff, brown stuff (Rohopium)
Kokain: C, Koks, coke, charley, white stuff, weißer Schnee
Weckamine: Speed, bennies, cappies, co-pilots, goof balls, pen pills, prelus, purple hearts
Haschisch, Marihuana: Bomber, fu, gage, grass, greffo, Hasch, hash, heu, jaysmoke, joint, kif, Maria Johanna, Mary Warner, Mary Jane, mezz, mooters, pot, shite, tea, thé, top, weed

Injizieren: fixen, drücken, schießen. 1 ml : 1 Meter

Literatur

1. Faumann B, Faumann M (1978) Recognition and management of drug abuse emergencies. Compr Ther 4:38
2. Gay G, Inaba D (1976) Treathing acute heroin and methadone toxicity. Anesth Analg 55:607
3. Jakob FJ (1976) Drogennotfälle. Fortschr Med 94:1218
4. Munzinger M (1980) Vergiftungen durch Rauschmittel. Klinikarzt 9:29
5. Neanderthal R, Calabro J (1975) Treating heroin overdose. Am Fam Physician 11:141
6. Schirop T, Ibe K (1978) Der Drogennotfall. Fortschr Med 96:2185

Tabelle 1. Formen des Drogennotfalls

1. Opiatintoxikation durch:

Opium

Morphinderivate: Heroin, Dicodid, Acedicon, Eukodal, Dilaudid, Dromoran

Synthetische Morphinersatzstoffe: Dolantin, Polamidon, Cliradon, Jetrium, Palfium, Valoron, Fortral, Methadon

2. Psychostimulantienintoxikation durch:

Reine Amphetamine (Benzedrin): Elastoson, Pervitin, Ritalin

Amphetaminil: AN_1

Weckaminartige Stoffe: Captagon, Preludin, Cafilon, Rosimon-Neu, Katovit, Ephedrin, Percoffedrinol, Tradon

Appetitzügler: Regenon, Mirapront, Menocil

Kokain

3. Störungen durch **Psychedelika:**

Intoxikation durch:
Haschisch, Marihuana, Cannabinol, Cannabidiol, isomere Tetrahydrocannabinole

LSD (Lysergsäure-Diäthylamid), DOM (Dimethoxymethylamphetamin), STP (Serenity-Tranquility-peace)

Meskalin, Psilocybin, Psylocin, Dimethyltrypthamin

"Horror trip", Rauscherlebnis mit gestörtem Ablauf

"Echo trip" (flash back), Spätrausch bzw. Rauschrückkehr ohne erneute Drogenaufnahme

4. Opiatentzug

5. Inebriantienintoxikation durch organische Lösungsmittel (Aufnahme durch Schnüffeln):

Azeton, Benzine, Butylazetat, Dichlormethan, Fluorchlorwasserstoffe, Isopropylalkohol, Toluol, Xylol, Trichloräthylen

Tabelle 2. Symptomatik des Drogennotfalls

Vorkommen bei:	Symptome
1. **Opiatintoxikation**	Trias: Koma, Atemdepression, Miosis (stecknadelkopfgroße Pupille) Außerdem: blasse bis zyanotische Haut mit Hypothermie, Hypotonie, Bradykardie, Areflexie, Blasensphinkterspasmus Lungenödem (besonders bei Heroinintoxikation)
2. **Psychostimulantienintoxikation**	Gesteigerte, psychomotorische Aktivität, Überwachheit, Tremor, Tachykardie, Hypertonus (Weckamine), Hyperthermie Zerebrale Krämpfe, Koma, Atemstillstand (Kokain) Psychotische Reaktionen: paranoid gefärbte Einstellung und Wahrnehmungen, expansive, ideenflüchtige Verhaltensmuster, Bewegungsstereotypien
3. **Psychedelikaintoxikation**	Überwachheit mit Gedankenjagen bis Denkzerfahrenheit, Änderung des Ich-Erlebens, des Körperschemas und der sensorischen Funktionen (Halluzinationen), panikartige Angst (horror trip), seltener glückliche Erregung, Steigerung oder Dämpfung der Psychomotorik Vegetative Symptome: Tachypnoe, Gähnen, Blutdruckkrisen, Kreislaufversagen, Schweißausbrüche, Gänsehaut, Diarrhoe, Blasenkrämpfe, Schmerzen im Bauchraum und in den Extremitäten, motorische Unruhe, Reizbarkeit
5. **Inebriantienintoxikation** (Schnüffelstoffe)	Somnolenz bis Koma, Euphorie bzw. Dysphorie, Erregungszustände, Kreislaufkollaps, Erstickungszustände bei falscher Schnüffeltechnik

Tabelle 3. Diagnostische Maßnahmen

Maßnahme	sofort	Bemerkungen
Anamnese, Fremdanamnese (Erfassen des Drogenkonsums)	+	
Untersuchung (Einstichstellen!), einschließlich neurologischer Untersuchung	+	
EKG	+	
Blutzucker	+	
Entsprechend einer speziellen Symptomatik wie Atemlähmung, Koma, Kreislaufstillstand, schweren Wundblutungen:		
Na, K	+	
Gerinnungsanalyse	+	
Lumbalpunktion	+	
EEG, Echoenzephalogramm	+	
Rö.-Schädel	+	
Rö.-Abdomen	+	Carbromalschatten?
Rö.-Thorax	+	
Magenspülung	+	Tablettenreste
Drogenscreening	+	Sicherung der Diagnose
Weitere Maßnahmen entsprechend der im Vordergrund stehenden Symptomatik erforderlich		

Tabelle 4. Differentialdiagnose

Zu den psychischen Symptomen:

Andere exogene Psychosen bei:

Intoxikationen
z. B. mit CO, Alkohol

Infektionen
z. B. Meningitis, Enzephalitis, Typhus, Pneumonie

Stoffwechselerkrankungen
z. B. Urämie, Eklampsie, Tumorkachexie, Porphyrie

Endokrinen Erkrankungen
z. B. Hyperthyreose, Cushing-Syndrom, Hypoglykämie

Hirntraumatischen Prozessen

Weiteren organischen Hirnerkrankungen
z. B. Tumoren, MS, Chorea Huntington

Endogene Psychosen:

Schizophrenie
Manisch-depressive Psychose

Epilepsie
Psychomotorische Attacke
Psychische Anfallsäquivalente

Hysterie

Zu den somatischen Symptomen:

Schockformen

Comata

Tachykarde Rhythmusstörungen

Tabelle 5. Therapie in der Praxis

Störung	Verordnung	Bemerkungen
1. **Opiatintoxikation**	Narcanti, 1 Amp. = 0,4 mg i.v.	Antidot der Morphinabkömmlinge
Atemlähmung	Freimachen der Atemwege, künstliche Beatmung	Siehe Kap. Reanimation S. 1
Kreislaufstillstand	Extrathorakale Herzmassage	
Hypotonie	Effortil, 1 Tbl. = 5 mg oder 1 Amp. = 10 mg i.m.	
2. **Psychostimulantienintoxikation**	Haldol, 1 Amp. = 5 mg 1–2 Amp. i.v. oder i.m. Bei Bedarf wiederholen. Stiller Raum, wenig Licht	**Cave:** Barbiturate! (Verstärkung der Drogenwirkung) Verminderung der sensorischen Stimuli
3. **Psychodelikaintoxikation**	"talk down"	In leichten Fällen
	Wenn kein Erfolg: Valium, 1 Amp. = 10 mg i.v. oder i.m. Bei Bedarf wiederholen	**Cave:** Barbiturate, Phenothiazine, Reserpinabkömmlinge (Herzstillstand durch plötzliche Beseitigung der Sympathikotonie)
4. **Opiatentzug**	Aponal, 1 Tbl. = 10 mg 3–6 × 1 Tbl. tägl. oder Distraneurin, 1 Tbl. = 0,5 g 3–6 × 1–2 Tbl. tgl.	Nach 3 Tagen, spätestens nach 6 Tagen, sollte die Dosis auf 0 reduziert sein
5. **Inebriantienintoxikation**		
Erregungszustände	Valium, 1 Amp. = 10 mg i.v. oder i.m. Bei Bedarf wiederholen	**Beachte:** Bei Intoxikation mit Schnüffelstoffen: keine Adrenalinderivate (Gefahr des Kammerflimmerns)
Tachykardie	Dociton, 1 Tbl. = 40 mg 1–3 Tbl. tgl.	

Tabelle 6. Therapie in der Klinik

Störung	Verordnung	Bemerkungen
1. **Opiatintoxikation**	Narcanti, 1 Amp. = 0,4 mg initial 1 Amp. bzw. 0,01 mg/kg KG i.v. (wenn schnell keine Vene zu finden: in Zungenwurzel injizieren)	Antidot *nur* der Morphinabkömmlinge, wirkt auch in höherer Dosierung nicht atemdepressiv. Bei chron. Abusus: Entzugssymptomatik möglich.
Lähmung des Atemzentrums (Atemstillstand bzw. Cheyne-Stokesche Atmung)	Intubation und maschinelle Beatmung. Frühzeitiger Einsatz von PEEP	**Cave:** alleinige O_2-Gabe ohne Beatmung Verhinderung der Schocklunge, besonders bei Lungenödem durch Heroin
Kreislaufstillstand	Extrathorakale Herzmassage	Siehe Kap. Reanimation S. 1
Hypotonie	Effortil, 1 Amp. = 10 mg i.v. oder i.m.	Kontraindikation: Intoxikation mit Schnüffelstoffen
Blasenentleerungsstörung	Blasenkatheter	**Cave:** Verletzungen beim Einführen des Katheters, da erheblicher Blasensphinkterspasmus
2. **Psychostimulantienintoxikation**		
Atemstillstand (z. B. durch Kokain)	Intubation und maschinelle Beatmung	Fehlendes Ansprechen von Narcanti (Antidot der Opiate)
Psychotische Reaktionen	Haldol, 1 Amp. = 5 mg i.v. oder i.m. Bei Bedarf wiederholen	**Cave:** Barbiturate (Verstärkung der Drogenwirkung)
	Stiller Raum, wenig Licht.	Verminderung der sensorischen Stimuli
Starke Erregung, zerebrale Krämpfe (Lähmungen)	Valium, 1 Amp. = 10 mg i.v., i.m. Nitroglycerin, 1 Amp. = 1 mg langsam i.v.	Bei Kokainintoxikation: Opiate, Adrenalin kontraindiziert
Persistierende Tachykardie	Dociton, 1 Tbl. = 40 mg ½–1 Tbl. oder	
	Dociton, 1 Amp. = 1 mg 1–2 Amp. langsam i.v.	Unter Intensivüberwachung
Schwere hypertensive Krise	Dociton, 1 Amp. = 1 mg langsam i.v.	
	Nipruss, 1 Amp. = 60 mg in 500 ml Glukose 5%ig	Siehe Kap. Hypertensive Krise S. 90
Hyperthermie	Entkleiden, feuchte Wickel, evtl. Kühlzelt	

Fortsetzung ▶

Tabelle 6 (Fortsetzung). Therapie in der Klinik

Störung	Verordnung	Bemerkungen
3. **Pychodelika-intoxikation**		
Psychotische Reaktionen („horror trip")	„Talk down" Wenn kein Erfolg: Valium, 1 Amp. = 10 mg i.v. oder i.m.; Bei Bedarf wiederholen	**Cave:** Barbiturate, Phenothiazine, Reserpinabkömmlinge (Herzstillstand durch plötzliche Beseitigung der Sympathikotonie)
Volumenmangelschock durch Verletzung	Macrodex 6%ig, 500 ml	Siehe auch Kap. Schock S. 10
4. **Opiatentzug**	Aponal, 1 Tbl. = 10 mg 3–6 mg × 1 Tabl. tgl. oder Distraneurin 1 Tbl. = 0,5 g 3–6 × 1–2 Tbl. tgl.	Nach 3 Tagen, spätestens nach 6 Tagen, sollte die Dosis auf 0 reduziert sein
5. **Inebriantien-intoxikation**		
Erregungszustände	Valium, 1 Amp. = 10 mg i.v. oder i.m. Bei Bedarf wiederholen	**Beachte:** Bei Intoxikation mit Schnüffelstoffen: keine Adrenalinderivate (Gefahr des Kammerflimmerns)
Tachykardie	Dociton, 1 Tbl. = 40 mg 1–3 Tbl. tgl.	
Erstickung	S. Kap. Reanimation S. 1	

9.3 Akute Alkoholvergiftung

Die Giftwirkung des Alkohols beruht auf seiner besonderen Affinität zu den Zellen des Zentralnervensystems und der Hemmung der Zellfunktionen im Sinne einer Narkose.

Pathophysiologisch werden Änderungen der Zellmembranpermeabilität, Besetzung aktiver Oberflächen oder Hemmung enzymatischer Prozesse der Nervenzellen diskutiert.

Der Vergiftungsgrad ist abhängig von Konzentration, Menge und Aufnahmegeschwindigkeit.

Die Toleranzgrenze wird bestimmt von der Resorptionsgeschwindigkeit, der individuellen Disposition, vom Alter, Geschlecht und Gesundheitszustand. Unterschiedliche Resorptionsgeschwindigkeiten liegen bei vollem, nüchternem und teilreseziertem Magen vor. Kinder, Frauen, Hirntraumatiker, Schizophrene, Epileptiker und affektlabile Menschen weisen schon bei geringem Alkoholgenuß Vergiftungserscheinungen auf. Die Wirkung des Alkohols wird durch gleichzeitige Einnahme von Schlafmitteln oder Psychopharmaka verstärkt.

Die Gefahren der Alkoholvergiftung liegen im Bolustod, in der Aspiration von Mageninhalt, im zentralen Versagen der Herz-, Kreislauf- und Atemregulation, in der Auskühlung bzw. Erfrierung durch Weitstellung der Hautgefäße und in der Entwicklung einer Pneumonie durch herabgesetzte Infektabwehr.

Die Letaldosis liegt beim Erwachsenen zwischen 250 und 750 g reinen Alkohols, wenn er in weniger als 30 min getrunken wird. Eine ¾ l Flasche Weinbrand oder ein anderes 40 bis 50%iges Destillat entspricht einer solchen Menge. Der Blutalkoholspiegel liegt hierbei zwischen 3,5 und 5‰.

Die Ausscheidung des Alkohols durch Nieren, Haut und Lungen kann praktisch vernachlässigt werden.

Die Entgiftung des Alkohols durch Oxydation in der Leber erfolgt ohne nennenswerte individuelle Unterschiede mit einer konstanten Geschwindigkeit von 0,1 g pro kg Körpergewicht und Stunde. Das entspricht einem zeitlinearen Abfall des Blutalkoholspiegels um 0,15‰ pro Stunde. Die Abbaugeschwindigkeit des Alkohols ist weder bei Gewohnheitstrinkern verkürzt, noch kann sie durch Pharmaka beeinflußt werden.

Die Therapie besteht in der Elimination des Giftes durch sofortige Magenspülungen, Antibiotikaschutz und Unterstützung der zentralen Regulationen durch überwiegend peripher angreifende Pharmaka, Bronchialtoilette und Beatmung.

Literatur

1. Frey R (1976) Die Alkoholvergiftung. Springer, Berlin Heidelberg New York
2. Kuschinsky G (1976) Lehrbuch der Pharmakologie. Thieme, Stuttgart
3. Mallach HJ (1978) Alkoholintoxikation. In: Hornbostel H, Kaufmann W, Siegenthaler W (Hrsg) Innere Medizin in Praxis und Klinik, Bd IV. Thieme, Stuttgart
4. Moeschlin S (1980) Klinik und Therapie der Vergiftungen. Thieme, Stuttgart

Tabelle 1. Pathophysiologie

Voraussetzungen

Reichlicher Konsum konzentrierter alkoholischer Getränke in kurzer Zeit
Schnelle Resorption von Konzentraten bereits im Mund
Schnelle Resorption bei Magenresezierten oder nüchternem Magen
Größere Alkoholintoleranz z. B. bei Kindern, Frauen, Epileptikern

Pathogenese

Lokale Reizung und Hyperämisierung der Haut und Schleimhäute
→ Konjunktivitis, Pharyngitis, Gastritis, Enteritis
Änderung der Zellmembranpermeabilität
Besetzung aktiver Oberflächen
Hemmung enzymatischer Prozesse
→ Psychische Alteration (leichte Vergiftung)
→ Bewußtseinsstörungen (schwere Vergiftung)
→ Anstieg des Blutdruckes und der Pulsfrequenz, zentralbedingt und als Folge einer Mobilisierung von Blutdepots aus dem Splanchnikusgebiet (leichte Vergiftung)
→ Abfall des Blutdruckes infolge eines Vasomotorenkollaps, Asystolie (schwere Vergiftung)
  → Schock, metabolische Azidose
→ Atemdepression
  → respiratorische Azidose
→ Hemmung der ADH – Inkretion
  → Polyurie, Exsikkose
→ Hemmung der Glukoneogenese
  → Hypoglykämie (besonders bei Glykogenarmut der Leber, Gefährdung insulinbehandelter Diabetiker)
→ Mobilisierung freier Fettsäuren
  → metabolische Azidose
Herabsetzung der Infektabwehr
→ Pneumonie

Tabelle 2. Klinische Symptomatik

Leichte Vergiftung:	**Schwere Vergiftung:**
Stadium I: Euphorie Stadium II: Rauschzustand	Stadium III: Narkotischer Zustand Stadium IV: Asphyxie
(Blutalkoholspiegel meist unter 2‰)	(Blutalkoholspiegel meist über 2‰)
Gerötetes Gesicht	Zyanotisches bis totenblasses Gesicht
Gerötete Konjunktiven	Gerötete Konjunktiven
Alkoholfoetor	Alkoholfoetor
Exzitation oder Somnolenz Lallende Sprache Verminderte Selbstkritik Erhöhtes Selbstbewußtsein Verlangsamte Reaktionszeit	Sopor oder Koma
Gleichgewichts- und Koordinationsstörungen	
Hyperreflexie Pupillen mittelweit Positive Lichtreaktion	Areflexie Pupillen eng Noch positive Lichtreaktion Final weite reaktionslose Pupillen Adynamie der Muskulatur
Hypalgesie	Analgesie
Hypertonie, Tachykardie	Hypotonie, Schock
Hyperventilation	Flache frequente Atmung, Cheyne-Stokes Atmung Final Atemlähmung
Unterkühlung	Unterkühlung; Erfrierungen bei tiefen Außentemperaturen

Tabelle 3. Diagnostische Maßnahmen

	sofort	Überwachung
Fremdanamnese	+	
Puls	+	monitoring
Atmung	+	monitoring
Körpertemperatur	+	monitoring
Blutdruck	+	½ stündlich
Bewußtseinslage	+	nach klinischem Befund
Reflexstatus	+	nach klinischem Befund
Blutgasanalyse	+	nach klinischem Befund
Blutzucker	+	nach klinischem Befund
Blutbild, BSG	+	nach klinischem Befund
Hb, Hämatokrit	+	nach klinischem Befund
Serum-Na, -K, -Cl	+	nach klinischem Befund
Diurese	+	nach klinischem Befund
Zentralvenendruck		nach klinischem Befund
Röntgenbild des Thorax	+	nach klinischem Befund
Röntgenbild des Schädels	+	nach klinischem Befund
Alkoholnachweis im Blut	+	
Alkoholnachweis der Ausatemluft mittels Prüfröhrchen	+	

Tabelle 4. Differentialdiagnose

Schlafmittelvergiftung (oft kombiniert mit Alkoholintoxikation)
Schädelhirntrauma (oft kombiniert mit Alkoholintoxikation)
Delirium tremens
Zerebrales Koma
Hypoglykämisches Koma
Postepileptisches Koma
Urämisches Koma
Thyreotoxische Krise

Tabelle 5. Therapie in der Praxis

Maßnahme	Verordnung	Bemerkungen
Bei Verlegung der Atemwege und Aspirationsgefahr	Stabile Seitenlagerung mit überstrecktem Kopf und vorgezogenem Unterkiefer; digitale Freilegung des Nasenrachenraumes und Freihaltung mit Nasopharyngeal- oder Oropharyngealtubus nach Wendel bzw. Guedel	
Bei Atemdepression	Atemspende: Mund-zu-Mund bzw. Mund-zu-Nase oder Beatmung mit Rachenbeatmungstubus nach Safar oder Intubation und Beutelbeatmung O_2-Gabe, 4–6 l/min mittels Nasensonde	
Bei Hypotonie	Effortil 1 Amp. = 10 mg i.m.	Wiederholung bei Bedarf
Bei Asystolie	Präkordialer Faustschlag Extrathorakale Herzmassage Beatmung Natriumbikarbonat 8,4%ig 100 ml langsam i.v.	S. auch Kap. Kreislaufstillstand und Reanimation S. 1
Bei Herzinsuffizienz	β-Methyl-Digoxin (Lanitop) 1 Amp. = 0,2 mg i.v.	
Schutz vor Auskühlung	Wärmende Decken	Siehe auch Kap. Kälteschäden S. 415
Bei Exzitation	Haldol, 1 Amp. = 5 mg i.m. oder i.v. oder Paraldehyd, 1 Amp. = 5 ml i.m.	
Prophylaxe der Hypoglykämie	Glukose 5%ig, 500 ml	
Infektionsprophylaxe	Ampicillin (Binotal) 2 × 2 g i.v./24 Std	
Magenspülung	Mit 200–300 ml Wasser 5–6mal spülen	Nur unmittelbar nach Aufnahme großer Mengen, z. B. bei Trinkwetten; komatöse Patienten vorher intubieren

Tabelle 6. Therapie in der Klinik

Maßnahme	Verordnung	Bemerkungen
Bei Verlegung der Atemwege	Stabile Seitenlagerung, digitale Freilegung des Nasenrachenraumes und Freihaltung mit Wendel- oder Guedeltubus	
Bei Aspiration	Intubation und endotracheales Absaugen, Bronchuslavage	
Bei Atemdepression	Intubation, assistierte oder kontrollierte Beatmung O_2-Gabe, 4–6 l/min	
Bei Vasomotorenkollaps und Schock	Macrodex 6%ig 500 ml und Novadral pro infusione, 1 Amp. = 50 mg 2–3 Amp. als Infusionszusatz	Dosierung nach RR-Verhalten Weitere Maßnahmen s. auch Kap. Schock, S. 10
Bei Asystolie	Präkordialer Faustschlag Extrathorakale Herzmassage Beatmung	S. auch Kap. Kreislaufstillstand und Reanimation S. 1
Bei Azidose	Natriumbikarbonat 8,4%ig ml Lösung = neg. BE × kg KG × 0,3	Langsam infundieren
Bei Herzinsuffizienz	β-Methyl-Digoxin (Lanitop) 1 Amp. = 0,2 mg i.v.	
Schutz vor Auskühlung	Wärmende Decken, evtl. Wärmflaschen (in Tücher eingewickelt)	S. auch Kap. Kälteschäden S. 415
Bei Exzitation	Haldol, 1 Amp. = 5 mg i.m. oder i.v. oder Paraldehyd 1 Amp. = 5 ml i.m. oder Neurocil, 1 Amp. = 25 mg i.m. oder Distaneurin, 1 Tabl. = 0,5 g 4–6 × 2 Tabl./24 Std oder Distraneurin pro infusione 0,8%ig 500–1500 ml/24 Std	Kombination von Haldol, Paraldehyd und Distraneurin möglich **Beachte:** Atemdepression, Bronchospasmus Intensivüberwachung erforderlich

Fortsetzung ▶

Tabelle 6 (Fortsetzung) Therapie in der Klinik

Maßnahme	Verordnung	Bemerkungen
Prophylaxe der Hypoglykämie	Glukose 5–10%ig, 500 ml	
Flüssigkeits- und Elektrolytersatz	Normofundin 500 ml	S. auch Kap. Wasser- und Elektrolythaushalt S. 21
Infektionsprophylaxe	Ampicillin (Binotal) 3×2 g i.v.	Weitere Therapie nach Antibiogramm
Magenspülung	Mit 200–300 ml Wasser 5–6mal spülen	Nur unmittelbar nach Aufnahme großer Mengen, z. B. bei Trinkwetten; komatöse Patienten vorher intubieren

9.4 Delirium tremens

Das Delirium tremens (zitterndes Irrereden) ist die häufigste Alkoholpsychose.

Voraussetzung für das Delir ist ein chronischer Alkoholabusus, bei dem es in 3 bis 15% der Fälle auftritt. Aperiodische Trinker sind delirgefährdeter als periodische. Nicht die Konzentration des alkoholischen Getränkes, sondern die Dauer des Abusus führen bei entsprechender Disposition und bestimmter Exposition zum Delir. Erblichkeitsverhältnisse spielen in der Pathogenese des Delir eine noch ungeklärte Rolle.

Als auslösende Faktoren kommen abrupter Alkoholentzug, Alkoholexzeß, Mangelernährung, Resorptionsstörungen im Darm, Infekte, Unfälle, Operationen und andere anamnestisch manchmal nicht faßbare äußere Einflüsse in Frage.

Pathologisch bedrohen diese Faktoren das labile Stoffwechselgleichgewicht des Trinkers. Möglicherweise beeinträchtigt die vorgeschädigte Leber durch ihre akut gestörte Entgiftungsfunktion über toxische Stoffwechselmetaboliten das Gehirn. Oder das aufgrund einer passageren NNR-Insuffizienz veränderte Kaliumkonzentrationsgefälle wirkt an den Zellmembranen bei den genannten Faktoren delirauslösend. Außerdem scheint dem geringen Vitamin B- und C-Gehalt einer Mangelernährung eine Bedeutung für die Delirentstehung zuzukommen. Es ist denkbar, daß hinter dem klinischen Erscheinungsbild des Alkoholdelirs ein komplexes Geschehen steht mit Mangelernährung, gestörter Entgiftungsfunktion der Leber, gestörtem Kohlenhydrat-, Fett- und Eiweißstoffwechsel, gestörtem Elektrolyt- und Wasserhaushalt, einer Azidose und Hypoxydose. Biochemisch ähnelt das Delir einem exogenen Leberkoma.

Die Gefahren des Delirium tremens bestehen in Herz- und Kreislaufversagen (fettige Degeneration der Herzmuskelzellen) und Pneumonie (verminderte Infektabwehr). Die Letalität liegt heute noch bei 1–10%.

Als Nachkrankheiten des Delirium tremens können Durchgangssyndrom, Korsakowsyndrom und irreversible Demenz beobachtet werden.

Die Therapie des Delirium tremens besteht in der Verhütung der Pneumonie, der Behandlung der psychomotorischen Unruhe, der Herz- und Kreislaufinsuffizienz, der passageren NNR-Insuffizienz, des Leberschadens und des Vitaminmangels sowie in absolutem Alkoholentzug.

Literatur

1. Brinkmann H-J (1972) Das Alkoholdelir. Therapiewoche 38:3134
2. Frey R (1976) Die Alkoholvergiftung. Springer, Berlin Heidelberg New York
3. Kashgari A (1980) Delirium tremens – Symptomatik und Therapie. Dtsch Ärztebl 3:119
4. Moeschlin S (1980) Klinik und Therapie der Vergiftungen. Thieme, Stuttgart
5. Müting D, Reikowski J (1977) Neue Gesichtspunkte zur Pathogenese und Therapie des Alkoholdelirs. Münch Med Wochenschr 119:209

Tabelle 1. Pathophysiologie

Voraussetzungen
Chronischer Alkoholabusus
Abrupter Alkoholentzug
Alkoholexzeß
Mangelernährung
Resorptionsstörung im Magen-Darmtrakt
Infekte
Unfälle
Operationen
Pathogenese
Gestörte Entgiftungsfunktion der Leber für z. B. Ammoniak, Phenole, Laktat
Passagere NNR-Insuffizienz
Gestörter KH-, Fett- und Eiweißstoffwechsel
Gestörter Elektrolyt- und Wasserhaushalt
Vitamin B- und C-Mangel

Tabelle 2. Klinische Symptomatik

Allgemeinsymptome bei chronischem Alkoholkonsum

Gedunsenes Gesicht
Teleangiektasien der Gesichtshaut
Konjunktivitis
„Trinkernase"
Evtl. Alkoholfoetor
Pharyngitis
Abflachung der Persönlichkeit

Spezielle Symptome der chronischen Alkoholintoxikation

Prädelir (Dauer: Tage bis Wochen)

Quälende Unruhe, zunehmende Reizbarkeit,
Tremor der Hände, besonders morgens
Bedürfnis, sich mit Alkohol zu beruhigen
Schweißausbrüche
Evtl. Diarrhoe und morgendl. Erbrechen (Gastritis)
Evtl. flüchtige visuelle Halluzinationen

Delir (Dauer: Tage, Beginn: akut, meist nachts)

Psychotische Symptome:
Hochgradige psychomotorische Unruhe
Nestelnde, fahrige Bewegungen
Grobschlägiger Tremor der Hände
Evtl. Beschäftigungsdelir
Szenenhafte visuelle Halluzinationen (kleine Tiere)
Suggestibilität: Ablesen vom leeren Blatt Papier
Schlaflosigkeit
Örtliche und zeitliche Desorientiertheit
Erhaltene autopsychische Orientiertheit
Mischung von Angst und Euphorie

Körperliche Symptome:
Erhöhte Körpertemperatur
Profuse Schweißausbrüche
Eksikkose
Evtl. Erbrechen, Diarrhoe
Tachypnoe
Tachykardie
Hypotonie
Evtl. epileptische Anfälle, Zungenbiß!
Ataxie, Gleichgewichtsstörungen

Tabelle 3. Diagnostische Maßnahmen

Untersuchung	sofort	Überwachung
Fremdanamnese	+	
Puls	+	monitoring
Blutdruck	+	monitoring
Atmung	+	monitoring
Körpertemperatur	+	monitoring
Blutbild, BKS	+	nach klinischem Verlauf
Hb, HK	+	
Na, K, Cl, Mg, Zn	+	
Blutgasanalyse	+	
SGOT, SGPT, γ-GT	+	
Alkalische Phosphatase	+	
Bilirubin	+	
Cholinesterase	+	
Gesamteiweiß	+	
Elektrophorese	+	
Quickwert	+	
Narnstoff-N im Serum	+	
Harnstoff im 24-Std-Urin	+	
Ammoniak im Serum	+	
EKG	+	
EEG	+	
Röntgenbild des Thorax	+	
Röntgenbild des Schädels	+	

Tabelle 4. Differentialdiagnose

Akute Alkoholvergiftung
Drogenintoxikation
Hirntraumen
Zerebraler Gefäßprozeß
Meningoenzephalitis
Thyreotoxische Krise
Diabetisches Koma
Leberkoma

Tabelle 5. Therapie in der Praxis

Maßnahme	Verordnung	Bemerkungen
Sedierung	Distraneurin Tbl. 0,5 g 2–4 Tbl. per os oder Haldol 1 Amp. = 5 mg i.v. oder Paraldehyd 5 ml i.m.	**Cave:** Atemdepression und Spasmus der Bronchialmuskulatur
Bei Herz- insuffizienz	β-Methyl-Digoxin (Lanitop) 1 Amp. = 0,2 mg i.v.	
Bei Exsikkose und Hypotonie	Normofundin 500 ml Effortil, 1 Amp. = 10 mg i.m.	
Bei Pneumonie	Mezlozillin (Baypen) 3 × 2 g i.v.	
Bei Krämpfen	Valium 1 Amp. = 10 mg i.v.	
	Krankenhauseinweisung	

Tabelle 6. Therapie in der Klinik

Maßnahme	Verordnung	Bemerkungen
Sedierung	Distraneurin, 1 Tbl. = 0,5 g 4–6 × 2 Tbl./24 Std oder Distraneurin 0,8%ig 500–1500 ml/24 Std oder Haldol, 1 Amp. = 5 mg initial 1–2 Amp. anschließend 4–10 Amp./24 Std	**Beachte:** Atemdepression, Bronchospasmus Intensivüberwachung erforderlich Bei Distraneurinabhängigkeit oder Ateminsuffizienz Kombination von Distraneurin, Haldol und Paraldehyd möglich
Bei Herzinsuffizienz	β-Methyl-Digoxin (Lanitop) 1 Amp. = 0,2 mg i.v.	
Ernährung, Flüssigkeit- und Elektrolytsubstitution	Glukose 10–40%ig Mindestens 1600 kcal Normofundin plus Korrekturbedarf, insgesamt ca. 2500–4500 ml	**Beachte:** Kalium-, Magnesium- und Zinkmangel S. auch Kap. Wasser- und Elektrolythaushalt S. 21
Bei metabolischer Alkalose	Kaliumchlorid 7,46%ig oder L-Arginin-Hydrochlorid 21,07%ig	Bei hypokaliämischer Alkalose
Bei metabolischer Azidose	Natriumbikarbonat 8,4%ig	S. auch Kap. Säure-Basen-Haushalt S. 45
Vitaminsubstitution	Vitamin-B-Komplex (BVK) 1 Amp. = 2 ml, 2 Amp. Vitamin C (Cebion fortissimum) 1 Amp. = 1000 mg als Infusionszusatz	
Bei Pneumonie	Mezlocillin (Baypen) 3 × 2 g i.v./24 Std	Weitere Therapie nach Antibiogramm
Bei Hyperthermie	Eisbeutel, Wadenwickel	
Bei Krämpfen	Rivotril 1 Amp. = 1 mg i.v.	

Fortsetzung ▶

Tabelle 6 (Fortsetzung). Therapie in der Klinik

Maßnahme	Verordnung	Bemerkungen
Bei Hyperammoniämie (bei protrahiertem Delir)	Lactulose (Laevilac, Bifiteral) 3–5 Eßl. = 25–40 g/24 Std	Bei Diarrhoe Dosis reduzieren
	Arginin-Äpfelsäure (z. B. Hepasteril A 500 ml)	Nur wenn Harnstoffsynthese ausreichend (5 g Harnstoffausscheidung im Urin/24 Std)
Bei Schock	Human-Albumin 20% oder Plasmaproteinlösung	Siehe auch Kap. Schock S. 10
	Urbason solubile forte 1000 1 Amp. = 1000 mg i.v.	Besonders zur Behandlung der passageren Nebenniereninsuffizienz

9.5 CO-Vergiftung und Rauchvergiftung

Die Giftwirkung des CO besteht im Sauerstoffentzug der Gewebe durch Verdrängung des O_2 aus seiner Bindung an das Hämoglobin. O_2 und CO konkurrieren in Abhängigkeit von der Höhe ihrer Partialdrucke um die Bindung am Hämoglobinrezeptor. Dabei ist die Affinität des CO zum Hb 200 bis 300mal größer als die des O_2. Bei einem Luftgemisch mit 20% O_2 und einem geringen CO-Anteil von 0,07% liegen gleiche Mengen O_2-Hb und CO-Hb vor. Der CO-Gehalt der normalen Atemluft ist so gering, daß das CO-Hb höchstens 3% des Gesamt-Hb ausmacht. Mehr als 15% CO-Hb rufen Vergiftungssymptome hervor. 65% CO-Hb sind tödlich. Ob das CO außerdem eine spezifische toxische Wirkung besitzt, wird immer noch diskutiert.

Als Vergiftungsquellen kommen das Stadtgas (5–15% CO), Auspuffgase von Verbrennungsmotoren (4–7% CO), Explosionsgase (35–60% CO) und Rauchgase (1%) in Frage. Das geruch- und farblose CO entsteht bei jeder unvollständigen Verbrennung. Es werden CO-Vergiftungen nach exzessivem Zigarettenrauchen beschrieben.

Der Vergiftungsgrad ist abhängig von der Giftkonzentration, Einwirkungszeit und Größe des Atemminutenvolumens. Bei gleicher CO-Konzentration der Atemluft treten Vergiftungserscheinungen unter körperlicher Belastung in kürzerer Zeit auf als in Ruhe. Ferner gibt es eine individuelle CO-Empfindlichkeit. Kinder, alte und anämische Menschen gelten als besonders gefährdet.

Die Gefahren der CO-Vergiftung bestehen in metabolischer Azidose, Hypoxie der Gewebe, Herzmuskelnekrosen, Hautnekrosen, Muskelnekrosen, in Herz-, Kreislauf- und Nierenversagen, in Blutungen und Erweichungen speziell in den Stammganglien mit neurologischen Ausfällen, mit zentralem Lungenödem, zentraler Atemdepression und schließlich Aspirationspneumonie.

Als Nachkrankheiten der akuten CO-Vergiftung beobachtet man Parkinsonismus, psychoorganisches Syndrom, M. Basedow, Diabetes mellitus, periphere Neuritiden, Seh-, Gehör- und Gleichgewichtsstörungen, Koronarthrombosen und Potenzstörungen. Diese Erkrankungen kommen auch als Folge einer chronischen CO-Vergiftung vor.

Die spezifische Therapie der akuten CO-Vergiftung besteht entsprechend dem Prinzip konkurrierender Gase am Hämoglobinrezeptor in der Umwandlung des CO-Hämoglobins in O_2-Hb durch

O_2-Beatmung. Die Halbwertzeit von CO-Hb beträgt bei Beatmung mit Luft ca. 4 Std, mit 100%igem O_2 ca. 40 min und mit reinem O_2 unter Überdruck ca. 20 min. Bei ausbleibendem Erfolg müssen nach 2 bis 3 Std durch Blutaustausch das CO wegen seiner sehr festen Bindung an das Hämoglobin beseitigt und neue O_2-Träger bereitgestellt werden.

Rauchgase enthalten außer 1% CO vor allem CO_2 und dazu je nach Art des verbrannten Stoffs Aldehyde, Ketone, Pyridin, Furfurol, Ameisensäure, Nitrose-Gase, Dizyan und Blausäure. Diese Gase bedingen eine lokale Reizung der Schleimhäute der Atemwege sowie ein toxisches Lungenödem. Die Behandlung besteht in der Gabe von Kortison und in der Beatmung mit positiv-endexspiratorischem Druck (PEEP).

Literatur

1. Baader EW (1954) Gewerbekrankheiten. Urban & Schwarzenberg, München Berlin
2. Burmeister H, Neuhaus GA (1978) Kohlenmonoxydintoxikationen. In: Hornbostel H, Kaufmann W, Siegenthaler W (Hrsg) Innere Medizin in Praxis und Klinik, Bd IV. Thieme, Stuttgart
3. Daunderer M (1974) Akute Intoxikationen. Urban & Schwarzenberg, München Berlin
4. Lawin P (1976) Praxis der Intensivbehandlung. Thieme, Stuttgart
5. Moeschlin S (1980) Klinik und Therapie der Vergiftungen. Thieme, Stuttgart

Tabelle 1. Pathophysiologie

A. Unspezifische CO-Wirkung

→ CO-Hb
→ Hypoxämie (Anoxämie)
→ Hypoxidose (Anoxidose) der Gewebe
→ anaerobe Glykolyse
  → Laktatanhäufung (metabolische Azidose)
  → verminderte CO_2-Bildung (relative Alkalose)

metabolische Azidose
  → Verbrauch von Bikarbonat
  → Hyperventilation
    → vermehrte CO_2-Abrauchung
verminderte CO_2-Bildung und vermehrte CO_2-Abrauchung
  → Hypokapnie
    → verminderte Erregung des Atemzentrums

B. Spezifisch toxische CO-Wirkung

Blockierung schwermetallhaltiger Fermente der Atmungskette in den Zellen
→ Störung der intrazellulären O_2-Verwertung
→ Störung der Gewinnung energiereicher Phosphate
→ verminderter Anfall von Oxydationswasser
Störung der Kohlenhydratregulation im Zwischenhirn
→ Hyperglykämie
  → Glukosurie

Störung der zentralen Kreislaufregulation
→ Blutdruckabfall

Störung im Wärmezentrum
→ Hyperthermie

zentrale Leukozytose

reversible und irreversible Zellschädigungen
→ z. B. Anstieg der Transaminasen

Tabelle 2. Klinische Symptomatik

Initialstadium (bei 15–40% CO-Hämoglobin)

Kopfschmerz (Stirn, Schläfen)
Schwindel
Ohrensausen
Flimmern vor den Augen
Übelkeit
Brechreiz
Bauchschmerzen
Herzklopfen
Kurzatmigkeit
Husten
Berauschtheit
Manische Erregungszustände
Angstzustände
Müdigkeit
Schwäche in den Beinen

Lähmungsstadium (bei 40–65% CO-Hämoglobin)

Hellrote Haut (in 75–80% der Fälle)
Somnolenz
Sopor
Koma
Erbrechen
Oberflächliche Atmung mit
Perioden von Cheyne-Stokes-Atmung oder
Perioden von schwerer Hyperventilation
Trismus
Muskelzuckungen am Stamm
Tetaniforme Krämpfe
Gesteigerte Reflexe
Positive Pyramidenzeichen
Final Areflexie
Pupillen eng oder weit, auch Anisokorie
Tachykardie
Blutdruckabfall
Hyperthermie bis über 40 °C
Petechien
Hautnekrosen

Bei Rauchvergiftung zusätzlich

Lokale Reizung der Schleimhäute, Glottisödem, toxisches Lungenödem

Tabelle 3. Diagnostische Maßnahmen

Untersuchung	sofort	Überwachung	Bemerkungen
Fremdanamnese	+	–	
CO-Nachweis im Blut	+		Quantitative Untersuchung: Blutentnahme mit Venüle (bis zum Rand füllen) und Versand
	+	Wiederholung nach Verlauf	Qualitative Untersuchung: Spektroskopischer Nachweis von CO bei über 20% CO-Hb positiv
CO-Nachweis in der Atemluft	+	Wiederholung nach Verlauf	z. B. mit dem Drägerschen CO-Prüfröhrchen
Puls	+	nach klinischem Verlauf	
Atmung	+		
Körpertemperatur	+		
Blutdruck	+		
Reflexstatus	+		
Blutgasanalyse	+		
Blutbild	+		
Blutzucker	+	tgl.	Häufig Hyperglykämie bis 400 mg%
Kreatinin	+		
SGOT, SGPT, α-HBDH, CPK	+	tgl.	
Urin auf Zucker und Azeton	+	tgl.	
EKG	+	nach klinischem Verlauf	
Röntgenaufnahme des Thorax	+	nach klinischem Verlauf	
EEG		+	Wiederholung nach klinischem Verlauf

Tabelle 4. Differentialdiagnose

Exogene Comata (z. B. Schlafmittelvergiftung, akute Alkoholvergiftung)
Endogene Comata (z. B. Coma diabeticum)
Zerebrales Koma

Tabelle 5. Therapie in der Praxis

Maßnahme	Verordnung	Bemerkungen
Entfernung aus der Giftatmosphäre		
Bei leichter Vergiftung	O_2-Gabe, 4–6 l/min per Nasensonde	
Bei schwerer Vergiftung	Intubation und Beatmung mit Sauerstoff und, wenn möglich, mit 5–7%igem CO_2-Zusatz Wenn nicht möglich: Beatmung Mund-zu-Mund oder Mund-zu-Nase	Vorteil des CO_2-Zusatzes: Ausgleich der Hypokapnie, Begünstigung der CO-Hb-Dissoziation **Beachte:** Kein CO_2-Zusatz bei Rauchgasen mit hohem CO_2-Anteil
Bei Herz-insuffizienz	β-Methyl-Digoxin (Lanitop) 1 Amp. = 0,2 mg i.v.	
Bei Hypotonie	Effortil 1 Amp. = 10 mg i.m.	Wiederholung bei Bedarf
Bei Schock	Macrodex 6%ig Natriumbikarbonat 8,4%ig 100 ml langsam i.v.	Siehe Kap. Schock S. 10
	Transport in die Klinik Schutz vor Auskühlung O_2-Gabe auf dem Transport	

Tabelle 6. Therapie in der Klinik

Maßnahme	Verordnung	Bemerkungen
Bei leichter Vergiftung	O_2-Gabe, 4–6 l/min per Nasensonde und, wenn möglich, mit 5–7%igem CO_2-Zusatz	Vorteil des CO_2-Zusatzes: Ausgleich der Hypokapnie, Begünstigung der CO-Hb-Dissoziation **Beachte:** kein CO_2-Zusatz bei Rauchgasen mit hohem CO_2-Anteil
Bei schwerer Vergiftung	Intubation und Beatmung mit reinem O_2 für 60 min	PEEP-Beatmung bei toxischem Lungenödem infolge von Reizgasen
	Bronchuslavage	Bei schwerer Rauchvergiftung
	Überdruckbeatmung (hyperbare Oxygenierung) mit reinem O_2 mit 2 atü für 20–30 min (Überdruckkammer erforderlich)	Zusätzliche O_2-Versorgung der Gewebe durch physikalische Lösung von O_2 im Plasma
Bei metabolischer Azidose	Natriumbikarbonat 8,4%ig, ml Lösung = neg. BE × kg KG × 0,3	Langsam infundieren
Bei Hypotonie	Novadral pro infusione 1 Amp. = 50 mg 1–2 Amp. in NaCl 0,9%ig, 500 ml	Dosierung nach Blutdruckverhalten
Bei Schock	Vollblutkonserve Macrodex 6%ig, 500 ml und Dopamin (Dopamin-Giulini) 1 Amp. = 50 mg 6 Amp./24 Std als Dauertropfinfusion	Siehe Kap. Schock S. 10
Bei Herzinsuffizienz	β-Methyl-Digoxin (Lanitop) 1 Amp. = 0,2 mg i.v.	
Bei Lungenödem	Solu-Decortin H, 1 Amp. = 50 mg 4 Amp./24 Std	Gleichzeitig mit PEEP-Beatmung (s. o.), besonders bei Rauchvergiftung

Fortsetzung ▶

Tabelle 6 (Fortsetzung). Therapie in der Klinik

Maßnahme	Verordnung	Bemerkungen
Bei Hirnödem	Fortecortin, 1 Amp. = 4 mg initial 2–4 Amp. i.v. anschließend 3–6 × 2 Amp./24 Std	
	Lasix, 1 Amp. = 20 mg 1–2 Amp. i.m. oder i.v.	Flüssigkeitsbilanzierung nach ZVD und Elektrolythaushalt
	Tutofusin S 40, 250 ml langsam i.v.	
	Lumbalpunktion	Nur bei protrahiertem Koma, Liquor langsam ablassen
Bei Krämpfen	Valium, 1 Amp. = 10 mg i.v. oder Rivotril, 1 Amp. = 1 mg, 1–2 Amp. langsam i.v.	
Bei Exzitation	Valium 1 Amp. = 10 mg i.v.	
Infektionsprophylaxe	Mezlocillin (Baypen) 3 × 2 g i.v./24 Std	
Bei Versagen bisheriger Therapie	Blutaustausch: fraktionierte Mengen von 500 ml halbstündlich	

9.6 Phosphorsäureestervergiftungen (Alkylphosphate, z. B. E 605)

Zu den organischen Phosphorverbindungen (Alkylphosphate), die zur Bekämpfung von Insekten, Spinnmilben, Pilzen und Nematoden in der Landwirtschaft, in Lagerräumen sowie in der Human- und Veterinärhygiene dienen, gehören u. a. E 605 (Nitrostigmin), Systox und Metasystox.

Die Alkylphosphate sind wirkungsvolle Kontakt-, Fraß- und Inhalationsgifte, Die Resorption erfolgt über Haut und Schleimhäute (Magen-Darmkanal, Lunge, Auge) gleicherweise gut. Es sind Abkömmlinge der Ortho-, Thio- und Pyrophosphorsäure sowie der Phosphonsäure, die meist wasserunlöslich, jedoch gut fett- und lipidlöslich sind. Zum Teil sind diese Stoffe bei Normaltemperatur flüchtig.

Nitrostigmin ist als E 605 forte und E 605 Spritzpulver (Parathionäthyl sowie als E 605 Kombi und E 605 MR (Parathon-äthyl + Demeton-S-methylsulfoxid) und als E 605 Staub (Parathionmethyl) im Handel.

Allen Alkylphosphaten ist ein prinzipiell gleicher **Wirkungsmechanismus** eigen: sie hemmen die Cholinesterasen im Blut und in den Geweben, indem der Phosphorsäureester die gleichen aktiven Zentren der Cholinesterase besetzt wie Azetylcholin. Die Cholinesterase wird phosphoryliert und damit blockiert. Das Enzym kann den körpereigenen Überträgerstoff Azetylcholin nicht mehr spalten. Es kommt dadurch zu einer „endogenen Azetylcholinvergiftung", d. h. zu einer Anreicherung dieses Stoffes an autonomen und zentralen Synapsen, an den Endigungen der postganglionären parasympathischen Nerven und an den motorischen Nervenendplatten. Infolge der Cholinesterasehemmung kommt es zu einer Übererregung im cholinergischen Nervensystem (Parasympathikus) mit den typischen Folgen. Man spricht von einem kombinierten muskarin- und nikotinartigen Vergiftungsbild. Klinische Symptome treten auf, sobald die Cholinesteraseaktivität auf 30% der Norm und weniger abgesunken ist.

Neben den spezifischen Symptomen findet man Eosinopenie und Leukozytopenie, Retikulozytenanstieg und Hyperglykämie (Streß). Ferner sind Leberschädigung, Schädigung des erythropoetischen Systems, neurotoxische und psychoneurotische Störungen nach schweren Alkylphosphatvergiftungen bekannt.

Für den Menschen können schon 0,1–0,2 g von E 605 bei oraler Aufnahme tödlich sein.

Die Bestimmung der Cholinesterase im Blut (Serum, Plasma, Erythrozyten, Mischblut) stellt ein brauchbares Maß für die Stärke der Exposition oder der Vergiftung durch Alkylphosphate dar. Da im Blut nur die unspezifische Pseudocholinesterase bestimmt wird und nicht die maßgebliche echte Cholinesterase in den Erythrozyten und im Gewebe, brauchen der Grad der Cholinesterasehemmung im Blut und die Schwere der klinischen Symptome nicht parallel zu verlaufen. Der Normalwert der Serumcholinesterase beträgt 1900–3800 mU/ml entsprechend 0,8–1,1 mg/100 ml Serum.

Die muskarinartigen Vergiftungserscheinungen lassen sich durch extrem hohe Atropingaben beseitigen, eine Reaktivierung der blockierten Cholinesterase erfolgt durch Obidoxim (Toxogonin), eine Zufuhr von Serumcholinesterase (Behring-Werke) ist zusätzlich angezeigt. Der Vergiftete bedarf ständiger strengster Überwachung. Sein Schicksal entscheidet sich oft in den ersten 15 Minuten, so daß der Einsatz des zuerst zugezogenen Arztes von eminenter Bedeutung ist.

Literatur

1. Klimmer OR (1971) Pflanzenschutz- und Schädlingsbekämpfungsmittel, Abriß einer Toxikologie und Therapie von Vergiftungen. Hundt, Hattingen
2. Kuschinsky G (1975) Taschenbuch der modernen Arzneibehandlung. Thieme, Stuttgart
3. Leber HW (1975) Anwendung der Hämoperfusion am Menschen. Wissenschaftliche Information, Aktuelle Nephrologie 4:101
4. Moeschlin S (1980) Klinik und Therapie der Vergiftungen. Thieme, Stuttgart
5. Okonek S (1976) Hämodialyse und Blutaustauschtransfusion bei Alkylphosphat-Intoxikationen. Intensivmedizin 13:215
6. Okonek S, Albert FW (1976) Elimination von Alkylphosphaten durch Hämoperfusion: Experimentelle Untersuchungen und Befunde aus der Humankasuistik. Anaesthesist 25:572

Tabelle 1. Pathophysiologie

Hemmung der Cholinesterase, Anstieg des Azetylcholins: Übererregung im cholinergischen Nervensystem, d. h. der autonomen und zentralen Synapsien, der Endigungen der postganglionären parasympathischen Nerven und der motorischen Endplatten.
Die Folgen sind:
Muskarinartige Wirkung durch Reizung der postganglionären cholinergischen Nervenelemente
Nikotinartige Wirkung durch Reizung der vegetativen Ganglien und der motorischen Endplatten, die zunächst zu Erregung und später zur Lähmung führt
Wirkung auf das Zentralnervensystem mit anfänglicher Erregung und nachfolgender starker Hemmung

Tabelle 2. Klinische Symptomatik

Eintritt der Symptome abhängig vom Resorptionsweg:	Inhalation: Symptome nach wenigen Minuten bis zu 1/2 Std Orale Aufnahme: Symptome nach 1/4 bis 1/2 Std Hautresorption: Symptome nach 2–3 Std. Häufig typischer knoblauchartiger Geruch der Atemluft, der Kleidung und des erbrochenen Mageninhaltes
Bei lokaler Einwirkung von Spritzern oder Nebeltröpfchen auf die Augen bzw. Atemwege:	Lokale Wirkungen wie retrobulbäre Augenschmerzen, Miosis, konjunktivale Gefäßerweiterungen bzw. vermehrte Schleimhautsekretion und Brustbeklemmung
Bei intensivem Hautkontakt auf kleiner Fläche:	Umschriebene fibrilläre Muskelzuckungen und Schweißsekretion
Bei leichten (resorptiven) Vergiftungen:	Kopfschmerzen, Sehstörungen, Schwächegefühl, Schwitzen, leichte Brustbeklemmung, Übelkeit, Erbrechen
Bei mittelschweren und schweren Vergiftungen (unabhängig vom Resorptionsweg):	Gleichzeitiges oder zeitlich getrenntes Auftreten folgender Symptome möglich: **Infolge muskarinartiger Wirkung:** Schweißausbruch, Tränen- u. Speichelsekretion Augen: Miosis (kann erst später auftreten und mehrere Tage anhalten, verschwindet unter Atropin), Akkomodationsstörungen, Augenschmerzen Abdomen: Intestinale Spasmen mit Oberbauchschmerzen, Hyperperistaltik des Magen-Darmkanals, Übelkeit, Erbrechen, Darmkoliken, Durchfälle Respirationstrakt: gesteigerte Nasal-, Tracheal- und Bronchialsekretion, retrosternale Schmerzen, Bronchospasmen mit Beklemmungsgefühl, Atemnot bis zu asthmaartigen Zuständen, Zyanose und Sauerstoffmangelerscheinungen Herz: Bradykardie, AV-Blockierungen **Infolge nikotinartiger Wirkung:** Tremor, Unruhe, Muskelsteifigkeit, Muskelschwäche, Paraesthesien, Wadenschmerzen und fibrilläre, im Gesicht beginnende und sich auf Rumpf und Extremitäten fortsetzende Zuckungen Epileptiforme, tonisch-klonische Krämpfe Laryngospasmus **Infolge überwiegender Wirkung auf das Zentralnervensystem:** Verwirrtheitszustände, Aufhebung der Schmerzempfindung, Areflexie, Muskelschlaffheit, Bewußtlosigkeit, Atemlähmung, Koma mit Schocksymptomatik

Fortsetzung ▶

Tabelle 2 (Fortsetzung). Klinische Symptomatik

	Symptomatik durch Störung des Stoffwechsels
	Ausgeprägte metabolische und respiratorische Azidose
	Paradoxe Symptome bei schwersten Vergiftungen
	Mydriasis Tachykardie Kammerflimmern Hypertonus
Tod unter den Zeichen folgender Trias:	Koma mit Krämpfen, Miosis, Lungenödem

Tabelle 3. Diagnostische Maßnahmen

Maßnahme	sofort	Verlauf	Bemerkungen
Anamnese (Augenzeugen, Handelspackungen, Beruf des Vergifteten)	+		
Untersuchung von Erbrochenem oder abgesaugtem Magensaft	(+)	+	Braune bis bläuliche, nach Knoblauch riechende Flüssigkeit
Pupillen-Kontrolle	+	+	**Beachte:** Mydriasis, paradoxes Symptom bei schwersten Vergiftungen
Blutdruckmessung und Pulskontrolle	+	Nach klinischem Bild	
Beobachtung der Atmung	+	Nach klinischem Bild	
Blutgasanalyse	+	Nach klinischem Bild	
Na, K, Cl	+	Nach klinischem Bild	
EKG	+	tgl.	AV-Blockierung häufig
Rö-Thorax	+	+	
Cholinesterase im Serum	+	+	Auch nach Beendigung der Atropintherapie über mehrere Tage

Tabelle 4. Differentialdiagnose

Apoplektischer Insult
Genuine oder psychogene Epilepsie
Gastroenteritis infolge Lebensmittelvergiftung
Hitzschlag
Akuter Infekt, bes. bei Kindern (Fieber, Leukozytose)
Hypoglykämischer Schock
Akute Porphyrie
Akutes Herzversagen mit Lungenödem und sekundären Erscheinungen der Anoxie des Gehirns
Vergiftung durch organische Metallverbindungen
Morphinvergiftung
Pilzvergiftung mit ausgeprägter Muskarinwirkung
Kreislaufkollaps anderer Ursache

Tabelle 5. Therapie in der Praxis

Stets **sofortige Gabe von Atropin** und schnellstens Transport in die Klinik veranlassen, da die ersten 15 min nach Giftaufnahme oft das Schicksal des Patienten entscheiden.
Die folgenden Maßnahmen – außer der Atropingabe – nur durchführen, wenn kein sofortiger Transport möglich oder der Weg zur Klinik zu lang ist.

Maßnahme	Verordnung	Bemerkungen
Spezifisches Azetylcholin-Antidot	Atropinum sulfuricum 1 Amp. = 0,0005 g (0,5 mg) oder 0,001 g (1,0 mg) oder 0,002 g (2,0 mg) Anfangsdosis für Erwachsene 2–5 mg, für Kinder je nach Alter 0,5–2 mg	Die Unterlassung der Atropininjektion vor dem Transport zum Krankenhaus gilt als ärztlicher Kunstfehler
	Wiederholung der i.v.-Injektion nach 3–10 min Vielfaches Überschreiten der Maximaldosis: 50–100 mg und mehr innerhalb 24–48 Std	Dosierung abhängig von der muskarinartigen Wirkung (Salivation, Bradykardie, Miosis)
Reaktivierung der Cholinesterase	5 min. nach der 1. Atropin-Gabe: Toxogonin Merck 1 Amp. = 250 mg Anfangsdosis bei Erwachsenen 1 Amp. langsam i.v. oder i.m., bei Kindern 4–5 mg/kg KG langsam i.v. Wiederholung nach 15–30 min	Reaktivierbarkeit der Cholinesterase nur in den ersten 12 Std möglich Nebenwirkungen des Toxogonin: Hitze- und Spannungsgefühl im Gesicht, Kälteempfindung im Nasen-Rachenbereich bei Einatmung
Giftentfernung Bei Verdacht auf Giftaufnahme durch die Haut	Entfernung der benetzten Kleidung, gründliche Reinigung der Haut mit Wasser und Seife	Gummihandschuhe benutzen
Bei Verdacht auf orale Giftaufnahme	Magenentleerung, Magenspülung mit insgesamt 20 l lauwarmem Wasser oder physiologischer Kochsalzlösung in kleinen Einzelportionen von etwa 250 ml,	**Cave:** Rizinus oder Milch, da die Resorption des Giftes beschleunigt wird
	2–3 Eßlöffel Medizinal-Kohle auf 1/2 l Wasser einfüllen. Gabe von Natriumsulfat, 20–30 g in Wasser gelöst	Asservate (Erbrochenes, Magenspülflüssigkeit) aufbewahren zur späteren Untersuchung

Fortsetzung ▶

Tabelle 5 (Fortsetzung). Therapie in der Praxis

Maßnahmen	Verordnung	Bemerkungen
Bei drohendem oder eingetretenem Atemstillstand	Atemwege freimachen und freihalten Unter Umständen Gebiß entfernen, Sekret- oder Ödemflüssigkeit absaugen Sauerstoffzufuhr über Nasensonde 2–4–6 l/min	Gummihandschuhe benutzen!
	Künstliche Beatmung (Atembeutel, Intubation)	Keine Mund-zu-Mund-Beatmung! Siehe auch Kap. Reanimation S. 1
Bei Schock		Siehe auch Kap. Schock S. 10
Lagerung	Flache Lagerung, Beinhochlagerung	Schutz vor Aspiration
Blutdruckabfall	Macrodex 6%ig 500 ml Normofundin 500 ml	
Kortikoidgabe	Urbason sol. forte 1000 1 Amp. = 1000 mg i.v.	
Metabolische Azidose	$NaHCO_3$ 8,4%ig maximal 125–250 ml infundieren	
Herzstillstand oder Kammerflimmern	Extrathorakale Herzmassage	Siehe auch Kap. Reanimation S. 1
Sofortige Klinikeinweisung mit Begleitzettel über die bisher durchgeführten Maßnahmen		

Tabelle 6. Therapie in der Klinik

Maßnahme	Verordnung	Bemerkungen
Spezifisches Azetylcholin-Antidot	Atropinum sulfuricum 1 Amp. = 0,0005 g (0,5 mg) oder 0,001 g (1,0 mg) oder 0,002 g (2,0 mg) Anfangsdosis für Erwachsene 2–5 mg für Kinder je nach Alter 0,5 mg Wiederholung der i.v.-Injektion nach 3–10 min	Dosierung abhängig von der muskarinartigen Wirkung (Salivation, Bradykardie, Miosis) Vielfaches Überschreiten der Maximaldosis: 50–100 mg und mehr innerhalb von 24–48 Std
Reaktivierung der Cholinesterase	5 min. nach der 1. Atropin-Gabe: Toxogonin Merck 1 Amp. = 250 mg Anfangsdosis bei Erwachsenen 1 Amp. langsam i.v. oder i.m., bei Kindern 4–5 mg/kg KG langsam i.v. 1–2malige Wiederholung nach 15–30 min	Reaktivierbarkeit der Cholinesterase nur in den ersten 12 Std möglich Nebenwirkungen des Toxogonin: Hitze- und Spannungsgefühl im Gesicht, Kälteempfindung im Nasen-Rachenbereich bei Einatmung
Ersatz der verminderten Serumcholinesterase	Serumcholinesterase (Behring) 1–2 Amp. langsam i.v., bei Bedarf steigern auf 3–4 Amp.tgl.	
Primäre Detoxikation (Verhinderung der Resorption)		
Bei Verdacht auf Giftaufnahme durch die Haut	Entfernung der benetzten Kleidung, gründliche Reinigung der Haut mit Wasser und Seife	Gummihandschuhe benutzen
Bei Verdacht auf orale Giftaufnahme	Magenentleerung, Magenspülung mit insgesamt 20 l lauwarmem Wasser oder physiologischer Kochsalzlösung in kleinen Einzelportionen von etwa 250 ml, alle 2 Std wiederholen bis zu 8 Spülungen 2–3 Eßlöffel Medizinal-Kohle auf 1/2 l Wasser einfüllen Gabe von Natriumsulfat, 20–30 g in Wasser gelöst	**Cave:** Rizinus oder Milch da die Resorption des Giftes beschleunigt wird Asservate (Erbrochenes und Magenspülflüssigkeit) aufbewahren zur späteren Untersuchung

Fortsetzung ▶

Tabelle 6 (Fortsetzung). Therapie in der Klinik

Maßnahme	Verordnung	Bemerkungen
Sekundäre Detoxikation (Giftelimination):		
	Hämodialyse	Wirksamkeit bei Vergiftung mit Systox und Metasystox, kein Effekt bei Nitrostigmin E 605
	Hämoperfusion	Wirksam bei Vergiftung mit Nitrostigmin E 605
Bei drohendem oder eingetretenem Atemstillstand	Atemwege freimachen und freihalten Unter Umständen Gebiß entfernen, Sekret- oder Ödemflüssigkeit absaugen Sauerstoffzufuhr über O_2-Nasensonde 2–4–6 l/min. evtl.	Gummihandschuhe benutzen!
	Endotracheale Intubation, kontrollierte oder assistierte Beatmung	**Beachte:** Zur Relaxierung keine Curare-ähnlichen Präparate, da Inaktivierung durch verminderte Cholinesterase nicht möglich
Bei eingetretenem Lungenödem	Kontrollierte PEEP-Beatmung	
Bei Herzstillstand	Extrathorakale Herzmassage	S. Kapitel Reanimation, S. 1
Bei Schock	Macrodex 6%ig 500 ml Normofundin 500 ml und Dopamin 1 Amp. = 50 mg in 4 Std 100 mg in 500 ml NaCl 0,9%ig oder Glukose in 6–9 Std infundieren	Siehe Kapitel Schock, S. 10
Kortikoidgabe	Urbason sol. forte 1000 1 Amp. = 1000 mg i.v.	
Metabolische Azidose	$NaHCO_3$ 8,4%ig 125–250 ml	Nach der Formel: BE × kg KG × 0.3 = zu infundierende Menge $NaHCO_3$ in mval

Fortsetzung ▶

Tabelle 6 (Fortsetzung). Therapie in der Klinik

Maßnahme	Verordnung	Bemerkungen
Bekämpfung der Augenschmerzen (Ziliarspasmen)	Mischung von 1%igem Homatropin und 3‰iger Cocain-Lösung, davon 1 oder 2 Tropfen in jeden Bindehautsack einträufeln	Bei Bedarf wiederholen
Bei Krampfneigung oder allgemeiner Bewegungsunruhe	Valium, 1–2 Amp. = 10–20 mg i.v.	Unter Umständen wiederholen **Cave:** Opiate und langwirkende Barbiturate
Infektionsprophylaxe	Mezlocillin (Baypen) 3×2 g i.v.tgl.	
Bei Elektrolytstörungen	Elektrolytersatz als Infusion z. B. Vollelektrolytlösung	Siehe Kap. Wasser- und Elektrolythaushalt S. 21

9.7 Akute gewerbliche Vergiftungen

Durch den mannigfaltigen Umgang mit chemischen Substanzen im Berufsleben kommt es nicht selten zu unbeabsichtigten akzidentellen Intoxikationen, die teils durch Unachtsamtkeit, teils durch Defekte an Fabrikationsanlagen entstehen. Naturgemäß handelt es sich dabei in erster Linie um die Aufnahme der Gifte über die Lunge bzw. über die Haut. Die perorale Einverleibung wie z. B. beim Ansaugen einer Benzinleitung ist selten. Darüber hinaus kommen diese Vergiftungen auch in suizidaler Absicht vor, besonders bei Säuren und Laugen.

Im Rahmen der Notfallfibel wurde eine Auswahl der am häufigsten vorkommenden gewerblichen Vergiftungen getroffen:

1. Schwermetallvergiftungen
2. Säurevergiftungen
3. Laugenvergiftungen
4. Vergiftungen durch Reizgase
5. Vergiftungen durch organische Lösungsmittel

Literatur

1. Ehrlicher H (1972) Soforttherapie bei gewerblichen Unfällen durch chemische Arbeitsstoffe. Ärztl Prax 24
2. Fruhmann W, Jahn B (1974) Vorkommen und Behandlung des Lungenödems nach Inhalation von Reizgasen. Med Klin 69
3. Henschler D (1963) Vergiftungen durch Kohlenoxyd, Blausäure und Reizgase. Therapiewoche 13
4. Kuschinsky G, Lüllmann H (1978) Kurzes Lehrbuch der Pharmakologie und Toxikologie, 8. Aufl. Thieme, Stuttgart
5. Ludewig R, Lohs KH (1977) Akute Vergiftungen (Ratgeber für toxikologische Notfälle). Marseille, München
6. Moeschlin S (1980) Klinik und Therapie der Vergiftungen, 6. Aufl. Thieme, Stuttgart
7. Tilling W, Knick W (1960) Pharmakodynamische Corticosteroidtherapie des akuten toxischen Lungenödems. Med Klin 35
8. Wegner N (1977) Antidote bei akuten Vergiftungen. Fortschr Med 40
9. Wirth W, Hecht G, Gloxhuber CH (1971) Toxikologie-Fibel, 2. Aufl. Thieme, Stuttgart

Schwermetallvergiftungen

Als akute gewerbliche Intoxikationen kommen außer versehentlicher peroraler Aufnahme vorwiegend Metallstäube und -dämpfe infrage. Lediglich das Bleitetraäthyl, das dem Motorenbenzin als

Antiklopfmittel zugesetzt wird, kann in nennenswertem Ausmaß auch über die intakte Haut resorbiert werden.

Eigentümlich ist den Metallen die Neigung, gespeichert zu werden, so daß sie noch Monate nach dem Ende der Zufuhr in den Kreislauf gelangen. So werden Quecksilber und Wismut besonders in den Nieren, Arsen in der Leber und Blei in den Knochen angereichert.

Vorkommen und Verwendung einiger Schwermetalle:

Arsen

Arsen-Wasserstoff: Verunreinigung von Wasserstoff, Acethylen und Calciumcarbid. Arsen-Wasserstoff ist 10- bis 20mal giftiger als Kohlenmonoxyd.

Arsenik (Arsentrioxyd, Anhydrid der arsenigen Säure): Verwendung zur Schädlingsbekämpfung, Ausgangsstoff für Mineralfarben (Pariser Grün, Schweinfurter Grün usw.), Verwendung in der Glasindustrie, Konservierungsmittel. Letaldosis je nach Gewöhnung und Resorptionsbedingungen 0,06 g bis 0,3 g.

Arsenite (Salze der arsenigen Säuren): Herstellung von Insektiziden, Unkrautbekämpfungsmitteln und Konservierungsmitteln sowie Mineralfarben.

Arsenate (Salze der Arsensäure): Industriell gebrauchtes Oxydationsmittel, Ausgangsprodukte für pharmazeutische Verbindungen, Schädlingsbekämpfungsmittel, insbesondere Fungizide, Beize für Druckfarben.

Arsensulfide: Technisch bedeutsam Arsenmonosulfid, Verwendung zur Enthaarung in Gerbereien.

Arsentrichlorid: Verwendung in der pharmazeutischen Industrie, zur Herstellung chemischer Kampfstoffe sowie in der Keramik.

Chemische Kampfstoffe: Insbesondere Lewisit, das dem Lost wirkungsähnlich ist.

Blei

Metallisches Blei: Wasserrohre, Verwendung in Druckereien, Bleimennige.

Bleiarsenat: Schädlingsbekämpfung im Obst- und Weinbau.

Bleichromate: Verwendung in der Farbindustrie (Chromgelb oder Chromrot).

Bleiazetat: Adstringens, Desinfizienz.

Bleistearate, -oleate, -naphthenate, -resinate: Zur Konsistenzerhö-

hung von Schmierfetten und -ölen, als Stabilisatoren in der Kunststoffabrikation usw.
Bleitetraäthyl: Zusatz als Antiklopfmittel zum Motorenbenzin.

Gold
Goldchlorid: Verwendung als analytisches Reagens, in der Photographie und Galvanoplastik.
Chlorgoldsäure: Verwendung als Ätzmittel.
Goldamalgam (10% Gold und 90% Quecksilber): Verwendung zur Feuervergoldung
Kolloidales Gold bzw. Goldsalze: Verwendung in der Medizin zur Behandlung der P. c. P. z. B. Auro-Detoxin, Sanocrysin, Solganal-B.

Kadmium
Kadmium, Kadmiumoxyd: Herstellung von Legierungen bzw. Metallüberzügen.
Kadmiumsulfid: Kadmiumgelb, Zusatz zu Leuchtfarben, Verwendung in der Porzellanmalerei.
Weitere Kadmiumsalze: Verwendung in der galvanischen Industrie, Keramik-, Farben- und Porzellanindustrie, in Silberputzmitteln und als Reagentien.

Quecksilber
Metallisches Quecksilber: Das einzige bei Zimmertemperatur flüssige Metall, Siedepunkt bei 357°. Aufgrund des hohen Dampfdrukkes werden jedoch schon bei Zimmertemperaturen Dämpfe frei. Verwendung zur Herstellung von Quecksilberdampflampen, Thermometer, Barometer usw.
Quecksilber-I-chlorid: Verwendung als Fungizid, in der Porzellanmalerei und Pyrotechnik („Bengalisches Feuer"!)
Quecksilber-II-chlorid (Merkurichlorid, Sublimat): Verwendung als Desinfizienz, zur Holzkonservierung, Tintenfabrikation, Ätzen und Brünieren von Stahl, Konservierung anatomischer Präparate, Negativverstärker in der Photographie, Fungizid und Saatbeizmittel. Letaldosis per os 0,2–1,0 g.
Quecksilberarsenat: Verwendung in Farben für Schiffsanstriche.
Organische Quecksilberverbindungen: Saatbeiz- und Schädlingsbekämpfungsmittel, z. B. in Ceresan, Abavit, Albertan, Fusariol. Desinfizientien: Merfen, Mercurochrom, Mercurasept u. a.

Thallium
Verwendung in der Zündholzfabrikation, zur Herstellung von künstlichen Edelsteinen und Spezialgläsern, für Leuchtstoffe, zur Ratten- und Mäusevertilgung, zur Holz-, Leder- und Textilimprägnierung, zur Saatgutbeize, in Feuerwerkskörpern, als Enthaarungsmittel usw. Entstehung thalliumhaltiger Stäube bei der Produktion von sogenanntem Hütten- bzw. Hochofenzement.

Wismut
Verwendung als Adstringentien, Chemotherapeutika und Kosmetika.

Pathophysiologie

Gemeinsam ist den Schwermetallen die Komplexbildung mit Proteinen, insbesondere die Reaktion mit den Sulfhydrylgruppen. Dadurch kommt es schon in niedrigen Konzentrationen zur Hemmung von Enzymen. Nach Resorption tritt häufig eine Kapillarschädigung ein, die sich besonders im Magen-Darm-Kanal mit Koliken und Durchfällen bemerkbar macht.

Durch Anreicherung bzw. Ausscheidung kommt es zu Konzentrationen der Metalle in Leber und Nieren, die diese Organe schädigen. Durch Blei wird die Porphyrinsynthese aus Delta-Aminolaevulinsäure gehemmt, was zu einer vermehrten Ausscheidung dieser Substanz im Urin führt. Anorganische Bleiverbindungen führen zur Kontraktion glatter Muskelfasern, wodurch es zu Spasmen von Kapillaren, Arteriolen und Darmmuskulatur kommt. Bleitetraäthyl als organische Bleiverbindung reichert sich wegen seiner guten Lipoidlöslichkeit im ZNS an und wird dort zu anorganischen Bleiverbindungen abgebaut.

Tabelle 1. Klinische Symptomatik

Arsen	Lokale Reizerscheinungen, Gastroenteritis, Hämolyse, Hämoglobinurie, Oligurie, Anurie, Urämie. Nach größeren Dosen: zerebrale Krämpfe, Bewußtlosigkeit, Vasomotoren- und Atemlähmung. Nach Inhalation: (z. B. als Kampfstoff) toxisches Lungenödem
Blei	Bei anorganischen Bleiverbindungen: Salivation, Metallgeschmack, Bleisaum (nach chronischer Vergiftung) Übelkeit, Erbrechen, Leibschmerzen, Koliken Spastische Obstipation Tachykardie, Kreislaufkollaps Toxische Schäden der Leber, der Nieren, des ZNS Anämie mit toxischer basophiler Tüpfelung der Erythrozyten Bei organischen Bleiverbindungen (Bleitetraäthyl): Vorwiegend zentral-nervöse Erscheinungen wie Kopfschmerzen, Erregungszustände, epileptiforme Krämpfe, Verwirrtheit und Koma, ferner auch Temperatur- und Blutdrucksenkung, Übelkeit, Erbrechen und Darmkoliken
Gold	Allergische Reaktionen von Haut und Schleimhaut (exfoliative Dermatitis, Stomatitis, Enteritis) Hämorrhagische Diathese infolge Kapillarschädigung Bronchitis („Gold-Influenza") Nieren- und Leberschäden Allergische Reaktionen mit Thrombozytopenie, weniger mit aplastischer Anämie
Kadmium	Metallgeschmack Reizerscheinungen der Atemwege, bei starker Einwirkung ggf. noch nach Tagen toxisches Lungenödem. Kopfschmerzen, Schwindel, Erbrechen Leber- und Nierenschäden
Quecksilber	Salivation, Metallgeschmack. Übelkeit, Erbrechen, Leibschmerzen, blutige Durchfälle Tachykardie, Blutdrucksenkung Proteinurie, Oligurie bis Anurie Pneumonie Zentralnervöse Erscheinungen wie Erregungszustände, Tremor, Ataxie, Sprach-, Schluck-, Seh- und Hörstörungen vorwiegend bei organischen Quecksilberverbindungen. Bei chronischer Einwirkung: Ausbildung eines dunklen Saumes am Zahnfleischrand (Stomatitis mercurialis) durch Quecksilbersulfid
Thallium	Übelkeit, Erbrechen, Leibschmerzen, spastische Obstipation Etwa 2- bis 4tägiges, symptomarmes Intervall, dann langsame Entwicklung eines typischen Vergiftungsbildes mit neuralgiformen Schmerzen, Schlaflosigkeit, Sehstörungen, büschelweisem Haarausfall, Störungen der Schweißsekretion und des Nagelwachstums, Polyneuritis, Tachykardie, Blutdrucksteigerung, Albuminurie, Leberschäden, Muskellähmung, epileptiforme Krämpfe und psychische Veränderungen
Wismut	Ähnlich wie bei Quecksilber

Tabelle 2. Diagnostische Maßnahmen

	sofort	Überwachung
Anamnese bzw. Fremdanamnese	+	
Puls	+	monitoring
Atmung	+	kontinuierlich
Bewußtsein	+	kontinuierlich
Körpertemperatur	+	2× tgl.
Blutdruck	+	stündlich
Blutgasanalyse	+	zunächst 3× tgl. weiter nach Bedarf
Blutzucker	+	
Na, K, Ca, Cl	+	
Blutbild	+	
SGOT, SGPT, y-GT, AP, dir. und indir. Bilirubin, Quick, PTZ, Thrombozyten, LDH und Ery.-Resistenz		nach klinischem Verlauf
Urinstatus		
Deltaaminolaevulinsäure im Urin	+	
Porphyrine im Urin	+	
Metallnachweis (Serum, Urin, Faeces, Mageninhalt)	+	
EKG	+	tgl.
Rö-Thorax	+	tgl.

Tabelle 3. Therapie in der Praxis bzw. am Unfallort

Maßnahme	Verordnung	Bemerkungen
Entfernung aus der vergifteten Umgebung		
Bei Hautkontamination	Entfernung benetzter Kleidung und gründliche Säuberung der betroffenen Haut mit Petroleum oder Waschbenzin. Nachwaschen mit Wasser und Seife	Wichtig bei Bleitetraäthyl **Cave:** Selbstintoxikation Gummihandschuhe benutzen
Bei Atemstörung	Freihalten der Atemwege. Bei Bewußtseinsstörung stabile Seitenlagerung. Bei Atemlähmung Mund-zu-Mund- bzw. Mund-zu-Nase-Beatmung, ggf. Intubation und Beatmung	
Bei Schock	Normofundin 500 ml i.v. Urbason sol. forte 1000 1 Amp. = 1 g i.v.	S. Kap. Schock S. 10
Bei Lungenödem	Urbason sol. forte 1000 1 Amp. = 1 g i.v. Absaugen, ggf. Intubation und Beatmung	S. Kap. Lungenödem S. 84
Bei Herzinsuffizienz	β-Methyl-Digoxin (Lanitop) 1 Amp. = 0,2 mg i.v.	
Bei bradykarden Rhythmusstörungen	Atropin, 1 Amp. = 0,5 mg i.v.	S. Kap. Rhythmusstörungen S. 60
Bei tachykarden Rhythmusstörungen	Xylocain 2%ig, 1 Amp. = 100 mg i.v.	
Bei Hypertonie	Reserpin (Serpasil) 1 Amp. = 1 mg i.m. oder zur raschen Blutdrucksenkung Catapresan 1 Amp. = 0,15 mg i.v.	Bei Blutdruck systolisch über 200 mm Hg
Bei Hypotonie	Akrinor, 1 Amp. = 2 ml i.v.	Zuvor Schockbehandlung
Bei zerebralen Krämpfen	Valium, 1 Amp. = 10 mg langsam i.v.	Wiederholung nach Bedarf
Bei Schmerzen	Buscopan, 1 Amp. = 20 mg i.v. oder Fortral, 1 Amp. = 30 mg i.m.	
Transport in die Klinik unter Beobachtung der Vitalfunktionen		

Wichtig: Nach Möglichkeit Mitbringen der schädigenden Substanz bzw. von Behältnissen, in denen sie aufgehoben war

Tabelle 4. Therapie in der Klinik

Allgemeine Therapie und Entgiftung

Maßnahme	Verordnung	Bemerkungen
Bei Hautkontamination und perkutaner Aufnahme	Entfernung benetzter Kleidung und gründliche Säuberung der betroffenen Haut mit Petroleum oder Waschbenzin. Nachwaschen mit Wasser und Seife	Wichtig bei Bleitetraäthyl **Cave:** Selbstintoxikation Gummihandschuhe benutzen
Bei peroraler Aufnahme	Ausgiebige Magenspülung Forcierte Diarrhoe: 100–200 ml Natrium sulfuricum in den Magenschlauch und Aktivkohle (5–6 aufgelöste Kohlekompretten) Forcierte Diurese: Normofundin und NaCl 0,9%ig 500 ml/Std	 Unter Kontrolle von Ausscheidung und Elektrolyten
Bei pulmonaler Aufnahme	Forcierte Diurese: s. oben, evtl. Hämodialyse	
Bei Atemstörung	Freihalten der Atemwege. Bei Bewußtseinsstörung ohne Schutzreflexe und bei Atemlähmung Intubation und Beatmung	
Bei Schock	Macrodex 6%ig, 500 ml i.v. Urbason solubile forte 1000 1 Amp. = 1 g i.v.	Siehe Kap. Schock, S. 10
Bei Azidose	Natriumbikarbonat 8,4%ig (1 ml = 1 mval) BE × kg KG × 0,3 = ml Lösung	Siehe Kap. Säure-Basen-Haushalt, S. 45
Bei Lungenödem	Urbason solubile forte 1000 1 Amp. = 1 g i.v. evtl. Beatmung mit PEEP	1–3 g täglich über 10 Tage Siehe Kap. Lungenödem, S. 84 und Kap. Reizgase, S. 388
Bei Herzinsuffizienz	β-Methyl-Digoxin (Lanitop) 1 Amp. = 0,2 mg i.v.	
Bei bradykarden Rhythmusstörungen	Atropin, 1 Amp. = 0,5 mg i.v.	Siehe Kap. Rhythmusstörungen, S. 60

Fortsetzung ▶

Tabelle 4 (Fortsetzung). Therapie in der Klinik

Allgemeine Therapie und Entgiftung		
Substanz	Verordnung	Bemerkungen
Bei tachykarden Rhythmusstörungen	Xylocain 2%ig, 1 Amp. = 100 mg i.v.	
Bei Hypertonie	Reserpin (Serpasil) 1 Amp. = 1 mg i.m. oder zur raschen Blutdrucksenkung Catapresan, 1 Amp. = 0,15 mg i.v.	Bei Blutdruck systolisch über 200 mm Hg
Bei Hypotonie	Akrinor, 1 Amp. = 2 ml i.v.	Zuvor Schockbehandlung
Bei zerebralen Krämpfen	Valium, 1 Amp. = 10 mg i.v.	Wiederholung nach Bedarf
Bei Schmerzen	Fortral, 1 Amp. = 30 mg i.m. oder i.v.	
Infektionsprophylaxe	Mezlocillin (Baypen) 3×2 g i.v.	
Spezielle Therapie: Antidote		
Blei	Sulfactin Homburg (Dimercaprol = BAL: British Anti-Lewisit), 1 Amp. = 100 mg Inital 5 mg/kg KG tief i.m., danach halbe Dosis in 4stdl. Abstand, ab 2. Tag in größeren Intervallen je nach Bedarf oder	Bildung stabiler Metall/Dimercaprol-Komplexe, die keine Giftwirkung mehr besitzen und vermehrt ausgeschieden werden.
	Calciumedetat-Heyl (Ca-Na_2-EDTA), 1 Amp. = 400 mg, max. 20 mg/kg KG 3 Tage als Infusion in Glukose 5%ig, danach 3 Tage Pause. Falls erforderlich mehrmalige Wiederholung	Wirkt als Ionenaustauscher **Beachte:** Bei vorbestehendem Nierenschaden Reduzierung der Dosis. Bei Proteinurie Abbrechen der Behandlung
	Falls kein Ca-Na_2-EDTA verfügbar, besonders in leichteren Fällen, Natriumcitrat verwenden: Natriumcitrat, 4–5 g oral tgl. mit etwas Sirup für 1–2 Monate	Bildung eines löslichen Bleikomplexes. Verzögerte Freigabe von Blei aus den Knochen
Gold	Sulfactin Homburg oder Calciumedetat-Heyl Dosierung s. Blei	

Fortsetzung ▶

Tabelle 4 (Fortsetzung). Therapie in der Klinik

Spezielle Therapie: Antidote

Substanz	Verordnung	Bemerkungen
Kadmium	Ditripentat-Heyl (Ca-Na_3-DTPA), 1 Amp. = 1 g in 250 ml NaCl 0,9%ig. Nach 6 Std Wiederholung, dann für 1 Woche 2× tgl. Nach Unterbrechung von 1 Woche evtl. Wiederholung	Ca-Na_3-DTPA ist bei Kadmium wirksamer als Ca-Na_2-EDTA Bei Proteinurie sofort Unterbrechung Dimercaprol (BAL) ist wegen Bildung nephrotoxischer Komplexbildung kontraindiziert
Quecksilber Arsen	Sulfactin Homburg Dosierung s. Blei	
Thallium	Antidotum thallii-Heyl (Berliner Blau), 1 Kps. = 500 mg Initial 6 Kps. (so lange Thallium noch im oberen Magen-Darm-Trakt), sonst diese Dosis über den Tag verteilen	Übliche Komplexbildner sind nicht wirksam In schweren Fällen innerhalb der ersten 24 Std Hämodialyse

Säurevergiftungen

Säuren, anorganische (Salzsäure, Schwefelsäure, schweflige Säure, Salpetersäure, salpetrige Säure, Phosphatsäure u. a.) und organische (Ameisensäure, Essigsäure, Zitronensäure, Oxalsäure, Weinsäure, Bernsteinsäure u. a.) wirken in erster Linie lokal ätzend. Die Stärke der Schädigung hängt vom Dissoziationsgrad und von der Konzentration ab.

Es kommt durch Eiweißfällung zu Koagulationsnekrosen, die als geschlossener Ätzschorf dem weiteren Eindringen im Gegensatz zur Laugenintoxikation hinderlich im Wege stehen. Konzentrierte anorganische Säuren können dennoch zu Perforationen führen. Ferner kann ein reflektorischer Kardiospasmus eintreten, der die Arrosion von Gefäßen mit nachfolgenden Blutungen im Ösophagus fördert.

Eine pH-Erniedrigung des Blutes tritt wegen dessen großer Pufferungskapazität erst relativ spät ein.

Von konzentrierten anorganischen Säuren können bereits wenige ml tödlich sein.

Tabelle 1. Klinische Symptomatik

Bei Aufnahme per os	Weißlicher Ätzschorf bei Salzsäure, gelblicher Ätzschorf bei Salpetersäure, schwärzlicher Ätzschorf bei Schwefelsäure Heftige Schmerzen in Mund und Rachen, hinter dem Brustbein und im Abdomen Schluckstörung Erbrechen, Durchfall, akutes Abdomen, Zeichen der Mediastinitis Blutdruckabfall, Tachykardie, Schock, reflektorischer Herzstillstand Azidose mit typischer Azidoseatmung (Bei Überschreiten der Pufferkapazität des Blutes) Hämolyse, Nierenschäden
Bei Hautkontamination	Schmerzen und Reizung der betroffenen Stellen
Bei Spritzern in die Augen	Schmerzen, Rötung, Tränenfluß, Schwellung
Bei Einatmung konzentrierter anorganischer Säuredämpfe	Toxisches Lungenödem
Bei Oxalsäure zusätzlich	Häufig tetaniformes Bild, Herzversagen (Asystolie), hämorrhagische Diathese (durch Bindung des Serumkalziums)

Tabelle 2. Diagnostische Maßnahmen

	sofort	Überwachung
Anamnese bzw. Fremdanamnese	+	
Inspektion der oberen Atemwege und des gesamten Integuments	+	
Puls	+	monitoring
Blutbild	+	+
Blutgasanalyse	+	3× tgl., bei Bedarf öfter
Blutzucker	+	
Na, K, Ca, Cl	+	+
Blutgerinnung, Bilirubin, direkt und indirekt, SGOT, SGPT, LDH, Harnstoff-N, Kreatinin	+	+
Urinstatus	+	
EKG	+	tgl.
Rö.-Thorax Rö.-Abdomen	+ +	Nach klinischem Verlauf wiederholen
Grobe Unterscheidung zwischen Säuren und Laugen mit pH-bzw. Lakmuspapier		

Tabelle 3. Therapie in der Praxis bzw. am Unfallort

Maßnahme	Verordnung	Bemerkungen
Bei Aufnahme per os	Reichl. Wasser oder Milch zu trinken geben. Nach Möglichkeit pro Wasserglas 2 Beutel Gelusil-Lac oder anderes Antazidum	Sofort Verdünnung anstreben, nicht Neutralisation Magenspülung nur *unmittelbar* nach der Aufnahme, später wegen Perforationsgefahr kontraindiziert Kein Erbrechen auslösen, um nochmalige Schädigung des Ösophagus zu verhindern. Keine Karbonate wegen CO_2-Bildung und damit verbundener erhöhter Perforationsgefahr des Magens
Bei Spritzern ins Auge	10 min bei gut geöffnetem Lidspalt unter fließendem Wasser spülen	Augenarzt hinzuziehen
Bei Hautverätzung	Gründlich unter fließendem Wasser abspülen	Bei Hautdefekten Tetanusprophylaxe
Bei Glottisödem	Urbason sol. forte 1 Amp. = 250 mg i.v. Notfalls Nottracheo- bzw. Koniotomie	
Bei Lungenödem	Urbason sol. forte 1000 1 Amp. = 1 g i.v. evtl. Intubation	Bei Inhalation konzentrierter anorganischer Säuredämpfe
Bei Schock	Macrodex 6%ig oder Normofundin, 500 ml	S. Kap. Schock S. 10
Bei Azidose	Natriumbikarbonat 8,4%ig (1 ml = 1 mval), 100 ml	Nur bei gesicherter Aufnahme großer Mengen
Bei Schmerzen	Fortral, 1 Amp. = 30 mg i.m.	

Transport in die Klinik unter Beobachtung der Vitalfunktionen

Wichtig: Nach Möglichkeit Mitbringen der schädigenden Substanz bzw. von Behältnissen, in denen sie aufgehoben war, insbesondere wenn nicht klar ist, ob es sich um eine Säure oder Lauge handelt

Tabelle 4. Therapie in der Klinik

Maßnahme	Verordnung	Bemerkungen
Bei Aufnahme per os	Reichlich Wasser oder Milch zu trinken geben. Nach Möglichkeit pro Wasserglas 2 Beutel Gelusil-Lac oder anderes Antazidum	Sofortige Verdünnung anstreben, nicht Neutralisation Magenspülung wegen Perforationsgefahr in der Klinik kontraindiziert
	Forcierte Diurese	Bei Acetylsäure und deren Abkömmlingen, Oxalsäure, Blausäure und Essigsäure sind Hämo(HD)- und Peritonealdialyse (PD) gut wirksam. HD 4–6× effektiver als PD
Bei Spritzern ins Auge	10 min bei gut geöffentem Lidspalt unter fließendem Wasser spülen	Augenarzt hinzuziehen
Bei Hautverätzung	Gründlich unter fließendem Wasser abspülen	Bei Hautdefekten Tetanusprophylaxe
Bei Glottisödem	Urbason sol. forte 1 Amp. = 250 mg i.v. notfalls Nottracheo- bzw. Koniotomie	
Bei Lungenödem	Urbason solubile forte 1000 1 Amp. = 1 g i.v. Absaugen, ggf. Intubation und Beatmung	Siehe Kap. Lungenödem, S. 84 und Kap. Reizgase, S. 388
Bei Schock	Macrodex 6%ig, 500 ml i.v.	Siehe Kap. Schock, S. 10
Bei Azidose	Natriumbikarbonat 8,4%ig (1 ml = 1 mval) BE × kg KG × 0,3 = ml Lösung oder	Bei großen Mengen auf Serum-Natrium-Spiegel achten
	Tris Puffer (THAM-3-molar) BE × kg KG × 0,1 = ml Lösung	Max. 1,2 ml/kg KG in 24 Std Nur als Zusatzlösung zu einer Basislösung verwenden

Fortsetzung ▶

Tabelle 4 (Fortsetzung). Therapie in der Klinik

Maßnahme	Verordnung	Bemerkungen
Bei Schmerzen	Dolantin spezial 1 Amp. = 100 mg i.v. oder Fortral, 1 Amp. = 30 mg i.v. oder Novocain-Lösung 0,5–1%ig oder Xylocain-Lösung 1–2%ig wiederholt in kleinen Schlucken trinken lassen	
Bei tetaniformen Krämpfen	Calcium Gluconicum 10%ig 1 Amp. = 10 ml langsam i.v.	Bei Bedarf mehrfach wiederholen Auftreten besonders bei Oxalsäure durch Bindung von Kalzium
Bei schweren Vergiftungen mit anorganischen Säuren	3–4× Blutaustausch tgl.	
Bei Hämolyse	Natriumbikarbonat 8,4%ig	Siehe Kap. Akutes Nierenversagen S. 233
Bei Niereninsuffizienz	Hämodialyse oder Peritonealdialyse	Vergiftungen mit organischen Säuren, die z. T. über die Nieren ausgeschieden werden, führen zu direkten Schädigungen an den Nieren oder sekundär durch Hämolyse, besonders nach Essig- und Oxalsäure
Infektionsprophylaxe	Mezlocillin (Baypen) 3×2 g/24 Std	
Ernährung	Anfangs parenteral, dann flüssige und breiige Kost	Wegen Druckschädigung möglichst kein Magenschlauch
Als Spätschäden kommt es häufig zu Ösophagusstrikturen, daher rechtzeitige Röntgenkontrollen des Ösophagus und Frühbougierung nach einigen Tagen		

Laugenvergiftungen

Laugen (z. B. Natronlauge, Kalilauge und Salmiaklösung) wirken ähnlich wie die Säuren lokal stark ätzend. Sie bilden mit Fetten und Eiweißen Seifen bzw. gallertige Alkalialbuminate. Diese Kolliquationsnekrose erscheint weißlich und ödematös gequollen. Es kommt zu keinem Ätzschorf wie bei den Säuren, die Schädigung schreitet vielmehr schnell in die Tiefe fort.

Tabelle 1. Klinische Symptomatik

Bei Aufnahme per os:	Schleimhäute weißlich glasig und ödematös Heftige Schmerzen in Mund, Rachen, hinter dem Brustbein und im Abdomen Schluckstörung Erbrechen schmieriger, schlüpfriger, durch Alkalihämatin rötlich-braun gefärbter Massen, bei Darmverätzung blutige Diarrhoe
Bei Inhalation:	Laryngospasmus Bronchopneumonie Toxisches Lungenödem Bewußtlosigkeit
Glottisödem	Atemnot bis Asphyxie
Bei Hautkontamination:	Schmerzen und Reizung der betroffenen Stellen
Bei Spritzern in die Augen:	Schmerzen, Schwellung, Rötung und Tränenfluß
Bei Perforation mit Mediastinitis oder Peritonitis:	Schock, akutes Abdomen
Durch Alkalose:	Tetaniforme Krämpfe

Tabelle 2. Diagnostische Maßnahme

	sofort	Überwachung
Anamnese bzw. Fremdanamnese	+	
Inspektion der oberen Atemwege und des gesamten Integuments	+	
Puls	+	monitoring
Blutbild	+	+
Blutgasanalyse	+	3× tgl., bei Bedarf öfter
Blutzucker	+	
Na, K, Ca, Cl	+	tgl.
Blutgerinnung, SGOT, SGPT, Bilirubin, Harnstoff-N, Kreatinin, Urinstatus	+	Nach klinischem Verlauf wiederholen
EKG	+	Nach klinischem Verlauf wiederholen
Rö.-Thorax	+	Nach klinischem Verlauf wiederholen
Rö.-Abdomen	+	Nach klinischem Verlauf wiederholen
Grobe Unterscheidung zwischen Säuren und Laugen mit pH- bzw. Lakmuspapier		

Tabelle 3. Therapie in der Praxis bzw. am Unfallort

Maßnahme	Verordnung	Bemerkungen
Bei Aufnahme per os	Sofort reichlich Wasser oder Milch zu trinken geben. In jedes Glas Wasser 2 Eßl. Speiseessig bzw. Zitronensaft geben.	Kein Erbrechen auslösen, um nochmalige Schädigung des Ösophagus zu verhindern. Magenspülung nur *unmittelbar* nach der Laugenaufnahme, später wegen Perforationsgefahr kontraindiziert
Bei Inhalation	Frischluftzufuhr und Kamillentee oder Essigwasserdämpfe inhalieren lassen	
Bei Spritzern in die Augen	10 min bei gut geöffnetem Lidspalt unter fließendem Wasser spülen	Augenarzt hinzuziehen
Bei Hautkontakt	Gründlich unter fließendem Wasser abspülen	Bei Hautdefekten Tetanusprophylaxe
Bei Glottisödem	Urbason sol. forte 1 Amp. = 250 mg i.v. Notfalls Nottracheo- bzw. Koniotomie	
Bei Lungenödem	Urbason sol. forte 1000 1 Amp. = 1 g i.v.	S. Kapitel Lungenödem S. 84
Bei Schock	Macrodex 6%ig, 500 ml i.v.	S. Kapitel Schock S. 10
Bei heftigen Schmerzen	Dolantin spezial 1 Amp. = 100 mg i.v. oder Fortral, 1 Amp. = 30 mg i.v. oder 0,5–1%ige Novocain- oder 1–2%ige Xylocainlösung wiederholt in kleinen Schlucken trinken lassen	
Bei starkem Hustenreiz	Dicodid 1 Amp. = 15 mg i.v.	

Transport in die Klinik unter Beobachtung der Vitalfunktionen

Wichtig: Nach Möglichkeit Mitbringen der schädigenden Substanz, bzw. von Behältnissen, in denen sie aufgehoben war, insbesondere wenn nicht klar ist, ob es sich um eine Säure oder Lauge handelt

Tabelle 4. Therapie in der Klinik

Maßnahme	Verordnung	Bemerkungen
Bei Aufnahme per os	Sofort reichlich Wasser oder Milch zu trinken geben. In jedes Glas Wasser 2 Eßl. Speiseessig bzw. Zitronensaft geben	Kein Erbrechen auslösen, um nochmalige Schädigung des Ösophagus zu verhindern. Magenspülung nur *unmittelbar* nach der Laugenaufnahme, später wegen Perforationsgefahr kontraindiziert
Bei Inhalation	Frischluftzufuhr und Kamillen- oder Essigwasserdämpfe inhalieren lassen	
Bei Spritzern in die Augen	10 min bei gut geöffnetem Lidspalt unter fließendem Wasser spülen	Augenarzt hinzuziehen
Bei Hautkontakt	Gründlich unter fließendem Wasser abspülen	Bei Hautdefekten Tetanusprophylaxe
Bei Glottisödem	Urbason sol. forte 1 Amp. = 250 mg i.v. notfalls Nottracheo- bzw. Koniotomie	
Bei Lungenödem	Urbason sol. forte 1000 1 Amp. = 1 g i.v. ggf. Intubation und Beatmung	S. Kapitel Lungenödem S. 84
Bei Schock	Macrodex 6%ig, 500 ml i.v.	S. Kapitel Schock S. 10
Bei heftigen Schmerzen	Dolantin spezial 1 Amp. = 100 mg i.v. oder Fortral, 1 Amp. = 30 mg i.v. oder 0,5–1%ige Novocain- oder 1–2%ige Xylocainlösung wiederholt in kleinen Schlucken trinken lassen	
Bei starkem Hustenreiz	Dicodid 1 Amp. = 15 mg i.v.	
Bei Alkalose	L-Arginin-Hydrochlorid 1 molar	BE × kg × KG × 0,3 = ml Lösung S. Kap. Säure-Basen-Haushalt S. 45

Fortsetzung ▶

Tabelle 4 (Fortsetzung). Therapie in der Klinik

Maßnahme	Verordnung	Bemerkungen
Infektionsprophylaxe	Mezlocillin (Baypen) 3×2 g i.v.	
Oesophagusstenoseprophylaxe	Sofort Solu-Decortin H 2 Amp. = 100 mg i.v./24 Std danach 3 Wochen täglich 50 mg i.v., i.m. oder oral, dann langsames Ausschleichen	Wegen Gefährdung der Nebennieren durch Schock kein ACTH
Ernährung	Anfangs parenteral, dann flüssige und breiige Kost	Wegen Druckschädigung kein Magenschlauch

Bemerkung: Besonders gefürchtet sind nach Laugenverätzungen Strikturen des Oesophagus, die häufig eine spätere Bougierung erforderlich machen. Eine an die Akutbehandlung anschließende Röntgenuntersuchung von Oesophagus und Magen kann über das Ausmaß der Schädigung informieren

Vergiftungen durch Reizgase

Zu den Reizgasen, die industriell in großem Umfang vorkommen, zählen im wesentlichen Ammoniak, Chlorgas, Dimethylsulfat, Kadmiumoxidrauch, Nitrosegase, Ozon, Phosgen (Karbonylchlorid), Salzsäure- und Schwefelsäurenebel, Schwefeldioxid, Zinkchloriddämpfe.

Vorkommen und Verwendung:

Ammoniakgas kommt gelegentlich in komprimierter Form (löslich) in Kühlaggregaten vor. Es bildet durch Wasseranlagerung Ammoniumhydrochlorid (Ammoniakwasser, Salmiakgeist, Ammoniaklauge). Verwendung in der Düngemittel-, Farbstoff- und Lösungsmittelindustrie.

Chlorgas ist ein vielverwendetes, durch intensive Oxydation wirksames Bleich-, Entwesungs- und Desinfektionsmittel (z. B. für Trink- und Abflußwässer, in Badeanstalten).

Dimethylsulfat ist eine farb- und geruchlose, wasserunlösliche, leichtdampfende Flüssigkeit, die als wichtigstes Methylierungsmittel in Labor und Industrie Verwendung findet. Letaldosis in Dampfform ca. 100 ccm über 10 min.

Kadmiumoxidrauch entsteht bei der Heißbearbeitung kadmiumhaltiger Legierungen oder Metallüberzüge bzw. bei der Bearbeitung kadmiumhaltiger Pigmente.

Nitrosegase kommen vorwiegend als Gemisch verschiedener Stickstoffoxide als gelbe, bräunliche bis rotbraune, stechend riechende Gase vor. Sie entstehen bei Kontakt von salpetriger Säure oder Salpetersäure mit Metallen (z. B. beim autogenen Schweißen und Metallbeizen) und organischen Substanzen wie in der Teerfarben-, Zelluloid-, Sprengstoff- und Superphosphatindustrie.
Ozon entsteht im elektrischen Lichtbogen und dient gelegentlich zur Keimfreimachung des Trinkwassers.
Phosgen ist ein wichtiges Vorprodukt in der chemischen und pharmazeutischen Industrie, entsteht beim Erhitzen chlorierter Kohlenwasserstoffe und wurde früher als Kampfstoff verwendet.
Salz- und Schwefelsäuregase kommen in Industrie, Pharmazie und Labor vor.
Schwefeldioxid (Anhydrid der schwefeligen Säuren) wird in komprimierter Form in Kühlanlagen und sonst vielfältig in der Gummi-, Zellulose- und Nahrungsmittelindustrie (Desinfektion, Konservierung, Entwesung) verwendet.
Zinkchlorid findet Verwendung in der Pergamentpapier- und Vulkanfiberherstellung.

Pathophysiologie

Gemeinsam ist den Reizgasen, daß sie zunächst lokale Reizerscheinungen und nach einem symptomarmen Intervall von Stunden bis zu wenigen Tagen ein toxisches Lungenödem hervorrufen können. Die Toxizität nimmt mit steigender Lipoidlöslichkeit zu.

Hydrophile Substanzen wie z. B. Chlorwasserstoff (HCl) und Ammoniak ätzen vorwiegend die oberen Luftwege, während lipophile Substanzen wie z. B. Phosgen und Nitrosegase das Alveolarepithel und die Lungenkapillaren schädigen.

Eine Mittelstellung nimmt das Chlorgas (Cl_2) ein.

Tabelle 1. Klinische Symptomatik

Reizerscheinungen an Augen, Nase, Rachen, Trachea
Bei hohen Konzentrationen Asphyxie durch Glottiskrampf oder -ödem möglich
Cave: Symptomarmes Intervall mit trügerischer Besserung, anschließend asthmoide, obstruktive Bronchitis, Hustenreiz, zunehmende Atemnot, Erstickungsgefühl, Zyanose, schaumiger Auswurf und Tachykardie als Zeichen der Ausbildung eines toxischen Lungenödems

Tabelle 2. Diagnostische Maßnahmen

	sofort	Überwachung
Anamnese bzw. Fremdanamnese	+	
Inspektion der oberen Luftwege	+	
Auskultation der Lunge	+	+
Atmung	+	+
Puls	+	monitoring
EKG	+	nach klinischem Verlauf
Blutdruck	+	+
Blutgasanalyse	+	mehrmals tgl.
Blutbild	+	+
Rö.-Thorax	+	Je nach Schwere der Intoxikation bis zu tgl. 2× (perihilär streifige und peripher knötchenförmige bis wolkig konfluierte Verschattungen)

Tabelle 3. Therapie in der Praxis bzw. am Unfallort

Maßnahme	Verordnung	Bemerkungen
Entfernung aus der vergifteten Umgebung		**Beachte:** Selbstschutz (Atemschutz, Schutzkleidung etc.)
Bei Glottiskrampf- oder -ödem	Urbason sol. forte 1 Amp. = 250 mg i.v.	Ggf. Nottracheo- bzw. Koniotomie
Bei Lungenödem	Urbason sol. forte 1000 1 Amp. = 1 g i.v. absaugen, ggf. intubieren und beatmen	
Bei Blutdruckabfall	500 ml Macrodex 6%ig oder 500 ml Normofundin Akrinor 1 Amp. = 2 ml i.v.	 Zuvor Volumenersatz
Bei Herzinsuffizienz	β-Methyl-Digoxin (Lanitop) 1 Amp. = 0,2 mg i.v.	

Transport in die Klinik unter Beobachtung der Vitalfunktionen (Freihalten der Atemwege und evtl. O_2-Gabe)

Wichtig: Nach Möglichkeit Mitbringen einer Probe der schädigenden Substanz, bzw. von Behältnissen, in denen sie aufgehoben war

Tabelle 4. Therapie in der Klinik

Maßnahme	Verordnung	Bemerkungen
Bei Atemstörung	Freihalten der Atemwege	
Bei Glottisödem	Urbason sol. forte 1 Amp. = 250 mg i.v.	Gegebenfalls Intubation oder Tracheotomie
Bei Lungenödem	Urbason sol. forte 1000 1 Amp. = 1 g O_2-Gabe über Nasensonde Evtl. Intubation und maschinelle Beatmung mit Sauerstoffanreicherung bis zu 50% und PEEP	Je nach Krankheitsverlauf 1–3 g Urbason sol. forte 1000 mehrmals täglich bis zu 10 Tagen S. Kap. Lungenödem S. 84 **Cave: Symptomarmes Intervall** von Std bis zu wenigen Tagen. Patient auch bei leichterer Intoxikation mindestens 48 Std in klin. Überwachung behalten
Bei Hustenreiz	Codeinum phosphoricum 1 Tabl. = 0,02 g, 3× 1–2 Tbl. tgl. oder Dicodid, 1 Amp. = 15 mg i.v.	
Bei Herzinsuffizienz	β-Methyl-Digoxin (Lanitop) 1 Amp. = 0,2 mg i.v.	
Bei Schock	Macrodex 6%ig, 500 ml i.v.	Siehe Kap. Schock S. 10
Bei Azidose	Natriumbikarbonat 8,4%ig (1 ml = 1 mval) BE × kg KG × 0,3 = ml Lösung	Siehe Kap. Säure-Basen-Haushalt S. 45
Infektionsprophylaxe	Mezlocillin (Baypen) 3 × 2 g i.v.	

Vergiftungen durch organische Lösungsmittel

Organische Lösungsmittel finden vielfältig zum Reinigen, Entfetten, Lösen sowie Verdünnen von Farbstoffen, Kunststoffen, Klebstoffen usw. Verwendung. Chemisch handelt es sich dabei um unterschiedliche Produkte wie Alkohole (z. B. Methanol, Äthanol), Äther, Azeton, aliphatische Kohlenwasserstoffe (z. B. Benzin), aromatische Kohlenwasserstoffe (z. B. Benzol), aromatische Amine

(z. B. Anilin) und andere. Außer im gewerblichen Bereich kommen Intoxikationen durch organische Lösungsmittel auch durch absichtliche Einatmung wegen der euphorisierenden Wirkung dieser Substanzen vor (sog. Schnüffler).

Die Aufnahme kann über den Magen-Darm-Kanal, über den Respirationstrakt und wegen guter Lipoidlöslichkeit auch über die Haut erfolgen. Es erfolgt eine Anreicherung in Fettgewebe, Knochenmark und ZNS. In höheren Konzentrationen kommt es zu zentralnervösen Erscheinungen bis hin zum Koma.

Um den Rahmen dieser Notfallfibel nicht zu sprengen, mußte eine Auswahl vorgenommen werden.

Die häufigsten infrage kommenden Substanzen sind:

Äther
Aldehyde
Anilin
Benzin
Benzol
Halothan
Methanol (Holzgeist)
Nitrobenzol
Tetrachlormethan (Tetrachlorkohlenstoff)
Trichloräthylen (Tri)
Trichlormethan (Chloroform)

Tabelle 1. Klinische Symptomatik

Äther	Alle Stadien der typischen Narkose von der Exzitation bis zum Koma mit Atemlähmung, Übelkeit, Erbrechen, Reizung des oberen Respirationstraktes.
Aldehyde	Verätzungen, Schwindel, Somnolenz, Krämpfe, Koma, evtl. Lungenödem
Anilin	Kopfschmerzen, Schwindel, Übelkeit, Erbrechen Blau-schwarze Zyanose (Bildung von Methämoglobin) Atemnot, Tachykardie Anämie, Hämaturie (Hämolyse) Krämpfe und Koma (Neurotoxizität)
Benzin	Kopfschmerzen, Schwindel, Trunkenheitssymptome Glottisödem, Reizung der oberen Luftwege, Bronchopneumonie Herzrhythmusstörungen Nieren-Pankreas-Leber-Schäden Krämpfe, Koma und zentrale Atemlähmung Narkotische Wirkungsstärke wie bei Äther, bei längerer Benzinnarkose Kapillarschädigung
Benzol	Kopfschmerzen, Schwindel, Benommenheit, Euphorie Übelkeit, Brechreiz Krämpfe, Koma Narkotische Wirkungsstärke wie bei Äther bzw. Benzin. Sehr gute Lipoidlöslichkeit, Affinität zum Knochenmark
Methanol (Holzgeist)	Kopfschmerzen, Schwindel Übelkeit, Erbrechen, kolikartige Leibschmerzen Sehstörungen bis Erblindung (Schädigung der Retina und des Nervus opticus) Azidoseatmung, Unruhe, Krämpfe Koma mit zentraler Atemlähmung Narkotische Wirkungsstärke schwächer als bei Äthanol Beim Abbau entstehen Formaldehyd und Ameisensäure
Nitrobenzol und andere aromatische Nitroverbindungen	Kopfschmerzen, Schwindel, Übelkeit, Erbrechen Dyspnoe, Tachykardie Zyanose (Bildung von Methämoglobin) Anämie, Subikterus (Hämolyse) Epileptiforme Krämpfe, Koma
Tetrachlormethan (Tetrachlorkohlenstoff) Trichlormethan (Chloroform) Trichloräthylen (Tri) Halothan und andere halogenisierte Kohlenwasserstoffe	Typische Zweiphasigkeit: zunächst narkotische Erscheinungen, nach 1–2 Tagen schwerer hepatorenaler Symptomenkomplex (subakute Leberdystrophie, toxische Nephrose)

Tabelle 2. Diagnostische Maßnahmen

	sofort	Überwachung
Anamnese bzw. Fremdanamnese	+	
Puls	+	monitoring
Bewußtsein	+	kontinuierlich
EKG	+	tgl.
Blutgasanalyse	+	3× tgl. bei Bedarf öfter
Blutzucker	+	nach klinischem Verlauf
Na, K, Ca	+	nach klinischem Verlauf
Blutbild	+	nach klinischem Verlauf
SGOT, SGPT, γ-GT, AP, dir. und indir. Bilirubin, Kreatinin, Harnstoff-N, LDH, Erythrozytenresistenz, Blutgerinnung	+	nach klinischem Verlauf
Urinstatus	+	nach klinischem Verlauf
Röntgen-Aufnahmen der Thoraxorgane und des Schädels in 2 Ebenen	+ +	nach klinischem Verlauf

Tabelle 3. Differentialdiagnose

Schlafmittelvergiftung
Alkoholvergiftung
Schädel-Hirntrauma
Delirium tremens
Zerebrales Koma (Apoplex, Meningitis, Enzephalitis)
Diabetisches Koma
Leberkoma
Urämisches Koma
Endokrines Koma
Herzinfarkt
Akute intermittierende Porphyrie

Tabelle 4. Therapie in der Praxis bzw. am Unfallort

Maßnahme	Verordnung	Bemerkungen
Entfernung aus der vergifteten Umgebung		**Beachte:** Selbstschutz
Bei Atemstörung	Freihalten der Atemwege. Bei Bewußtseinsstörung stabile Seitenlagerung. Bei Atemlähmung Mund-zu-Mund- bzw. Mund-zu-Nase-Beatmung, ggf. Intubation und Beatmung	
Bei Hautkontamination	Entfernung benetzter Kleidung und gründliche Säuberung der betroffenen Haut 10 min Spülung unter fließendem Wasser	
Bei Spritzern in die Augen	10 Min. Spülung unter fließendem Wasser	
Bei Sehstörungen	Abdeckung der Augen	Typisch bei Methanolvergiftungen
Bei Glottisödem	Urbason sol. forte 1 Amp. = 250 mg i.v. ggf. Nottracheo- bzw. Koniotomie	Auftreten nach Inhalation
Bei Herzinsuffizienz	β-Methyl-Digoxin (Lanitop) 1 Amp. = 0,2 mg i.v.	
Bei Herzrhythmusstörungen	Xylocain 2%ig 1 Amp. = 100 mg i.v.	
Bei Schock	Macrodex 6%ig oder Normofundin, 500 ml i.v. und Urbason solubile forte 1000 1 Amp. = 1 g i.v.	Siehe Kap. Schock, S. 10 Kein Adrenalin, Noradrenalin oder Dopamin (können die Flimmerbereitschaft des Herzens erhöhen)
Bei zerebralen Krämpfen	Valium, 1 Amp. = 10 mg langsam i.v. Wiederholung bei Bedarf	
Transport in die Klinik unter Beobachtung der Vitalfunktionen		
Wichtig: Nach Möglichkeit Mitbringen der schädigenden Substanz, bzw. von Behältnissen, in denen sie aufgehoben war		

Tabelle 5. Therapie in der Klinik

Allgemeine Therapie		
Maßnahme	Verordnung	Bemerkungen
Bei Atemstörungen	Freihalten der Atemwege. Bei Bewußtseinsstörung ohne Schutzreflexion Intubation, bei Atemlähmung Intubation und Beatmung	
Bei Hautkontamination	Entfernung benetzter Kleidung und gründliche Säuberung der betroffenen Haut 10 Min. Spülung unter fließendem Wasser	
Bei Spritzern in die Augen	10 Min. Spülung unter fließendem Wasser	
Bei Sehstörungen	Abdeckung der Augen	Typisch bei Methanolvergiftungen
Bei Glottisödem	Urbason sol. forte 1 Amp. = 250 mg i.v. ggf. Nottracheo- bzw. Koniotomie	Auftreten nach Inhalation
Bei Herzinsuffizienz	β-Methyl-Digoxin (Lanitop) 1 Amp. = 0,2 mg i.v.	
Bei Herzrhythmusstörungen	Xylocain 2%ig 1 Amp. = 100 mg i.v.	Siehe Kap. Rhythmusstörungen, S. 60
Bei Lungenödem	Urbason sol. forte 1000 1 Amp. = 1 g i.v.	Siehe Kap. Lungenödem, S. 84 und Kap. Reizgase, S. 388 Vorkommen besonders bei Aldehyden
Bei Schock	Macrodex 6%ig, Normofundin 500 ml i.v. und Urbason solubile forte 1000 1 Amp. = 1 g i.v.	Siehe Kap. Schock, S. 10 Kein Adrenalin, Noradrenalin oder Dopamin (können die Flimmerbereitschaft des Herzens erhöhen)
Bei Azidose	Natriumbikarbonat 8,4%ig (1 ml = 1 mval) BE × kg KG × 0,3 = ml Lösung	Siehe Kap. Säure-Basen-Haushalt, S. 45

Fortsetzung ▶

Tabelle 5 (Fortsetzung). Therapie in der Klinik

Maßnahme	Verordnung	Bemerkungen
Bei zerebralen Krämpfen	Valium, 1 Amp. = 10 mg langsam i.v. Wiederholung bei Bedarf	
Infektions-prophylaxe	Mezlocillin (Baypen) 3×2 g i.v.	
Spezielle Therapie		
Entgiftung	Paraffinum subliquidum per os (ca. 3 ml/kg KG), anschließend Natrium sulfuricum (1 Eßl. auf ¼ l Wasser)	Magenspülung wegen Aspirationsgefahr nur nach Intubation
Forcierte Diurese	Normofundin und NaCl 0,9%ig stündlich 500 ml	Unter Kontrolle von Ausscheidung und Elektrolyten
Bei schwerer Vergiftung	Hämoperfusion Hämodialyse Peritonealdialyse	Besonders bei halogenierten Kohlenwasserstoffen mit schwerem hepatorenalem Symptomenkomplex Siehe Kap. Akutes Nierenversagen, S. 233
Bei Methämoglobinbildung	Methylen blau 1%ig 10–20 ml langsam i.v. oder	Nach Bedarf wiederholen
	Thionin 0,2%ig (z. B. Katalysin) je 5–10 ml i.v. und i.m. oder	Beschleunigung der Rückbildung von Methämoglobin Erforderlichenfalls in ½-stündigem Abstand wiederholen
	Toloidin blau 4%ig (ca. 20 ml langsam i.v.)	Erforderlichenfalls Wiederholung nach 3–4 Std
	Zusätzlich als Adjuvans Vitamin C (z. B. Cedoxon) 1000 mg i.v.	Ggf. Wiederholung
Bei Methanolvergiftung	Äthanol (1 Wasserglas Korn, Whisky, Wodka oder ähnliches oral oder über Magensonde)	Äthanol konkurriert mit Methanol um die Alkoholdehydrogenase und verzögert so den Abbau von Methanol zu Formaldehyd und Ameisensäure Der Äthanolgehalt im Blut soll ca. 1‰ betragen

9.8 Pilzvergiftungen

Pilzvergiftungen lassen sich in typische Pilzsyndrome einteilen, deren wesentlichstes Symptom für die Diagnosestellung oft die Latenzzeit ist, also die Zeitspanne zwischen Pilzmahlzeit und dem Auftreten der ersten Symptome. Dabei sind Vergiftungen, die bis drei Stunden nach Pilzgenuß auftreten, in der Regel relativ ungefährlich, während Latenzzeiten ab fünf und mehr Stunden schwere und prognostisch sehr ernste Pilzvergiftungen anzeigen, die unbedingt sofortige Klinikeinweisung erfordern. Sehr wichtig ist die Erfassung und Mitbehandlung aller weiteren Teilnehmer an der Pilzmahlzeit.

Differentialdiagnostisch muß an die anderen Nahrungsmittelvergiftungen und an allergische Reaktionen auf Pilze sowie an die Pankreatitis gedacht werden.

Die Prognosen einiger Pilzsyndrome sind nach Moeschlin mit folgender Letalität belastet:

Muskarin-Syndrom mit	4%	
Pantherina-Syndrom mit	2%	beim Fliegenpilz
und	10%	beim Pantherpilz
Phalloides-Syndrom mit	30%	(100% bei Kindern und Graviden);

aber auch das gastrointestinale Pilzsyndrom und besonders die Lorchelvergiftung sowie das Orellana-Syndrom sind mit Todesfällen belastet.

Die therapeutischen Möglichkeiten bei dem am häufigsten auftretenden Phalloides-Syndrom sind: hochdosierte Penicillin-Therapie, Hämoperfusion, Hämodialyse bei Gerinnungsstörungen und Austauschtransfusionen in verzweifelten Fällen.

Literatur

1. Czygan P, Ast E, Feist D, Fröhling W, Schellenberg B, Striehl A (1977) Die Knollenblätterpilzintoxikation: Klinik und Therapie. Inn Med 4:164
2. Langer M, Vesconi S, Japichino G, Costantino D, Radrizzani D (1980) Die frühzeitige Elimination der Amanita Toxine in der Therapie der Knollenblätterpilzvergiftung. Klin Wochenschr 58:125
3. Moeschlin S (1980) Klinik und Therapie der Vergiftungen, 6. Aufl. Thieme, Stuttgart
4. Wirth W, Hecht G, Gloxhuber C (1971) Toxikologiefibel, 2. Aufl. Thieme, Stuttgart
5. Wündisch GF, Singer H, Bausch J (1974) Die Blutaustauschtransfusion in der Therapie der akuten Knollenblätterpilzvergiftung. Intern Prax 14:269

Tabelle 1. Typische Syndrome, Ätiologie und Symptomatik der Pilzvergiftungen

Syndrom	Giftart/Giftwirkung	Latenzzeit in Std nach Pilzmahlzeit	Symptome	Pilzarten
Muskarin-Syndrom	Muskarin = Vagusreizstoff	¼–1	Vagusreizsymptome: Schwitzen, Speichelfluß, Pupillenverengung, Bradykardie; Erbrechen und Durchfall nur leicht oder fehlend. Evtl. Benommenheit und Koma. Nur in schweren Fällen Dyspnoe, Lungenödem und Kollaps. In leichten Fällen Besserung nach 8–12 Std	Rißpilze, Trichterlinge, Hexen- und Satanspilz, Speitäubling
Pantherina-Syndrom	Muskarin = Vagusreizstoff Muscimol = Vagushemmstoff, atropinartig wirkend	¼–½	Zuerst kurzzeitig Vagusreizsymptome: Schwitzen, Speichelfluß, Pupillenverengung, Bradykardie, Erbrechen und Durchfall Darauffolgend Vagushemmung: a) Erregungsstadium: Pupillenerweiterung, zentrale Erregung, Delir, Krampfanfälle, Tachykardie b) Lähmungsstadium: Koma, Kreislauf- und Atemlähmung Abklingen der Symptome nach 12–16 Std	Panther- und Fliegenpilz
a) Gastrointestinales Pilzsyndrom und b) Lactarius-Syndrom	a) Sekundäres Auftreten von Giftstoffen in nicht frischen Eßpilzen b) Giftpilze mit nur lokaler Reizwirkung auf den Gastrointestinaltrakt	2–3 4–5	a) und b) Erbrechen, Durchfall, Tachykardie, RR-Abfall, evtl. Ikterus durch toxische Hepatitis	a) Nicht frische Eßpilze b) Riesenrötling, Tigerritterling, scharfer Täubling, gelbfleckender Champignon, falscher Hallimasch, Satansröhrling, grüner Becherling, Kartoffelbovist, evtl. auch schöner Ziegenbart und Hallimasch, Giftreizker = Lactarius torminosus

Fortsetzung ▶

Tabelle 1 (Fortsetzung). Typische Syndrome, Ätiologie und Symptomatik der Pilzvergiftungen

Syndrom	Giftart/Giftwirkung	Latenzzeit in Std nach Pilzmahlzeit	Symptome	Pilzarten
Phalloides-Syndrom:				
a) Phalloides-Vergiftung und	Phallotoxine = rasche membrantoxische Wirkung Amatoxine = langsamere zellkerntoxische Wirkung	5–24	Symptomfreiheit bis 24 Std möglich 1. – 2. Tag: Meist plötzliche Leibschmerzen, heftiges unstillbares Erbrechen, wasserähnlicher Durchfall (Cholera-Stadium), extrarenales Nierenversagen, toxische Schädigung von Herz- u. Vasomotorenzentrum, Kollaps, Verbrauchskoagulopathie	Knollenblätterpilz
b) Lorchel-Vergiftung	Gyromitrin	5–8	3. Tag: Trügerische Remission, aber Anstieg der Transaminasen und Leberschwellung 4. – 5. Tag: Akute gelbe Leberdystrophie mit Ikterus, Koma, Blutungen und toxischer Nierenschädigung mit akuter tubulärer Nekrose und Nierenversagen	Lorchel
Azetaldehyd-Syndrom	Wirkstoff unbekannt. Wirkung wie bei Einnahme von Antabus oder Kalkstickstoff und zusätzlich Alkohol	einige Minuten (bis 72 Std)	Wenige Minuten nach Alkoholeinnahme und nach bis zu 3 Tagen zurückliegendem Genuß von Faltentintlingen etc. kommt es zu: Hautrötung, Schweißausbruch, Pulsanstieg, Tachypnoe, Kopfschmerz, Schwindel, Brustenge, Übelkeit, Erbrechen, Kollapsneigung	Falten- und Schopftintling, netzstieliger Hexenröhrling
Orellana-Syndrom	Toxin: Orellanin	3–14 Tage	Trockenheitsgefühl mit Zungenbrennen, zunehmender Durst, Polydipsie, Obstipation, Hautausschlag, Albuminurie, Oligurie, Uraemie (Bild einer akuten toxischen Nephrose)	Cortinarius orellanus = Schleierlingspilz

Tabelle 2. Therapie in der Praxis

Maßnahme bei	Verordnung	Bemerkungen
Muskarin-Syndrom	Atropin, 1–2 mg = 2–4 Amp. i.m. oder langsam i.v.	Nur bei sicherer Diagnose Spezifisches Antidot. Schlagartige Besserung Evtl. ½ bis 1stdl. wiederholen!
	Kochsalz, 2 Teel. in einer Tasse Wasser oral Rizinusöl, 1–2 Eßl. in warmen Getränken	Giftentfernung (durch Erbrechen, Abführen und Adsorption)
	Kohlegranulat, bis 50 g in Wasser oral	Klinikeinweisung
Pantherina-Syndrom	Valium, 1 Amp. = 10 mg 1–2 Amp. i.v. oder i.m.	Im Erregungsstadium bei Bedarf wiederholen
	Giftentfernung mit Kochsalz, Rizinusöl und Kohlegranulat siehe oben	Klinikeinweisung
Gastrointestinalem Pilzsyndrom und Lactarius-Syndrom	Giftentfernung mit Kochsalz, Rizinusöl und Kohlegranulat siehe oben	
	Normofundin, 500 ml mit Dopamin, 1 Amp. = 50 mg in 4 Std	Klinikeinweisung
Phalloides-Syndrom und Lorchelvergiftung	Giftentfernung mit Kochsalz, Rizinusöl und Kohlegranulat siehe oben	
	Normofundin 500 ml mit Dopamin, 1 Amp. = 50 mg in 4 Std Urbason solubile forte 250 mg = 1 Amp. i.v.	Unbedingt sofortige Klinikeinweisung
Azetaldehyd-Syndrom	Absolutes Alkoholverbot; keine Therapie erforderlich	
Orellana-Syndrom	Lasix, 1 Amp. = 20 mg 1–2 Amp. i.v. Urbason solubile forte 250 mg = 1 Amp. i.v.	Unbedingt sofortige Klinikeinweisung

Tabelle 3. Therapie in der Klinik

Maßnahme bei	Verordnung	Bemerkungen
Muskarin-Syndrom		
Vagusdämpfung	Atropin, 1–2 mg = 2–4 Amp. i.m. oder langsam i.v.	Nur bei sicherer Diagnose Spezif. Antidot. Schlagartige Besserung Evtl. ½–1stündlich wiederholen
Giftentfernung	Über Magenschlauch mehrfach mit lauwarmem Wasser spülen und 1–2 Eßl. Rizinusöl sowie bis 50 g Kohlegranulat am Ende der Spülung	
Kreislauf- und Elektrolytsubstitution	Normofundin 500 ml mit Dopamin, 1 Amp. = 50 mg in 4 Std	Wasser und Elektrolyte nach Kontrolle ergänzen,
Antitoxische Therapie	Urbason solubile forte 1 Amp. = 250 mg i.v.	
Pantherina-Syndrom		
Sedierung	Valium, 10–20 mg = 1–2 Amp. i.v. oder i.m.	Bei Bedarf wiederholen
	Giftentfernung, Kreislauf- und Elektrolytsubstitution sowie antitoxische Therapie siehe oben	Evtl. vorher Intubation
Gastrointestinalem Pilzsyndrom und Lactarius-Syndrom	Giftentfernung, Kreislauf- und Elektrolytsubstitution sowie antitoxische Therapie siehe oben	Evtl. vorher Intubation
Phalloides-Syndrom und Lorchel-Vergiftung	Giftentfernung, Kreislauf- und Elektrolytsubstitution sowie antitoxische Therapie mit	Evtl. vorher Intubation
	Urbason solubile forte 1 Amp. = 250 mg i.v.	Bei schwerem Verlauf Wiederholung alle 6 Std.
	Penicillin G initial 500 000 E/kgKG, dann 1 Mill. E/kgKG in 24 Std	Auch bei Verdachtsfällen Kompetetive Verdrängung der Toxine aus Eiweißbindung
	Legalon 1 Meßl. = 100 g 3–4× 1 Meßl. tgl.	

Fortsetzung ▶

Tabelle 3 (Fortsetzung). Therapie in der Klinik

Maßnahme bei	Verordnung	Bemerkungen
	Quantalan 1 Dsbtl. = 4 g 4 × 1 Btl. tgl.	
	0,7–1,4 l Sorbit u. Aktivkohle ED 200 ml + 20 Compr. mehrmals tgl.	Unterbrechung des entero-hepatischen Kreislaufs
	Forcierte Diurese: NaCl-Lösung 0,9%ig, 12 l in 12–24 Std	
	Lasix, 1 Amp. = 20 mg, 1–2 Amp. in die erste Infus.-Flasche	
	KCl-Lösung 7,45%ig (1 ml = 1 mval)	Elektrolytersatz nach Bedarf
	Hämoperfusion	3–5 Std tgl.
	Hämodialyse oder Peritonealdialyse	Bei schweren Gerinnungsstörungen, wenn Hämoperfusion nicht möglich
	Austauschtransfusion, in 24 Std Austausch des gesamten Blutvolumens für 5–7 Tage	Nur in Ausnahmefällen wenn Hämoperfusion/Dialyse nicht möglich
Verbrauchskoagulopathie	Heparin, 1000 E/Std	Siehe Kap. Hämorrhagische Diathesen S. 277
Drohendem Coma hepaticum	Siehe Kapitel Coma hepaticum, S. 155	
Niereninsuffizienz	Siehe Kapitel Akutes Nierenversagen, S. 233	
Azetaldehyd-syndrom	Absolutes Alkoholverbot; keine spezif. Therapie erforderlich	
Orellana-Syndrom		
Therapie der akuten toxischen Nephrose	Urbason solubile forte 1 Amp. = 250 mg i.v.	Siehe auch Kap. Akutes Nierenversagen, S. 233

9.9 Botulismus

Die Intoxikation durch die Ektotoxine des Bakterium Clostridium botulinum ist selten, aber sehr gefährlich. Man unterscheidet 3 Toxintypen: Typ A, der giftigste, Letaldosis p.o. 0,01 mg, Vorkommen: überwiegend U.S.A., Gemüsekonserven. Typ B: milderer Verlauf, Vorkommen: Europa, Konserven aus Hausschlachtungen. Typ E: Verlauf ähnlich Typ B, nach Verzehr von konservierten Fischen.

Die Wirkung des Botulismustoxins beruht auf einer Verhinderung der Acetylcholinfreisetzung an den Synapsen der efferenten parasympathischen Nerven sowie der motorischen Endplatten. Klinisch findet sich meist eine typische Symptomentrias (Typ B): Mundtrockenheit, Verschwommensehen, Obstipation. Bei schwerem Verlauf (Typ A) tritt eine Schwäche der gesamten Muskulatur ein, die Patienten versterben unter dem Bild der zunehmenden Ateminsuffizienz. Letalität 15–60%. Erkrankungen in Deutschland jährlich ca. 50–70. Dunkelziffer wegen möglicher oligosymptomatischer Verläufe bei geringer Toxinaufnahme wesentlich höher. Bei der Behandlung mit Botulismus-Antitoxin ist die Schwere des Krankheitsbildes gegen die Gefahr einer Anaphylaxie bzw. Allergie abzuwägen.

Verdacht, Erkrankung oder Todesfall sind meldepflichtig.

Literatur

1. Rodiek SO, Neu I (1977) Botulismus. Klinikarzt 6:489
2. Pohle HD (1975) Botulismus. Notfallmedizin 1:33
3. Berndt SF (1978) Botulismus. Med Klin 73:879
4. Iwand A (1979) Botulismus. Dtsch Ärztebl 37:2325
5. Ludewig R, Lohs KH (1977) Akute Vergiftungen. Marseille, München

Tabelle 1. Pathophysiologie

Toxin-Resorption:	Oberer Intestinaltrakt selten: I.v.-Zufuhr (z. B. kontaminierte Infusionen) Nach Wundinfektionen Inhalation: als biologisches Kampfgift
Toxin-Wirkort:	Synapsen der efferenten parasympathischen Nerven Motorische Endplatte
Toxin-Prinzip:	Verhinderung der Freisetzung von Acetylcholin an den Synapsen, Blockierung des cholinergischen Erregungsübertragungssystems Nach Schwere der Intoxikation unterschiedlich ausgeprägte Paresen der glatten und quergestreiften Muskulatur

Anmerkung: ZNS und sensible Nerven werden vom Botulismustoxin nicht beeinträchtigt

Tabelle 2. Klinische Symptomatik

Latenzzeit nach oraler Toxinaufnahme	Symptome
Ca. 25 Std (6–48 Std)	**Primär gastroenteritische Symptome** Übelkeit, Erbrechen, Durchfall, Schwindel, Kopfschmerz (können fehlen, wahrscheinlich toxinunabhängig)
3 Tage (24 Std–14 Tage) Typische Symptomentrias bei Typ B	**Sehstörungen** Akkomodationsschwäche (charakteristische Lähmung der Ziliarmuskulatur) Mydriasis Ptose (beim Vollbild einer Okulomotoriusparese) Strabismus, Doppelbilder (gestörte Nervus abducens-Innervation, häufig) Opthalmophlegia interna und externa (in schweren Fällen) **Mundtrockenheit** Zähflüssiger Speichel, unstillbarer Durst, Heiserkeit, Schluckstörung, Phonationsstörung (nach anfänglicher Hypersalivation Versiegen der Tränen- und Speichelsekretion) **Obstipation** (Parasympathikusausfall) Blasenlähmung (primär Miktionsstörungen)
Mit zunehmender Schwere der Intoxikation insbesondere bei Typ A	Schwäche der willkürlich innervierten Muskulatur (absteigend und symmetrisch bis zum Tetraphlegie-Syndrom mit Bevorzugung der proximalen Muskulatur) Abnahme der Sehnen- und Periostreflexe bis zum völligen Erlöschen Blutdruckabfall Zunehmende Ateminsuffizienz (Befall der Interkostalmuskulatur) Atemstillstand-Schock-toxische Asystolie Dabei: volles Bewußtsein Fieber und Schmerzfreiheit ungestörte Sensibilität (differentialdiagnostisch wichtig!)

Tabelle 3. Diagnostische Maßnahmen

Maßnahmen	Sofort	Verlauf	Bemerkungen
Anamnese (insbesondere Umgebungserkrankungen)	+		Auch an oligo- bzw. monosymptomatische Verläufe denken
Toxinnachweis			Im Tierversuch durch Med.-U.-Ämter bzw. Hygiene-Institute (Vollblut oder Serum einschicken)
1. Serum	+	+	
2. Erbrochenes	+		
3. Stuhl	+		
4. Mageninhalt	+		
5. Nahrungsmittel	+		
Atmung	+	+	
Blutdruck	+	+	
Puls	+	+	
Reflexstatus	+	+	
EKG	+	+	Rhythmusstörungen möglich
Rö.-Thorax	+		Aspirationspneumonie?
Rö.-Abdomen		+	
EEG		+	
Augenhintergrund	+		Zur Diff.-Diagnose anderer neurologischer Erkrankungen
Lumbalpunktion		+	
Spezifische Laborwerte:			Bis auf Toxintiter keine spezifischen Laborparameter
Unspezifische Laborwerte			
Blutgasanalyse	+	Nach klinischem Verlauf	
Hb/HK/Leuko(Blutbild)	+		
Na, K, Ca	+		
Blutzucker	+		
Harnstoff-N, Kreatinin	+		
Transaminasen	+		

Tabelle 4. Differentialdiagnose

Atropin- bzw. Scopolamin-Intoxikation	– Ausgeprägte Mydriasis – Geringe Akkomodationsstörungen – Äußere Augenmuskulatur nie betroffen – Tachykardie
Methylalkohol-Intoxikation	– Weite reaktionslose Pupillen, Erblindung (Schädigung des Nervus opticus) – Keine Augenmuskel-Beteiligung
Pilzvergiftungen	– Pantherina-Syndrom
CO-Vergiftungen	
Myasthenie(-Syndrom)	– Innere Augenmuskeln nie betroffen
Diphtherie	– Postdiphtherische Lähmungen: Polyneuritisches Syndrom mit sensiblen Störungen
Poliomyelitis	– Bulbäre Form
Enzephalitis	
Basale Meningitis	
Polyneuroradikulitis	
Zerebrale Raumforderung	– Stauungspapille (kann auch als Komplikation bei Botulismus auftreten)

Tabelle 5. Therapie in der Klinik

Schon bei Verdacht Klinikeinweisung notwendig

Maßnahme/Störung	Verordnung	Bemerkungen
Bei Aufnahme	Magenspülung mit insgesamt 20 l lauwarmem Wasser oder physiologischer NaCl-Lösung, mehrmals wiederholen	Unter Intubationsbereitschaft (mögliche Schlucklähmung) Verhinderung weiterer Toxinresorption
	Forcierte Diarrhoe 20–30 g Natrium sulfuricum	Sinnvoll auch noch einige Tage nach Toxinaufnahme wegen oft hartnäckiger Obstipation
	Hohe Einläufe	
Toxinneutralisation	Botulismus-Antitoxin Behringwerke Initialdosis 150 ml i.v. Je nach Schwere der Intoxikation gleiche Dosis nach 4–6 Std wiederholen und an folgenden Tagen fortsetzen	**Cave:** Allergie bzw. Anaphylaxie. Vor Injektion Intrakutan- bzw. Konjunktivaltest: siehe Firmenprospekt
	Beachte: Einer relativen Unterdosierung und unvollkommenen Toxinneutralisation steht Gefahr der Anaphylaxie und Serumkrankheit gegenüber.	
Schlucklähmung	Speichelabsaugung Magensonde, bei ausreichender Darmtätigkeit Sondenkost, sonst parenteral hochkalorische Lösungen	Vermeidung einer Aspirationspneumonie
Darmatonie	Doryl mehrmals täglich i.m.	Gleichzeitig Anregung der Speichelsekretion
Blasenlähmung	Dauerkathether und/oder Doryl mehrmals täglich i.m.	**Cave:** Blasenruptur
Hypotonie/Schock	Effortil 1 ml 1 Amp. i.m./i.v. Volumensubstitution	Weitere Maßnahmen s. Kap. Schock S. 10
Infektionsprophylaxe	Mezlozillin (Baypen) 3×2 g	
Ateminsuffizienz	Frühzeitige Intubation evtl. maschinelle Beatmung	**Cave:** Atemstillstand
Muskelschwäche	Guanidinhydrochlorid 15–50 mg/kg KG/die Firma Merck	Wirkung umstritten, angeblich in 50% Besserung Beachte Nebenwirkungen

10 Erkrankungen aus physikalischer oder toxischer Ursache

10.1 Ertrinken

Ertrinken in Süßwasser oder Salzwasser können sich nach Aspiration der Flüssigkeit aufgrund der unterschiedlichen Osmolaritäten in pathophysiologischen Einzelheiten unterscheiden.

Süßwasser (hypoosmolar) erniedrigt Oberflächenfaktor (Surfactant), wird in die Zirkulation gesogen (Hämodilution), kann Hyponatriämie und Hämolyse mit Nierenversagen verursachen	Salzwasser (hyperosmolar) führt eher zum Lungenödem, zur Hypovolämie und Hämokonzentration

Bei Ertrinken im Wasser mit chemischen Zusätzen kann sich das klinische Bild in Abhängigkeit von den Chemikalien ändern.

Im Gegensatz zu früher, als man eher geneigt war, die Elektrolytverschiebungen für einen letalen Ausgang des Ertrinkens verantwortlich zu machen, wird heute die Hypoxie mit ihren schädigenden Folgen an Myokard und Hirn ganz in den Vordergrund gestellt.

Es ist daran zu denken, daß in einigen Fällen Intoxikationen (Alkohol), kardiale oder zerebrale Ursachen erst zum Ertrinken im Wasser geführt haben (Myokardinfarkt, Myokarditis, Herzvitien, Apoplex). Ebenso sollten beim Sturz ins Wasser erlittene Hirn- und Rückenmarkstraumen nach Einleitung der Reanimationsmaßnahmen ausgeschlossen werden.

Da es sich meistens um vorher gesunde Personen handelt, häufig Jugendliche und Kinder mit hoher Hypoxietoleranz, die durch Unterkühlung noch zusätzlich erweitert sein kann, sind auch in zunächst scheinbar aussichtslosen Fällen Reanimationsmaßnahmen angezeigt. Wenn sich zunächst kein Erfolg einstellt, sollten sie kontinuierlich bis in die Klinik fortgesetzt werden. Bei primär erfolgreicher Reanimation sollte wegen möglicher protrahiert auftretender Schäden immer eine Klinikeinweisung erfolgen (z. B. Lungenödem, Hämolyse, Anurie, Aspirationspneumonie).

Kriterien des therapeutischen Erfolges sind Rückkehr der Spontanatmung und des Bewußtseins, Normalisierung von Herzrhythmus, Elektrolytstörungen und Nierenfunktion, Rückbildung des Lungenbefundes. Rückfälle nach scheinbarer Erholung können durch ischämische Schädigungen des Myokards und des Atemzentrums bedingt sein.

Die Prognose ist ungünstig, wenn die Zeit unter Wasser über 10 Min. beträgt, das Bewußtsein innerhalb weniger Tage nicht wiedererlangt wird, andauernde EEG-Veränderungen auftreten und wenn der anfängliche Blut-PH-Wert unter 7,0 liegt.

Literatur

1. Harnack GA von (1976) Ertrinken und Ersticken. In: Harnack GA von (Hrsg) Therapie der Krankheiten des Kindesalters. Springer, Berlin Heidelberg New York
2. Knudson RD (1975) Practical guide to resuscitation after submersion. Hospital Medicine 133–135
3. Kruus S, Bergström L, Suutarinen T, Hyvönen R (1979) The prognosis of near-drowned children. Acta Paediatr Scand 68:315
4. Modell JH (1971) The pathophysiology and treatment of drowning and near-drowning. Thomas, Springfield (Ill)
5. Sefrin P, Hauptvogel S (1979) Vortrag auf der III. Internationalen Konferenz über Katastrophenmedizin, Monte Carlo
6. Strom W (1977) Pathophysiologie und Therapie des Ertrinkens. Med Welt 28:32

Pathophysiologie

Das Untertauchen im Wasser kann über einen sofort einsetzenden Laryngospasmus zur Reflex-Apnoe führen, ohne daß größere Wassermengen aspiriert werden. In den meisten Fällen (70%–90%) kommt es jedoch erst durch die Aspiration von Flüssigkeit zur Reflex-Apnoe. In beiden Fällen folgt eine allgemeine Hypoxie, deren Schweregrad von der Dauer des Untertauchens und der Menge der aspirierten Flüssigkeit abhängt. Die verschiedenen Mechanismen können sofort oder verzögert zur Hypoxie führen.

sofort:

Reflex-Apnoe
Primäre Flüssigkeitsansammlungen in den Alveolen (besonders im Salzwasser)
Surfactant-Erniedrigung (im Süßwasser)
Compliance-Erniedrigung
→ Atelektase

verzögert:

Lungenödem, Aspirationspneumonie
→ Diffusions- und Perfusionsstörung

Nach der Hypoxie stellt sich schnell eine zuerst respiratorische, dann überwiegend metabolische Azidose ein. Je nach Ausmaß von Hypoxie und Azidose resultieren reversible oder irreversible Hirnschädigungen, und am Herzen treten Rhythmusstörungen auf, die in Kammerflimmern oder Asystolie einmünden.

Tabelle 1. Klinische Symptomatik

Bewußtlosigkeit
Apnoe
Zyanose
Hämorrhagischer Schaum aus Mund und Nase
Lautes Rasseln (Kochen auf der Brust)
Kühle Peripherie
Tachykardie, evtl. Pulslosigkeit

Tabelle 2. Diagnostische Maßnahmen

Am Unfallort:
Inspektion der Atemwege
Palpation des Karotispulses, gegebenenfalls RR-Messung
Wenige gezielte Fragen zum Unfallhergang an die Begleitpersonen

In der Klinik:

Untersuchung	sofort	Verlauf	Bemerkungen
Blutdruckmessung	+	ständig	
Messung der Pulsfrequenz	+	ständig	Möglichst monitoring
EKG	+	tgl.	
Rö.-Thorax	+	tgl.	
Blutgasanalyse	+	4-stdl.	Häufig Azidose
Na, K, Cl	+	tgl.	Möglicherweise Hyperchlorämie nach Ertrinken in Schwimmbädern
Hb, HK	+	tgl.	
MCV, Blutvolumen	+	Bei pathologischem Ausfall tgl.	Hämodilution, Hämokonzentration
Urin auf Hb	+	tgl.	Hämolyse
Harnstoff-N, Kreatinin	+	tgl.	
Kontrolle der Urinausscheidung	+	ständig	
Rektale Temperaturmessung	+	3× tgl.	
ZVD	+	ständig	
Neurologische Untersuchung mit EEG	+	Bei Beatmungspatienten tgl.	Hypoxischer Hirnschaden, Hirnödem

Tabelle 3. Therapie am Unfallort

Störung	Maßnahmen	Bemerkungen
Apnoe	Sofortige Beatmung von Mund zu Mund nach Säuberung von Mund und Rachen. Wenn möglich Intubation, absaugen und O_2-Beatmung mit 100%	**Cave:** Versuche, Wasser aus den Lungen durch bestimmte Lagerung abfließen zu lassen, sollen unterbleiben Mageninhalt kann in die Lunge geraten, bei Süßwasserertrinken wird die Flüssigkeit schnell (1 bis 2 min) von den Lungen resorbiert
Pulslosigkeit	Bei fehlendem Karotispuls gleichzeitige externe Herzmassage	
Große Wassermengen im Magen	Möglichst Entleerung des Magens über eine Sonde	
In jedem Fall schneller Transport in die Klinik		

Tabelle 4. Therapie in der Klinik

Störung	Verordnung	Bemerkungen
Apnoe, Lungenödem, Schock	Maschinelle Beatmung mit zuerst 100% O_2 und PEEP 5–10 mm Hg Urbason solubile forte 1 Amp. = 1000 mg i.v.	Möglichst volumengesteuerter Respirator Zur Membranstabilisierung evtl. weitere fraktionierte Cortisongaben S. auch Kapitel Schock S. 10
Hypovolämie	Normofundin oder Laevulose 10% und Plasmaproteinlösung	Bei Salzwasserertrinken. **Beachte:** Elektrolytausgleich
Hypervolämie	Lasix, 1 Amp. = 20 mg i.v.	Bei Süßwasserertrinken. **Beachte:** Elektrolytausgleich
Azidose	Natriumbikarbonat, 8,4%ig 1 mval = 1 ml	Nach der Formel: BE × kg KG × 0,3 = ml zu infundierende Menge **Beachte:** Alveoläre Hypoventilation
Wasserüberfüllung des Magens	Magensonde	Verbesserung der Ventilation durch Dekompression des Magens
Bronchospasmus	Zusätzlich Vernebeln von Beta-$_2$-Stimulantien, z. B. Bricanyl oder Berotec	Cortison s. oben
Aspirationspneumonie	Mezlocillin (Baypen) 3 × 2 g i.v.	
Hypothermie	S. Kapitel Kälteschäden, S. 415	
Hämoglobinämie	Alkalisierung des Harnes, z. B. mit Uralyt-U, gegebenenfalls Austauschtransfusion	
Herzrhythmusstörungen	S. Kapitel Herzrhythmusstörungen, S. 60	Bei Ertrinken Asystolie häufiger als Kammerflimmern
Hirnödem	Lasix, 1 Amp. = 20 mg 1–3 Amp. i.v. Fortecortin, 1 Amp. = 4 mg 2 Amp. alle 4 Std	

10.2 Kälteschäden

Allgemeine Unterkühlung

Als allgemeine Unterkühlung bezeichnet man den Zustand, bei dem eine Senkung der Körperkerntemperatur unter 35 °C eingetreten ist. Allgemeine Unterkühlung kommt vor bei Unfällen im Gebirge, im Wasser, bei Kälteexposition und durch Bewußtlosigkeit besonders bei Intoxikationen (Alkohol, Medikamente) oder zerebralem Insult.

In seltenen Fällen kann der Unterkühlung eine extreme Hypothyreose zugrunde liegen, die eines viel langsameren Vorgehens beim Wiederaufwärmen bedarf.

Örtliche Kälteschäden

Darunter versteht man lokale Kälteschäden, die bei Temperaturen unter dem Gefrierpunkt auftreten oder bei Einwirkung von Temperaturen darüber, wenn zur Dauer der Exposition Feuchtigkeit, Geschwindigkeit der Luftströmung und Immobilisationen mitwirken. Örtliche Kälteschäden kommen ebenfalls unter den oben genannten Bedingungen vor.

Literatur

1. Koeppen S (1975) Krankheiten aus physikalischen Ursachen. In: Bock HE, Gerok W, Hartmann F (Hrsg) Klinik der Gegenwart, Bd V. Urban & Schwarzenberg, München Berlin
2. Koslowski L, Krause F (1976) Kälte und Wärme. In: Siegenthaler W (Hrsg) Klinisch Pathophysiologie, 3. Aufl. Thieme, Stuttgart
3. Koslowski L (1978) Kälteschäden. Lehrbuch der Chirurgie. Schattauer, Stuttgart New York
4. Neureuther G, Flora G (1977) Kälteschäden. Sonderdruck Bayerisches Rotes Kreuz, Berchtesgaden
5. Nikolas F, Nikolas G (1972) Les hypothermies assidentelles. Anesth Analg Reanim 29:83–86
6. Owens JC (1970) Treatment of cold injuries. Postgrad Med 48:160–165

Tabelle 1. Pathophysiologie

Mit fortschreitendem Abfall der Körperkerntemperatur kommt es zu folgenden Veränderungen:

34 °C bis 32 °C	Blutdruckanstieg, stark forcierte Atmung, Reflexsteigerung
unter 32 °C	Zunehmender Blutdruckabfall
unter 26 °C	Sequestration des Blutplasmas, Anstieg des Hämatokrits Allgemeine Gerinnungsstörungen sowohl mit Thrombosebildung als auch mit hämorrhagischer Diathese
unter 25 °C	Erlöschen der Reflexe, zunehmende sog. Kältediurese (Erlahmen der energieverbrauchenden Rückresorption)
20 °C bis 16 °C	Zunehmende Atemdepression, Erliegen der Vasomotorik

Für die gesamte Stoffwechselsituation steht das Ausmaß des O_2-Verbrauchs im Vordergrund. Er beträgt bei 30 °C etwa die Hälfte der Norm, bei 25 °C nur noch ⅓. Der Temperaturkoeffizient ist für die einzelnen Organe Herz, Leber, Gehirn und Nieren verschieden groß. Muskelzittern erhöht den O_2-Verbrauch um das Fünffache. Insbesondere bei vorbestehendem Erschöpfungszustand kann es bereits bei 35 °C zum Versagen aller Organsysteme mit Hypoxie und Azidose kommen. Ab 28 °C steigt die Wahrscheinlichkeit, daß durch Kammerflimmern der Tod eintritt.

Tabelle 2. Klinische Symptomatik

1. Abwehrstadium 36 °C bis 34 °C *	Heftiges Kältezittern der Skelettmuskulatur, Schmerzgefühl in den Füßen, Knien, Händen. Blässe und Gesichtszyanose bei häufig psychotischem Gesamtbild
2. Erschöpfungsstadium 34 °C bis 27 °C *	Erliegen der Abwehrbewegungen, Nachlassen der Schmerzempfindung, Erlahmen der Reflexe, allgemeiner Rigor, Somnolenz, Bradykardie, RR-Abfall, Oligurie nach Polyurie
3. Lähmungsstadium unter 27 °C *	Atmung und Puls kaum noch wahrnehmbar bis zum Ausfall der Vitalfunktionen. Schlaffe Lähmung der Muskulatur, Zustand wie in tiefer Narkose
Örtliche Kälteschäden	
1. Grad	Rötung und Schwellung der Haut, brennender Schmerz
2. Grad	Hautblasen, Sensibilitätsausfall, livide und kalte Haut
3. Grad	Anfänglich weiße Haut, später nach Hautblutung bläulichschwarze Nekrose. Vollkommene Gefühllosigkeit
4. Grad	Totalvereisung der Akren, die bei Berührung abbrechen können

* Bei rektaler Temperaturmessung

Tabelle 3. Diagnostische Maßnahmen

Untersuchung	sofort	Verlauf	Bemerkungen
Klinische Untersuchung	+	+	
Rektale Temperaturmessung	+	+	Am besten mit Spezialthermometer
Kontrolle der Urinausscheidung	+	+	
EKG	+	+	
Hb, Hämatokrit	+	–	
Natrium, Kalium	+	tgl.	
Kreatinin	+	alle 2 Tage	
Blutgasanalyse	+	tgl.	Je nach Atem-insuffizienz
Gerinnungsstatus	+	+	

Tabelle 4. Therapie am Unfallort

Maßnahme	Bemerkungen
Befreiung von abschnürender Bekleidung	**Cave:** Alkoholgenuß nur bei lokalen Kälteschäden und nicht im Freien
Gegebenenfalls feuchte heiße Wickel des Stammes = Hibler-Packung (ein 5mal zusammengelegtes Leinentuch mit heißem Wasser aus Thermosflaschen von innen her angefeuchtet auf die Unterwäsche von Brust und Bauch legen, dann eine Alu-Folie nur um den Rumpf wickeln, darauf den Patienten in wärmende Decken einwickeln, so daß auch die Extremitäten eingeschlossen sind)	**Cave:** Heizkissen, Wärmflaschen, Heißluftgebläse, da nur eine isolierte Wiedereröffnung der peripheren Zirkulation bei gleichzeitiger Dekompensation der restlichen Wärmeproduktion eintritt **Cave:** Abreibungen mit Schnee oder Eiswasser
Heiße gezuckerte Getränke	**Cave:** Eigene Fortbewegung des Patienten wegen erhöhtem Energiebedarf und der möglichen mechanischen Zerstörung des unterkühlten oder erfrorenen Gewebes
Warme Glukose- und Dextran-Infusionen	Aktive Bewegungen ohne Belastung der Extremitäten sind jedoch bei nur lokalen Kälteschäden erlaubt
Unter Umständen Verhinderung der weiteren Abkühlung durch Körperwärme der Begleitpersonen („Kameradenwärme"), wenn Hibler-Packung nicht möglich	**Cave:** Unnötige passive Bewegungen eines bewußtlosen, allgemein Unterkühlten sind zu unterlassen, da sich das kältere Blut der Extremitäten mit dem des Körperkernes leichter mischen kann
Rascher Abtransport in die Klinik	

Tabelle 5. Therapie in der Klinik

Störung	Verordnung	Bemerkungen
Allgemeine Hypothermie	Wärmepackung nach Hibler: ein 5mal zusammengelegtes Leinentuch wird mit heißem Wasser (etwa 60–70 °C) von innen her angefeuchtet und um den Körperstamm des Patienten gewickelt. Die Packungen werden stündlich erneuert Auf 40 °C bis 45 °C erwärmte Infusionen mit Dextran, z. B. Rheomacrodex 10%ig, 500 ml und Glukose 10%ig 500 ml	Wärmepackung besser als Wiedererwärmung im Wasserbad. Im heißen Bad kommt es leichter zum Wiedererwärmungsschock, wenn sich das noch kältere Extremitätenblut mit dem des Körperkernes mischt und die Körperkerntemperatur dadurch zunächst weiter abfällt (afterdrop). Außerdem ist der Patient im Bad nicht so gut zugänglich für weitere diagnostische und therapeutische Maßnahmen, wenn z. B. beatmet werden muß
Hypoxie Atemstillstand	Intubation, Kontrollierte Beatmung	
Herzrhythmusstörungen	S. Kapitel Herzrhythmusstörungen, S. 60	**Beachte:** Kammerflimmern
Azidose und Elektrolytverschiebungen	Natriumbikarbonat 8,4%ig Elektrolytausgleich	S. Kapitel Säure-Basen-Haushalt, S. 45 S. Kapitel Wasser- und Elektrolythaushalt, S. 21
Örtliche Erfrierung	Wiedererwärmung im Wasserbad: Bei gefrorenen Extremitäten beginnt man bei 5 °C. Die Wassertemperatur wird pro min um 1 °C erhöht und innerhalb ½ Std auf 40 °C gebracht Lokale Desinfektion Tetanusprophylaxe, Tetanol 0,5 ml	Im Frühstadium der Behandlung sind prognostische Aussagen über den Gewebsschaden nicht möglich. Es muß eine evtl. Demarkation abgewartet werden
Heftige Schmerzen	Fortral, 1 Amp. = 30 mg i.m. oder i.v.	
Vasokonstriktion	Panthesin-Hydergin 1 Amp. = 4 ml 1–2 Amp. in 500 ml NaCl 0,9%ig langsam infundieren	Oral zugeführter Alkohol (bis zu 100 ccm Rum in Tee) soll von gleicher Wirksamkeit sein
Thromboseneigung	Heparin initial 5000 E. i.v., danach 20 000 bis 40 000 E. in 500 ml NaCl 0,9%ig als Dauertropfinfusion über 24 Std	Während Dextraninfusionen Liquemindosis verringern

Fortsetzung ▶

Tabelle 5 (Fortsetzung). Therapie in der Klinik

Störung	Verordnung	Bemerkungen
Nachgewiesener thrombotischer Verschluß eines größeren Gefäßes	Streptase 250 000 E. in 500 ml NaCl 0,9%ig in 15 min infundieren, danach 750 000 E. Streptase in 250 ml NaCl 0,9%ig in 4 Std infundieren. Weiteres Vorgehen nach Schema, s. Kapitel Hämorrhagische Diathesen, S. 277	Wurde vorher Heparin gegeben, Neutralisation durch Protaminsulfat **Cave:** Streptase nicht bei Nekrosen

10.3 Hitzschlag

In gemäßigten Zonen ist der Hitzschlag selten. Die Definition stützt sich vorwiegend auf morphologische Veränderungen an den Zellen, die Differentialdiagnose stellt sich daher häufig zu den anderen Hitzeschäden. Es gibt eine Reihe von Berufen, bei denen er gehäuft auftritt: Soldaten, Schiffsheizer, Arbeiter in Bergwerken, Tunneln, Heizanlagen und Eisengießereien.

Der Organismus ist bemüht, seine Körpertemperatur konstant zu halten. Zum Hitzschlag kommt es, wenn der Organismus den Sollwert des Regelvorganges (konstante Körpertemperatur) nicht mehr einstellen kann.

Ätiologisch kommen folgende Faktoren in Betracht:

1. Große Wärmezufuhr von außen: Umgebungstemperatur wesentlich höher als Körpertemperatur.
2. Behinderung der Wärmeabgabe (Wärmestau)
   a) Feucht-warme Schwüle und geringe Luftventilation (Dampfdruck und Temperatur hoch)
   b) Unzweckmäßige Kleidung (z. B. Nylonwäsche, da verminderte Ventilation)

Prädisponierend wirken schlechte Kreislaufverhältnisse, Hauterkrankungen (z. B. Ichthyosis congenita) und Atropin-Medikation.

Die Prognose des Hitzschlags ist immer ernst, die Letalität schwankt zwischen 10 und 50%.

Literatur

1. Kerkhoven P, et al. (1969) Laboratoriumsbefunde beim Hitzschlag. Dtsch Med Wochenschr 94:1293
2. Kew C, et al. (1969) The heart in heat stroke. Am Heart J 77:324
3. Mohr L, Staehelin R (1954) In: Handbuch Innere Medizin, 4. Aufl. Bd V/2. Springer, Berlin Heidelberg New York
4. Shibolet S, et al. (1967) Q J Med 36:525
5. Wenzel HG (1977) Erkrankungen durch Einwirkung von Hitze und Kälte. In: Hornbostel H, Kaufmann W, Siegenthaler W (Hrsg) Innere Medizin in Praxis und Klinik, Bd III. Thieme, Stuttgart

Tabelle 1. Pathophysiologie

Periphere Vasodilatation, zentrale Vasokonstriktion (Rotes Stadium). Darauf folgt:	
Generelle Vasodilatation (→ Kreislaufkollaps → Hypoxie) und irreversible Veränderungen der thermolabilen Bestandteile der Enzyme (Graues Stadium).	
Organmanifestationen:	
Gehirn	Protoplasmaschädigung im Gebiet der thermoregulierenden Zentren des Zwischenhirns → Sistieren der Schweißproduktion Schädigung der Gefäß-Gewebsschranke → Hirnödem, kongestive Hyperämie, Diapedeseblutung in den Subarachnoidalraum
Herz	Rhabdomyolyse
Leber	trübe Schwellung, Kolliquationsnekrose
Niere	Eiweißausschwitzung in den Kapselraum, Kapselfurchungen und Lappung der Glomerula → Oligurie → Anurie
Knochenmark	passagere Knochenmarkdepression
Blut	intravasale Hämolyse

Tabelle 2. Klinische Symptomatik

Prodromalstadium	Kopfschmerzen, Schwindel, unsicherer Gang, Schwäche, Ohnmachtsgefühl Leibschmerzen, Koliken, Erbrechen Plötzliche Erhöhung der Körpertemperatur, evtl. Schweiß
Rotes Stadium	Haut: rot, heiß, trocken (die Kleider können noch Spuren vorangegangenen Schwitzens zeigen) Atmung: Tachypnoe Herz-Kreislauf: Tachykardie, RR normal ZNS: Flimmern vor den Augen, Apathie, Dämmerzustände
Graues Stadium	Haut: grau Atmung: Cheyne-Stokesscher Atemtyp Herz-Kreislauf: kleiner, fliegender Puls, RR erniedrigt ZNS: Bewußtlosigkeit, Reflexe gesteigert, klonische Zukkungen, tetaniforme Bilder, Trismus, Opisthotonus, Nystagmus
Nachkrankheit	Retrograde Amnesie Halluzinationen Manische, melancholische und schizoide Zustandsbilder Delirante Zustände, Verfolgungsideen

Tabelle 3. Differentialdiagnose

Insolation (Sonnenstich, meningeale Reizung)
Hitzekrämpfe (Elektrolytverlust durch starkes Schwitzen)
Hitzekollaps (Orthostasesyndrom bei Hitze und Überanstrengung)
Coma diabeticum
Hochfieberhafte Zustände (z. B. Meningitis, Septikämie, Pneumonie, Malaria)
Intoxikationen (Atropin, Alkohol)

Tabelle 4. Diagnostische Maßnahmen

	sofort	Verlauf	Bemerkungen
Anamnese	+		
Temperaturmessung	+	½stündlich	Wegen der Vasokonstriktion und der Therapie nur rektale Messung
Blutdruck	+	¼stündlich	
EKG	+	nach Notwendigkeit	
Reflexstatus	+	nach Notwendigkeit	
EEG	+		Innerhalb der ersten 5 Tage wiederholen
Liquorpunktion	+		
Laboruntersuchungen:			
Na, K, (Ca, Cl)	+	2× täglich	
Blutzucker	+	nach Notwendigkeit	
Differentialblutbild Thrombozyten	+	jeden 2. Tag	
SGOT, SGPT, CPK, α-HBDH	+	täglich	
Quickwert, Blutungs- und Gerinnungszeit	+	nach Notwendigkeit	
Harnstoff-N	+	täglich	
Kreatinin	+		

Tabelle 5. Therapie in der Praxis

Störung	Verordnung	Bemerkungen
Hyperthermie	Der Wärmeexposition entziehen. Nasse Tücher auf den entkleideten Körper legen und wiederholt mit kaltem Wasser, besser mit Alkohol, befeuchten Für künstliche Luftbewegung sorgen	
Bei Schock	Bis zum Eintreffen des Krankenwagens: Macrodex 6%ig 500 ml i.v. Novadral, 1 Amp. = 10 mg langsam i.v. Urbason solubile forte 1000 1 Amp. = 1000 mg i.v.	
Ateminsuffizienz und Koma	Künstliche Beatmung (Mund-zu-Nase, Mund-zu-Mund) Wenn zur Hand: Ambumaske mit Rubenbeutel	
	Schneller Transport in die Klinik. Kurze Mitteilung über die bisher getroffenen Maßnahmen	Beim Transport im Krankenwagen ist auf reichliche Luftzufuhr zu achten

Tabelle 6. Therapie in der Klinik

Störung	Verordnung	Bemerkungen
Hyperthermie	Kühlzelt, evtl. Kalt-, Eiswasserbad Hibernisierender Cocktail: Atosil, 1 Amp. = 50 mg Dolantin Spezial ½ Amp. = 50 mg 1 ml dieses Cocktails i.v.	Rasche Abkühlung bis auf Werte von 38,5 °C; gleichzeitige Massage der Muskulatur
	1 ml des Cocktails in 500 ml Laevulose 5%ig infundieren	Entsprechend dem Verhalten von Temperatur, Atmung, Puls
Vasodilatatorischer Schock	Macrodex 6%ig 500 ml i.v.	
	Novadral pro infus 1 Amp. = 50 mg in Laevulose 5%ig i.v.	
	Urbason solubile forte 1000 1 Amp. = 1000 mg i.v.	
	β-Methyl-Digoxin (Lanitop) 1 Amp. = 0,2 mg i.v.	
Elektrolytverschiebungen:		
Hyperkaliämie	Glukose 10%ig, 500 ml + 8 E Alt-Insulin i.v.	Bei schwerer Hyperkaliämie siehe Kap. Wasser- und Elektrolythaushalt S. 21
Hyponatriämie Hypochlorämie	NaCl-Lösung 10%ig 20–50 ml i.v.	Je nach Schwere der Elektrolytstörung siehe Kap. Wasser- und Elektrolythaushalt S. 21
Hyperkalzämie	NaCl-Lösung 0,9%ig 3–6 l/24 Std	
Hirnödem	Fortecortin 2 Amp. = 8 mg i.v.	4-stdl. 2 Amp. i.v. Reduzierung nach klinischem Bild
Exzitation, Krampfbereitschaft	Valium 1 Amp. = 10 mg i.v.	**Cave:** Atemdepression
Hämorrhagische Diathese	Abhängig von der Art der Störung	Siehe Kap. Hämorrhagische Diathesen S. 277
Ateminsuffizienz, Koma	Guedel-Tubus, Intubation, assistierte bzw. kontrollierte Beatmung	
Infektionsprophylaxe	Ampicillin (Binotal, Amblosin) 2 × 2 g tgl. i.v.	

10.4 Elektrischer Unfall

Die Art und Schwere der Folgen eines elektrischen Unfalls sind abhängig von:

1. der Stromspannung, gemessen in Volt,
2. der Stromart, Gleich- oder Wechselstrom, letztere mit unterschiedlicher Frequenz,
3. der Stromstärke, gemessen in Ampère, der Stromdichte in Ampère pro cm^2,
4. der Einwirkungsdauer,
5. dem Stromweg: uni- oder bipolarer Kontakt oder Lichtbogen sind möglich, wobei Haut- und Körperwiderstände zu berücksichtigen sind, und ob ein Teil- oder Ganzkörperdurchfluß erfolgte,
6. der physischen und psychischen Ausgangsposition vor dem Unfall,
7. den atmosphärischen Einflüssen.

Die Einteilung der elektrischen Unfälle kann nach sog. Stromstärkebereichen vorgenommen werden (Tabelle 1). Außer Herz- und Kreislaufstörungen sind bei einem elektrischen Unfall Schäden an Muskulatur, Atemorganen, am Zentralnervensystem, an Nieren, Augen und lokale Hautveränderungen sowie allgemeine Störungen ohne morphologische Veränderungen möglich (Tabelle 2). Bei schweren elektrischen Unfällen mit plötzlicher Störung der lebenswichtigen Funktionen des Organismus (Kreislauf und Atmung) ist eine Soforttherapie einzuleiten. Erst nach Durchführung dieser Maßnahmen können weitere diagnostische Untersuchungen durchgeführt werden (Tabelle 3).

Literatur

1. Gorgass B (1976) Notfälle durch elektrischen Strom- und Blitzschlag. Klinische Anästhesiologie und Intensivtherapie, Bd. 10. S 260. Springer, Berlin Heidelberg New York
2. Koeppen S (1970) Der elektrische Unfall und seine Folgen. In: Bock E, Gerok W, Hartmann F (Hrsg) Klinik der Gegenwart Bd 2 Urban & Schwarzenberg, München Berlin

Tabelle 1. Einteilung der elektrischen Unfälle nach Stromstärkebereich

Stromstärkebereich I

Gleichstrom bis etwa 80 mA
Wechselstrom (50 Hz) bis etwa 25 mA

Einwirkungsdauer unbegrenzt

Geringe Blutdruckerhöhung je nach Stromstärke, leichte Verkrampfung der Atemmuskulatur, keine Herzrhythmusstörungen

Stromstärkebereich II

Gleichstrom 80–300 mA
Wechselstrom (50 Hz) 25–80 mA

Einwirkungsdauer bis etwa 25 s

Herzstillstand während der Körperdurchströmung mit nachfolgender Herzarrhythmie wechselnder Dauer und guter Rückbildungsneigung, deutliche Blutdruckerhöhung, Verkrampfung der Atemmuskulatur

Einwirkungsdauer über etwa 25 s

Bei Wechselstrom Übergang von Herzstillstand in Kammerflimmern

Stromstärkebereich III

Gleichstrom 300 mA und 3–5 Ampère
Wechselstrom 80 mA und 3–8 Ampère

Einwirkungsdauer über 0,3 s

Herzstillstand mit nachfolgendem Kammerflimmern (bei Gleichstrom nur bei Längsdurchströmung)

Einwirkungsdauer unter 0,3 s und
Elektrizitätsmenge bis etwa 70 mA s

Herz-Kreislaufveränderungen wie unter Stromstärkebereich II

Stromstärkebereich IV

Gleichstrom mehr als 3–8 Ampère
Wechselstrom mehr als 3–8 Ampère

Herzstillstand während der Körperdurchströmung mit nachfolgender, meist lang anhaltender Arrhythmie, deutliche Blutdruckerhöhung und Atemverkrampfung

Bei Einwirkung über mehrere Sekunden meist Tod durch starke Verbrennung

Tabelle 2. Klinische Symptomatik

Herz-Kreislauf	Tachykardie, Arrhythmie (supraventrikuläre und ventrikuläre Extrasystolie bis Vorhof- und Kammerflimmern), Asystolie Blutdruckerhöhung, Herzschmerzen (funktionelle Angina pectoris electrica, organische Angina pectoris electrica) Zeichen von Herzinsuffizienz
Muskulatur	Muskelverspannungen, tetanische Krämpfe, besonders Tetanisierung der Extremitäten
Atmung	Beschleunigung, Lungenödem
Zentralnervensystem	Hyperaesthesien, Reflexabschwächung, Lähmung, Krämpfe, Bewußtlosigkeit, Ohrgeräusche, Photopsien, Pupillenstörungen, selten meningeale Reize, Hirnödemzeichen
Niere	Oligo- bis Anurie
Augen	Bindehauthyperämien, Lidschwellungen, Verbrennungen, Strabismus, später Katarakt
Gastrointestinaltrakt	Übelkeit, Brechreiz, Erbrechen, Ileus, Ulzerationen, Perforationen, Blutungen
Lokal	Strommarken, Verbrennungen, mechanische Verletzungen (Frakturen)
Allgemein	Angst und Beklemmungsgefühl, Schwitzen, Schwächegefühl

Tabelle 3. Diagnostische Maßnahmen

Untersuchung	sofort	Überwachung	Bemerkungen
Spezielle Anamnese, klinischer Befund: weitere diagnostische Maßnahmen bei Atem- und Kreislaufstillstand erst nach Einsetzen der Elementartherapie (Beatmung, Herzmassage, Azidosebehandlung)			
EKG	+	monitoring	Bei jedem elektrischen Unfall möglichst sofort EKG anfertigen, bei pathologischem Befund mehrfache Kontrollen
Blutgasanalyse	+	mehrmals tgl.	Nur bei schwerem elektrischen Unfall erforderlich
Na, K, Ca	+	mehrmals tgl.	
Blutbild, HK	+	tgl.	
Gesamteiweiß	+	tgl.	
Harnstoff, Kreatinin	+	tgl.	
SGOT, SGPT, α-HBDH, CK	+	tgl.	
Zentralvenendruck	+	evtl. ständig	
Blutzucker	+	tgl.	
Rö.-Thorax	+	tgl.	

Tabelle 4. Therapie in der Praxis

Maßnahme	Verordnung	Bemerkungen
Verunglückten vom Stromkreis trennen	Strom abschalten, bei Hochspannung (über 1000 V) durch Fachmann	Oder: Verunglückten durch nicht leitenden Gegenstand von der Stromquelle trennen
Bei Atemstillstand	Beatmung: a) Mund-zu-Mund, evtl. Hilfsgeräte (Guedel-Tubus) oder b) Mund-zu-Nase oder c) Mit Maske und Beutel oder d) Endotracheale Intubation und Beutelbeatmung	Entfernung von Fremdkörpern aus dem Mund-Rachenraum, Überstreckung des Kopfes, Anheben und Vorziehen des Unterkiefers
	Bei Beutelbeatmung möglichst Anschluß von O_2 4–6 l/min	
	Verhältnis Herzmassage/Beatmung 5 : 1	Wenn nur 1 Person reanimiert 15 : 3
Extrathorakale Herzmassage bei Kreislaufstillstand	Handkantenschläge in die Herzgegend, wenn erfolglos (Karotispuls nicht palpabel) ruckartige senkrechte Kompression des Thorax über dem unteren Sternumdrittel mit Ballen der gekreuzten Hände	Flache Lagerung, harte Unterlage, Hochlagerung der Beine
Intravenöse Applikation	Natriumbikarbonat 8,4%ig, 250 ml infundieren Urbason solubile forte 1000, 1 Amp. i.v. Alupent, 1 Amp. = 0,5 mg 1–2 Amp. i.v.	Schaffung eines venösen Zugangs (evtl. V. jugularis)
Klinikeinweisung	Fortführung der Herzmassage und Beatmung während des Krankentransportes	

Tabelle 5. Therapie in der Klinik

Maßnahme	Verordnung	Bemerkungen
Bei Atemstillstand	Beatmung: Endotracheale Intubation und Beutelbeatmung mit O_2 4–6 l/min, falls keine Intubation möglich: Mund-zu-Mund oder Mund-zu-Nase oder mit Maske und Beutel, Verhältnis Herzmassage/Beatmung 5 : 1	Entfernung von Fremdkörpern aus dem Mund-Rachenbereich, Überstreckung des Kopfes, Anheben und Vorziehen des Unterkiefers. Maschinelle Beatmung erst nach Einsetzen einer spontanen Herzaktion
Extrathorakale Herzmassage bei Kreislaufstillstand	Zwei Kantenschläge in die Herzgegend, wenn erfolglos, ruckartige senkrechte Kompression des Thorax über dem unteren Sternumdrittel mit Ballen der gekreuzten Hand, Frequenz 70–80/min	Flache Lagerung, harte Unterlage, Hochlagerung der Beine
Ausgleich der Azidose	Natriumbikarbonat 8,4%ig 150–250 ml infundieren	Schaffung eines venösen Zugangs durch Anlegen eines Venenkatheters: V. subclavia oder V. jugularis oder V. cubiti (langer Katheter)
	Weitere Azidosetherapie nach Blutgasanalyse	Nach Formel: BE × kg KG × 0,3 = Substrat in ml
	Wenn Blutgasanalyse nicht möglich, 50–80 ml $NaHCO_3$/10 min während der Reanimationsmaßnahmen	
Jetzt Differentialdiagnose der Störung mittels EKG		Fortführung der Herzmassage und Beatmung während der weiteren Maßnahmen. Intrakardiale Injektion nur, wenn kein venöser Zugang möglich ist

Fortsetzung ▶

Tabelle 5 (Fortsetzung). Therapie in der Klinik

Maßnahme	Verordnung	Bemerkungen
Bei Kammer-flimmern/-flattern Maßnahmen in der angegebenen Reihenfolge bis zum Erfolg durchführen	Defibrillation mit 200–400 Wsec. Xylocain 2%ig 2 Amp. = 200 mg i.v.	
	Xylocain 2%ig 1 Amp. = 100 mg i.v. und 500 ml Glukose 10%ig + Trommcardin 4 Amp. + Alt-Insulin 12 E und Xylocain 20%ig, 1 Amp. infundieren	Falls kein Defibrillator zur Hand Kombi-Tropf, auch nach Defibrillation
	KCl 7,45%, 1 ml i.v.	Mit 9 ml NaCl 0,9%ig verdünnen
	Alupent pro infus. 1 Amp. = 5 mg 2–10 ml i.v.	Bei therapieresistentem hochfrequenten Kammerflimmern zur Überführung in niederfrequentes Kammerflimmern zur Vorbereitung für erneute Defibrillation
Bei Asystolie Maßnahmen in der angegebenen Reihenfolge bis zum Erfolg durchführen	Alupent pro infus. 1 Amp. = 5 mg i.v.	Langsam bis zum Erfolg, Alupentdosis kann erhöht werden
	Calcium gluconicum 10%ig 1–2 Amp. i.v.	
	Suprarenin, 1 ml = 1 mg 1 Amp. i.v.	Mit 9 ml NaCl 0,9%ig verdünnen. Bei fehlendem Effekt mehrmals wiederholen
	Externe Schrittmachertherapie	1. Transvenöse Elektroden 2. Transthorakale Elektroden (IV. ICR links parasternal) 3. Externe Reizung (80–150 V)

Fortsetzung ▶

Tabelle 5 (Fortsetzung). Therapie in der Klinik

Maßnahme	Verordnung	Bemerkungen
Schocktherapie	Macrodex 6%ig 500–1000 ml	Schnell infundieren, zentralen Venendruck beachten
	Urbason solubile forte 1000 1 Amp. = 1000 mg 2 Amp. i.v.	
	Dopamin	
	Dopamin-Giulini 1 Amp. = 50 mg	
	100 mg in 500 ml NaCl 0,9%ig oder Glukose in 6–9 Std. infundieren (18–30 Tropfen/min)	**Cave:** Keine alkalischen Lösungen
	β-Methyl-Digoxin (Lanitop) 1 Amp. = 0,2 mg i.v.	
Bei Rhythmusstörungen	Siehe Kapitel Rhythmusstörungen S. 60	
Bei Hirnödem	Fortecortin, 1 ml = 4 mg 3×2 Amp. tgl. i.v.	
	Lasix, 1 Amp. = 20 mg 2–3 × 1 Amp. i.v. tgl.	Nicht bei stärkerem Schockzustand
Bei drohender Niereninsuffizienz	Siehe Kapitel Akutes Nierenversagen, S. 233	
Bei Hyperkaliämie	Natriumbikarbonat 8,4%ig mehrmals 20 ml	Bei gleichzeitig vorliegender Azidose
	Calcium gluconicum 10%ig, mehrmals 10 ml	**Cave:** Hyperkalzämie bei digitalisierten Patienten
	500 ml 40%ige Glukose mit 50 E Alt-Insulin i.v.	
	Lasix 1 Amp. i.v.	
		Weitere Maßnahmen siehe Kap. Wasser- und Elektrolythaushalt S. 21

10.5 Anaphylaktische Reaktionen durch Stiche heimischer Insekten

Durch wiederholte Stiche der bei uns vorkommenden Insekten wie Wespen, Hornissen oder Bienen kann es sowohl zu lokalen als auch allgemeinen anaphylaktischen Reaktionen kommen. Nicht selten tritt dabei der Tod im anaphylaktischen Schock ein oder durch Ersticken, wenn das Insekt (z. B. aus offener Limonadenflasche) bis in den Bereich von Larynx oder Trachea gelangt war.

In einzelnen Fällen kann auch lediglich die toxische Wirkung der Insektengifte (ohne Anaphylaxie) für den akuten Schockzustand, der dann mit Schüttelfrost und hohem Fieber einhergeht, verantwortlich sein. Die Therapie ist jedoch nahezu identisch.

Sensibilisierte, und damit gefährdete Patienten sollten einer Spezialklinik zugewiesen werden, wo eine Desensibilisierung mit Insektengiftextrakt möglich ist.

Außerdem sollten gefährdete Patienten mit einer Notfallapotheke folgenden Inhalts ausgerüstet werden:

1. Staubinde zum Abschnüren der Extremität proximal der Einstichstelle.
2. Pinzette zum Herausziehen des Insektenstachels, der immer möglichst rasch entfernt werden sollte.
3. Prednison in Tablettenform (z. B. Ultracorten-Tbl. zu 50 mg).
4. Antihistaminika-Tabletten (z. B. Tavegil Tbl., 1.0 mg)
5. Isoprenalinsulfat-Tabletten (z. B. Aludrin Tbl., 20 mg)
6. Isoprenalinsulfat-Aerosol (z. B. Aludrin-Aerosol).

Literatur

1. Kerp L (1971) Allergie und allergische Reaktionen. Lehrbuch der inneren Medizin, begr. von Heilmeyer L, 3. Aufl. Springer, Berlin Heidelberg New York
2. Kerp L, Kasemir H (1973) Allergiebedingte Erkrankungen. In: Buchborn E (Hrsg) Therapie innerer Krankheiten. Springer, Berlin Heidelberg New York
3. Moeschlin S (1975) Vergiftungen. In: Bock HE, Gerok W, Hartmann F (Hrsg) Klinik der Gegenwart, Bd III. Urban & Schwarzenberg, München Berlin
4. Vorlaender KO (1976) Immunität. In: Siegenthaler W (Hrsg) Klinische Pathophysiologie, 3. Aufl. Thieme, Stuttgart

Tabelle 1. Pathophysiologie

Immunreaktion vom Soforttyp

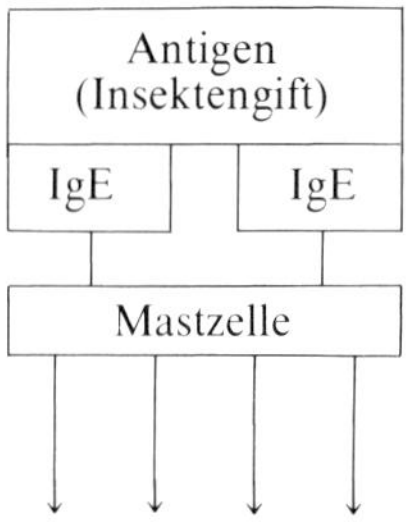

Vermittlung der Immunreaktion durch präformierte (Sensibilisierung) IgE-Antikörper auf der Zelloberfläche mit Spezifität gegen das Antigen

Freisetzung der Mediatorsubstanzen durch Degranulation der Mastzellen

Histamin, Serotonin,
gefäßwirksame Kinine,
SRSA = slow reacting
substance of anaphylaxis → Bronchospasmus
↓ ↓
Gefäßdilatation, Erhöhung der Gefäßpermeabilität
↓ ↓
Stase, Störung der Mikro- und Makrozirkulation, Ödem
↓
Schockzustand

Tabelle 2. Klinische Symptomatik

Lokale Reaktion	Juckreiz, stechender Schmerz, Hautrötung mit Ödem, Blasenbildung
Verlegung der Atemwege nach Insektenstich im Larynx- und Tracheabereich	Ödematöse Schwellung der Schleimhäute, in- und exspiratorischer Stridor, Zyanose
Anaphylaktischer Schock	Allgemeiner Juckreiz, Urtikaria, Frösteln, Dyspnoe, Erbrechen, Kopfschmerzen, abdominale und Rükkenschmerzen, Diarrhoe, RR-Abfall, Herzrhythmusstörungen, Asystolie, Apnoe, Schleimhautödem der Atemwege

Die Symptomatik wird meist in Sekundenschnelle durchlaufen
Seltener sind Verläufe über einige Stunden

Tabelle 3. Diagnostische Maßnahmen:

Notfallanamnese		Vorausgegangener Insektenstich, evtl. frühere anaphylaktische Reaktionen	
Untersuchung	sofort	Verlauf	Bemerkungen
Blutdruckmessung	+	ständig	Weitere diagnostische Maßnahmen erst nach Beherrschung der anaphylaktischen Schocksituation und Gewährleistung von freien Atemwegen im Falle eines Larynx-Ödems
Messung der Pulsfrequenz	+	ständig, möglichst Monitoring	
Blutgasanalyse	+	+	
Zentraler Venendruck (ZVD)	+	+	
Hb, HK	+	2× tgl.	
Urinausscheidung	+	ständig	Schockniere
Na, K	+	2× tgl.	
Thrombozyten	+	2× tgl.	
Hitzefibrin, PTT, Quick	+	tgl.	Verbrauchskoagulopathie
EKG	+	tgl.	
Körpertemperatur	+	stündlich	
Rö.-Thorax	+		

Tabelle 4. Therapie in der Praxis

Störung	Verordnung	Bemerkungen
Lokale anaphylaktische Reaktion	Umspritzen der Einstichstelle mit Adrenalin, z. B. 1 ml Suprarenin-Lösung 1 : 1000. Evtl. Abbinden einer betroffenen Extremität	Aufhalten oder zumindest Verzögern der Allgemeinreaktion
Allgemeine anaphylaktische Reaktion	Antihistaminika, z. B. Tavegil, 1 Amp. = 2 mg 2 Amp. = 4 mg i.v. Urbason solubile forte 1000 ½ Amp. = 500 mg i.v.	
	Calcium-Gluconicum z. B. Calcium Sandoz 10%ig 10 ml langsam i.v.	**Cave:** Digitalis nicht gleichzeitig
	Psyquil 1 Amp. = 10 mg i.v.	Bei Brechreiz, Übelkeit, Unruhe
Bei schwerer Allgemeinreaktion mit anaphylaktischem Schock	Zusätzlich Adrenalin, z. B. Suprarenin, 1 Amp. = 1 mg, 0,25 mg in 5 ml NaCl 0,9%ig langsam i.v. oder Novadral, 1 Amp. = 10 mg 1–2 Amp. i.v.	S. auch Kap. Schock, S. 10
	Urbason solubile forte 1000 1 Amp. = 1000 mg i.v.	Gegebenenfalls Behandlung wie im Status asthmaticus, s. Kap. S. 120
Larynxödem Glottisödem Bronchospasmus	Zusätzlich: Aludrin-Dosier-Aerosol 3–5mal 1 Hub Aludrin, 1 Tbl. = 20 mg 2 Tbl. sublingual	Besonders nach dem Verschlucken des Insekts. Wenn erfolglos Nottracheotomie
Blutdruckabfall trotz Suprarenin	Rheomacrodex 10%ig bis 1000 ml	
Atemstillstand	Beutelbeatmung, möglichst Intubation	Wenn nicht verfügbar Mund zu Mund-Beatmung
Kreislaufstillstand	Externe Herzmassage	S. Kap. Kreislaufstillstand und Reanimation, S. 1

Tabelle 5. Therapie in der Klinik

Störung	Verordnung	Bemerkung
Lokale anaphylaktische Reaktion	Umspritzen der Einstichstelle mit Adrenalin, z. B. 1 ml Suprarenin-Lösung 1 : 1000. Evtl. Abbinden einer betroffenen Extremität	Aufhalten oder zumindest Verzögern einer Allgemeinreaktion
Allgemeine anaphylaktische Reaktion	Anthistaminika, z. B. Tavegil, 1 Amp. = 2 mg 2 Amp. = 4 mg i.v. Urbason solubile forte 1000 ½ Amp. = 500 mg i.v.	
	Calcium-Gluconicum z. B. Calcium Sandoz 10%ig 10 ml langsam i.v.	**Cave:** Digitalis nicht gleichzeitig
	Psyquil 1 Amp. = 10 mg i.v.	Bei Brechreiz, Übelkeit, Unruhe
Bei schwerer Allgemeinreaktion mit anaphylaktischem Schock	Zusätzlich Adrenalin, z. B. Suprarenin, 1 Amp. = 1 mg 0,25 mg in 5 ml NaCl 0,9%ig langsam i.v.	S. Kap. Schock, S. 10
	Urbason solubile forte 1000 1 Amp. = 1000 mg i.v. O_2, 4–6 l/min	Gegebenenfalls Behandlung wie im Status asthmaticus, s. Kap. S. 120
Larynxödem Glottisödem Bronchospasmus	Aludrin-Dosier-Aerosol 3–5mal 1 Hub Aludrin, 1 Tbl. = 20 mg 2 Tbl. sublingual	Besonders nach dem Verschlucken des Insekts. Wenn erfolglos Nottracheotomie
Blutdruckabfall trotz Suprarenin	Dopamin (Dopamin-Giulini) 1 Amp. = 50 mg 100 mg in 500 ml NaCl 0,9%ig oder Glukose 5%ig in 6–9 Std. infundieren (18–30 Tropfen/min)	**Cave:** Keine alkalischen Lösungen!
	Rheomacrodex 10%ig bis 1000 ml	Zentralen Venendruck beachten
Atemstillstand	Intubation, maschinelle Beatmung	
Kreislaufstillstand	Externe Herzmassage	S. Kap. Kreislaufstillstand und Reanimation, S. 1

11 Anhang

11.1 Notfalldiagnostik

Die Notfalltherapie erfordert den raschen Einsatz wirkungsvoller Maßnahmen zur Beherrschung der akuten Gefahrensituation. Dabei kann ein zeitraubender Untersuchungsgang mit aufwendigen Spezialtesten zur endgültigen Klärung der Diagnose nicht abgewartet werden. Wichtig ist es, mit geringem Aufwand die wesentlichen Störungen zu erfassen. Die immer zur Verfügung stehenden Hilfen wie Anamnese und physikalische Untersuchung, sollen durch rasch und zuverlässig durchzuführende Laboruntersuchungen ergänzt werden. Das klinisch-chemische Diagnostikprogramm ist soweit auszudehnen, daß eine vorläufige Diagnosenstellung möglich, die Schwere der Erkrankung erfaßbar, Art und Ausmaß der Behandlung, sowie die erforderliche Therapiekontrolle gegeben sind.

Für die Auswahl der labordiagnostischen Maßnahmen ist zu bedenken, daß ein Test zur Behebung der gestörten Vitalfunktion zwar keine Bedeutung hat, für die spätere genaue Abklärung aber maßgeblich und/oder durch die erforderliche durchgeführte Therapie nicht mehr verwertbar ist. Eine Blutentnahme sollte deshalb für diese Untersuchungen entnommen und entsprechend aufbewahrt werden.

Tabelle 1. Laboruntersuchungen mit Angabe von Normalwerten

	Normalwerte	
	Alte Einheiten	SI
I. Aus dem Blut		
BKS	2–13 mm/h	2–13 mm/h
Hb	♂ 14–18 g% ♀ 12–16 g%	8,69–11,17 mmol/l 7,44–9,99 mmol/l
HK	♂ 42–52 Vol% ♀ 37–47 Vol%	0,42–0,52 0,37–0,47
Erythrozyten	♂ 4,3–6 Mill. ♀ 3,9–5,4 Mill.	4,3–6 T/l 3,9–5,4 T/l
Leukozyten	4000–9000 mm^3	4–9 G/l
Blutzucker (enzymat.)	70–100 mg%	3,9–5,6 mml/l
Gesamteiweiß	Erw. 6,6–8,7 g% Kind bis 6 J. 5,6–8,5 g%	66–87 g/l 56–85 g/l
Harnstoff-N	5–24 mg%	0,83–4,0 mmol/l
Kreatinin	0,5–1,1 mg%	44,2–97,3 µmol/l
Bilirubin ges. dir. indir.	0,3–1,0 mg% bis 0,25 mg% bis 0,75 mg%	5,12–17,1 µmol/l bis 4,28 µmol/l bis 12,83 µmol/l
Natrium	135–145 mval/l	135–145 mmol/l
Kalium	3,8–5,0 mval/l	3,8–5,0 mmol/l
Chlorid	94-m mval/l	94-m mmol/l
Kalzium	4,5–5,5 mval/l	2,25–2,75 mmol/l
pH	7,36–7,44 –/gmolc	7,36–7,42 gmolc
pCO_2	35–42 mm Hg	4,66–5,71 k Pa
pO_2	> 70 mm Hg	> 9,33 k Pa
BE	0–2,5 mÄq/l	0–2,5 mmol/l
CK	♂ bis 70 U/l ♀ bis 60 U/l	bis 834 nkat/l bis 834 nkat/l
CK-MB	bis 10 U/l	167 nkat/l
α-HBDH	55–140 mU/ml	917–2333 nkat/l
SGOT	♂ < 18 mU/ml ♀ < 15 mU/ml	< 300 nkat/l < 250 nkat/l
SGPT	♂ < 22 mU/ml ♀ < 17 mU/ml	< 367 nkat/l < 283 nkat/l
Cholinesterase	1900–3800 mU/ml	31667–63333 nkat/l
Amylase	6–34 mU/ml	100–567 nkat/l
Blutungszeit nach Duke	3–5 min	
Gerinnungszeit nach Lee-White	4–8 min	
Thromboplastinzeit (Quick-Wert)	70–100%	0,7–1
Plasmathrombingerinnungszeit (PTZ)	17–24 s	

Fortsetzung ▶

Tabelle 1 (Fortsetzung). Laboruntersuchungen mit Angabe von Normalwerten

	Normalwerte	
	Alte Einheiten	SI
Partielle Thromboplastinzeit (PTT)	32–40 s	
Reptilasezeit	20 s	
Hitzefibrinogen	170–410 mg%	1,7–4,1 g/l
Thrombozyten	150 000–400 000 mm³	150–400 G/l
TEG: r-Zeit	7′23″–9′27″	
k-Zeit	3′17″–4′51″	
m_a	48,6–60,4 mm	
$LA/_2$	6–17 Std	
II. Aus dem Harn		
Harnmenge	1–2 l/24 Std	
Spez. Gewicht	1012–1024	
Osmolarität	285–300 mosm/l	285–300 mmol/kg
Natrium	100–200 mval/l (100–260 mval/24 Std)	100–200 mmol/l (100–260 mmol/24 Std)
Kalium		
Kalzium		
Phosphor		
Glukose	negativ bis geringe Spuren	
Azeton	negativ	
Gesamteiweiß	25–70 mg/24 Std	0,025–0,070 g/24 Std
Gallenfarbstoffe		
α-Amylase	8–130 U/l	
Sediment		
III. Aus dem Liquor		
Farbe	wasserklar	
Zellzahl	12/3	
Zellart		
Gesamteiweiß	15–45 mg%	0,15–0,45 g/l
Nonne	keine Trübung bis leichte Opaleszenz	
Pandy	keine Trübung bis leichte Opaleszenz	
Chlorid	115–132 mval/l	115–132 mmol/l
Glukose (vor Punktion Blutzucker bestimmen)	40–80 mg% (ca. 60% des Blutzuckers)	2,2–4,4 mmol/l (ca. 0,6% des Blutzuckers)
IV. Besondere Untersuchungen		
Kohlenmonoxid		
Met-Hb		
Barbiturate im Urin		
Watson-Schwartz-Test		

11.2 Nuklearmedizinische Notfalldiagnostik

	Indikationen	Bemerkungen
Nierendiagnostik		
Nephrogramm	Steinkolik Bei Harnverhaltung – Unterscheidung zwischen Harnstauung und akuter Niereninsuffizienz	½ Std vorher ½ l Flüssigkeit trinken lassen
Nierenszintigraphie (statische und dynamische)	Beurteilung der Nierengröße bei Niereninsuffizienz Niereninfarkt Akuter Gefäßverschluß	Keine Patientenvorbereitung
Lungendiagnostik		
Lungenszintigramm Perfusions- und Ventilationsszintigraphie	Lungenembolie (pathologisches Perfusions-, normales Ventilationsszintigramm) Fremdkörperstenosen (pathologisches Perfusions- und Ventilationsszintigramm)	Keine Patientenvorbereitung
Hirndiagnostik		
Hirnszintigraphie (statische- und dynamische)	Hirnblutungen subdurales Hämatom, intrazerebrale Blutungen Hirninfarkt Gefäßverschluß Abszesse	1–2 Std vor der Untersuchung 40 Tropfen Irenat zur Blockierung der Schilddrüse
Leberdiagnostik		
Leberszintigraphie	Ruptur, Zysten, Abszesse, Leberzirrhose (bei Coma hepaticum) Metastasen (bei Coma hepaticum)	Keine Patientenvorbereitung
Milzdiagnostik		
Milzszintigraphie	Ruptur, Infarkt	Keine Patientenvorbereitung

Fortsetzung ▶

	Indikationen	Bemerkungen
Schilddrüsendiagnostik		
T_4-Test (Competitive Protein-Bindungsanalyse)	Schilddrüsenfunktionsstörungen	Erhöhte Werte: TBG-Vermehrung bei Gravidität und Östrogentherapie Erniedrigte Werte: TBG-Mangel bei Nephrose und Leberschäden, Therapie mit anabolen Steroiden, Androgenen, Sulfonamiden, Diphenylhydantoin, Salizylaten, Heparin.
ETR (NTR)	Schilddrüsenfunktionsstörungen Die „Effective Thyroxin Ratio" (ETR) erlaubt eine Aussage über den metabolisch wirksamen Thyroxin-Spiegel	Erhöhte Werte: bei Therapie mit D-Thyroxin Erniedrigte Werte: bei Therapie mit T_3
T_4-Radioimmunoassay	Schilddrüsenfunktionsstörungen Anwendung der Methode immer in Verbindung mit einem Test für die freie Bindungskapazität des TBG, weil dadurch die extrathyreoidalen Störfaktoren ausgeschaltet werden	Erhöhte Werte: Durch TBG-Vermehrung bei Gravidität und Östrogentherapie Erniedrigte Werte: durch TBG-Verminderung bei Nephrose und Leberschäden
T_3-Radioimmunoassay	Schilddrüsenfunktionsstörungen: Verdacht auf isolierte T_3-Hyperthyreose. Anwendung der Methode immer in Verbindung mit einem Test für die freie Bindungskapazität des TBG, weil dadurch die extrathyreoidalen Störfaktoren ausgeschaltet werden	Störfaktoren s. T_4-Radioimmunoassay
TRH-Test	Schilddrüsenfunktionsstörungen	Bei Hyperthyreose: basales TSH erniedrigt, TSH nach TRH erniedrigt Bei Hypothyreose: basales TSH erhöht, TSH nach TRH stark erhöht
Schilddrüsenszintigraphie	Verdacht auf autonomes Adenom Struma	

Notfallkoffer

Empfehlung zur medikamentösen Ausstattung

Medikamente	Ampullenzahl
Adalat 10 mg	
Akineton 5 mg	1
Akrinor 200 mg	3–5
Alupent 0,5 mg	5
Atosil 50 mg	2
Atropinum sulfuricum 0,5 mg	3
Atropinum sulfuricum 2,0 mg	2
Baralgin 5 ml	2
Buscopan comp. 5 ml	1
Calcium gluconicum 10%	3
Catapresan 0,15 mg	2
Clauden-Gaze	
Corticoide 50 und 100 mg (z. B. Ultracorten H)	2
Corticoide 1000 mg (z. B. Urbason solubile forte 1000)	2
Depasan 100 mg	1
Depasan Tbl. 100 mg	
Dicodid	1
Dilaudid	1
Distraneurin	2
Dociton Tbl. 40 mg	
Dolantin S 50 mg	2
Effortil 1 ml	3–5
Favistan 40 mg	1
Fibrospum	
Fortecortin 4 mg	4
Fortral 30 mg	2
Gilurytmal 50 mg	1
Glukose 40%ig	3
Haemoglukotest	
Haldol 10 mg	2
Hydergin	2
Hypertonalum 300 mg	1
Ildamen 4 mg	2
Ildamen Tbl. 8 mg	
Isoptin 5 mg	4
Isoptin Drag. 80 mg	
Isoket Tbl. 20 mg	
Konakion	1

Fortsetzung ▶

Medikamente	Ampullenzahl
Lanitop 0,2 mg	5
Lasix 2 ml	5
Liquemin 5 ml	1
Lorfan	2
Luminal 0,2 mg	2
Megaphen 25 mg	1
Methergin	1
Narcanti	1
Neo-Gilurytmal 20 mg	
Nitrolingual Kps. 0,8 mg Spray 0,4 mg	1
Novadral 10 mg	2
Novocamid 300 mg	1
Paspertin 10 mg	2
Phenhydan 250 mg	1
Phenhydan Tbl. 100 mg	
Polamidon	2
Prent	2
Psyquil 10 mg	2
Reserpin (z. B. Serpasil, Sedaraupin) 1 mg	2
Rivotril 1 mg	1
Rytmonorm Tbl. 300 mg	2
Solosin 208 mg	2
Strophantin (z. B. Cordalin-Strophantin, Kombetin)	5
Suprarenin 1 mg	1
Tacitin 10 mg	2
Tavegil 5 ml	1
Torecan	1
Toxogonin 250 mg	1
Ugurol 0,5 mg	1
Valoron-Tropfen	
Valium 10 mg	5
Xylocain 2%ig 5 ml	2
Antibiotika nach Wahl	
Alt-Insulin	
Infusionslösungen:	
Macrodex 6%ig	1
Natriumbikarbonat 8,4%ig	1
Normofundin	1

Apparate und Instrumente

Standardausrüstung	Empfohlenes Zubehör zur Vervollständigung
Stethoskop	
Blutdruckapparat	
Stauschlauch	
Fieberthermometer	
Reflexhammer	
Taschenlampe	
Zungenspatel	Kombogerät Oto-Laryngo-Oculoskop
	Orotubus
Guedeltubus/Safartubus	
Nasenkatheter	
Orosauger (Dräger)	Intubationsbesteck (Rüsch-Einmalbesteck)
	Resuscitator-Box (Dräger-Laerdal)
Harnröhrenkatheter (Einmalkatheter)	
Infusionsbestecke	
Braunülen	
Spritzen und Kanülen verschiedener Größen	Lange Injektionsnadeln, Nadel mit aufgebundenem, geschlitzten Fingerling
1 Schere	
1 Kleiderschere	
2 Klemmen	
1 Pinzette	
Mullbinden	
Elastische Binden	
Heftpflaster	
Schnellverband	
Neopren-Abbinder	
Kleine Schiene	Pneumatische Transportschiene (nach Dr. Kunz)
Sterile Handschuhe	
Fingerlinge	
Steriles Röhrchen	
Gummikeil	
Sicherheitsnadeln	
Rezeptblock	
Krankenhaus-einweisungsformulare	

Informationszentren bei Vergiftungen

Medizinische Kliniken und Institute

Berlin (0 30) 3 02 30 22	Reanimationszentrum der Freien Universität im Klinikum Westend Spandauer Damm 130 1000 Berlin 19
Braunschweig (05 31) 6 22 90	Medizinische Klinik des Städtischen Krankenhauses Salzdahlumer Straße 90 3300 Braunschweig
Braunschweig (05 31) 3 91 24 00	Institut für Pharmakologie und Toxikologie der Technischen Universität Bültenweg 17 3300 Braunschweig
Bremen (04 21) 4 97 52 68	Kliniken der Freien Hansestadt Bremen Zentralkrankenhaus, Klinikum für Innere Medizin St. Jürgen-Straße 2800 Bremen
* Freiburg (07 61) 2 03 21 07	Pharmakologisches Institut der Universität Katharinenstraße 29 7800 Freiburg
* Gießen (06 41) 7 02 41 35	Pharmakologisches Institut der Universität Frankfurter Straße 107 6300 Gießen
* Göttingen (05 51) 39 53 00	Pharmakologisches Institut der Universität, Abteilung für Toxikologie und Neuropharmakologie Geiststraße 9 3400 Göttingen
Hamburg (0 40) 6 38 53 46/3 45	II. Medizinische Abteilung des Krankenhauses Barmbek, Rübenkamp 148 2000 Hamburg
Kiel (04 31) 5 97 42 68	Zentralstelle zur Beratung bei Vergiftungsfällen an der I. Medizinischen Universitätsklinik Schittenhelmstraße 12 2300 Kiel
Koblenz (02 61) 4 60 21	Städtisches Krankenhaus Kemperhof, Medizinische Klinik Koblenzer Straße 115–155 5400 Koblenz

---

Die mit * bezeichneten Informationszentren verfügen noch nicht über einen durchgehenden 24-Std-Dienst

Ludwigshafen (06 21) 50 34 31	Städtische Krankenanstalten Ludwigshafen, Entgiftungszentrale Bremser Straße 79 6700 Ludwigshafen
Mainz (0 61 31) 2 23 33/ 19 24 18	II. Medizinische Universitätsklinik und Poliklinik, Zentrum für Notfalltherapie, Entgiftung und Giftinformation Langenbeckstraße 1 6500 Mainz
* Marburg (0 64 21) 28 22 90/ 28 22 91	Institut für Toxikologie und Pharmakologie Pilgrimstein 2 3550 Marburg
München (0 89) 41 40 22 11	Toxikologische Abteilung, Klinikum rechts der Isar der Technischen Universität Ismaninger Straße 22 8000 München
Münster (02 51) 83 62 45	Medizinische Klinik und Poliklinik der Universität Westring 3 4400 Münster
Nürnberg (09 11) 3 98 24 51	II. Medizinische Klinik der Städtischen Krankenanstalten, Toxikologische Abteilung Flurstraße 17 8500 Nürnberg
* Saarbrücken (06 81) 6 03 25 44 6 03 26 41	Städtisches Krankenhaus Winterberg Beatmungs- und Vergiftungszentrale 6600 Saarbrücken
* Würzburg (09 31) 2 01 39 80/ 39 81	Institut für Toxikologie u. Pharmakologie der Universität Versbacher Landstraße 9 8700 Würzburg

Kinderkliniken

Berlin (0 30) 3 02 30 22	Beratungsstelle für Vergiftungserscheinungen an der Universitäts-Kinderklinik Heubnerweg 6 1000 Berlin 19
Bonn (0 22 21) 21 35 05	Universitäts-Kinderklinik und Poliklinik, Informationszentrale für Vergiftungen Adenauerallee 119 5300 Bonn
Freiburg (07 61) 2 70 43 61	Universitäts-Kinderklinik Informationszentrale für Vergiftungen Mathildenstraße 1 7800 Freiburg
* Göttingen (05 51) 39 62 10/11	Universitäts-Kinderklinik und Poliklinik Humboldtallee 38 3400 Göttingen
Homburg/Saar (0 68 41) 16 22 57	Universitäts-Kinderklinik Informationszentrale für Vergiftungen 6650 Homburg/Saar
* Papenburg (0 49 61) 8 31	Marien-Hospital, Kinderabteilung Hauptkanal rechts 75 2990 Papenburg

Mobile Gegengift-Depots

8000 München 80
Toxikologische Abteilung der II. Medizinischen Klinik Rechts der Isar der Technischen Universität München
Ismaninger Straße 22
Tel.: Vorwahl: 0 89, Durchwahl: 41 40 22 11, Zentrale 4 14 01
oder über Berufsfeuerwehr München: Tel.: Vorwahl: 0 89, Durchwahl: 1 12

4200 Oberhausen
Städtische Feuerwehr
Mülheimer Straße 161
Tel.: Vorwahl: 02 08, Durchwahl: 88 51 oder Notruf: 1 12

Präparatename	Generic name
Acetolyt	Hexacalciumhexanatriumheptacitrat-Hydrat
Adrenoxyl	Carbazochromdihydrat
Akrinor	Cafedrin-HCl, Theodrenalin
Akrithrombin	Thrombin
Aldactone	Spironolacton
Aldocorten	Aldosteron
Alexan	Cytosin-Arabinosid
Alkeran	Melphalan
Aludrin	Isoprenalinsulfat
Alupent	Orciprenalin
Amidonal	Aprindin
Aminosteril Hepa	
Aminosteril KE	
Ancotil	Flucytosin
Antidotum Thallii	Eisen(III)-hexacyanoferrat
Antistin	Antazolin
Anvitoff	Tranexamsäure
Aponal	Doxepin
L-Argininhydrochlorid	
AT 10	Dihydrotachysterol
Atosil	Promethazin
Atropinum sulfuricum	
Baralgin	Metamizol-Na, Pitofenon-HCl u. a.
Baypen	Mezlocillin
Beflavin	Vitamin B_2
Bepanthen	Panthenol
Berotec	Fenoterol
Binotal	Ampicillin
Bisolvon	Bromhexin
Botulismus-Antitoxin	
Bricanyl	Terbutalinsulfat
Bronchospasmin	Reproterol-HCl
Buscopan	Hyoscin-N-butylbromid
Butazolidin	Phenylbutazon
BVK Roche	Vitamin B-Komplex
Calcitonin-Sandoz	Salm-Calcitonin
Calciumedetat-Heyl	Ca-Na_2-EDTA
Calcium-Gluconicum	Ca-glukonat 9% Ca
Catapresan	Clonidin
Cebion fortissimum	Acidum ascorbicum
Cedoxon	Acidum ascorbicum
Chinidinum purum-Compretten	
Chininum hydrochloricum	
Clauden	Partialthromboplastin = Thrombokinase
Cocainum hydrochloricum	
Codeinum phosphoricum	
Cohn' Fraktion	Humanes Fibrinogen, Faktor VIII
Colfarit	Acetylsalicylsäure
Combisteril FGX	

Fortsetzung ▶

Präparatename	Generic name
Cordalin-Strophanthin	Etofyllin, K-Strophanthin, Theophyllin-Monohydrat
Crescormon	Humanes Wachstumshormon nach IRP
Daktar	Miconazol
Depasan	Sparteinsulfat
Dibenzyran	Phenoxybenzamin
Dicodid	Hydrocodonhydrogentartrat
Digimerck	Digitoxin
Dilaudid	Hydromorphon
Dilaudid-Atropin	
Distraneurin	Clomethiazol
Ditripentat-Heyl (DTPA)	Calc.-Trinatrium-pentetat
Dobutrex	Dobutamin
Dociton	Propranolol
Dogmatil	Sulpirid
Dolantin Spez.	Pethidin
Dolo-Buscopan	(s. Buscopan u. Metamizol)
Dopamin	Dopamin
Doryl	Carbachol
Effortil	Etilefrin
Endojodin	Proloniumjodid
Endoxan	Cyclophosphamid
Eupaverin forte	Moxaverin
Euphyllin	Aminophyllinum
Euthyrox	Levothyroxin-Natrium T4
Faktor VIII-Konzentrat	antihämophiles Globulin
Favistan	Thiamazol
Fibraccel	Partielles Thromboplastin
Fibrospum	Fibrinschwamm
Fortecortin	Dexamethason
Fortral	Pentazocin
Gammavenin	Gamma-Globulin 5%
Gernebcin	Tobramycin
Gilurytmal	Ajmalin
Glucosteril	Glucose-Monohydrat
Glukose 5%	
Guanidinhydrochlorid	
Haldol	Haloperidol
Hepasteril A	Arginin-Malat u. a.
Humanalbumin	
Humanfibrinogen	
Humatin	Paromomycin
Hydergin	Dihydroergo-cornin, -cristin, -cryptin
Hydrocortison	Hydrocortison
Hygroton	Chlorothiazid
Hypertonalum	Diazoxid

Fortsetzung ▶

Präparatename	Generic name
Ildamen	Oxyfedrin
Imurek	Azathioprin
Insulin	
Ionosteril	
Isoptin	Iproveratril
Isoket	Isosorbiddinitrat
Isosorbit-Dinitrat	
Kalinor	Kaliumchlorid
Kaliumbicarbonat 10,01%	
Kaliumchlorid 7,46%	
Kalium-Duriles	Kaliumchlorid
Katalysin	Thionin
Kohle-Compretten	Carbo medicinalis
Kombetin	K-Strophanthin
Konakion	Phytomenadion Vit. K_1
Laevadosin	Adenosin u. a.
Laevilac	Lactulose
Laevulose 5%	
Lanitop	Metildigoxin
Lasix	Furosemid
Legalon	Silymarin
Lipostabil	Essent. Phospholipide = EPL-Substanz
Liquemin	Heparin
Lithiumchlorid	
Locid	Ca-carbonat, Mg-hydroxyd, Aminoessigsäure, Al-hydroxidgel
Longasteril 40	Dextran u. Sorbit
Lorfan	Levallorphan
Luminal	Phenobarbital
Macrodex 6%	Dextran, NaCl
Magnesiumsulfat	
Magnesium-Verla	Mono-Mg-L-diglutamat
Magnorbin	Ascorbinsaures Magnesium
Mefoxitin	Cefoxitin
Megacillin forte	Pen.-G-Natrium
Megaphen	Chlorpromazin
Metalcaptase	D-Penicillamin
Methylen blau 1%	
Mexitil	Mexiletinhydrochlorid
Mithramycin	Mithramycin
Morphin	Morphinhydrochlorid
Mucolyticum Lappe	Acetylcystein
Myambutol	Ethambutol
Myoston	Adenosin-Monophosphorsäure
Natriumbicarbonat 8,4%	
Natriumchlorid 5,85%	
Natriumphosphat 7,53%	

Fortsetzung ▶

Präparatename	Generic name
Natriumsulfuricum	
Narcanti	Naloxon
Neo-Gilurytmal	Prajmaliumbitartrat
Neoteben	Isoniazid
Nepresol	Dihydralazin
Neurocil	Levomepromacin
Nipruss	Nitroprussidnatrium
Nitroglycerin	
Nitrolingual	Nitroglycerin
Normofundin	Elektrolytlösung
Norpace	Disopyramid
Novadral	Norfenylefrin
Novalgin	Metamizol
Novocain-Lösung	Procain-HCl
Novocamid	Procainamid-HCl
Octapressin	
Optocillin	Mezlocillin + Oxacillin
Ornicetil	Di-(L(+)-ornithin)-(2-oxoglutarat)-hydrat
Osyrol	Spironolacton
Panthesin-Hydergin	Leucinocain-mesilat-Hydergin
Pantopon	Opiumalkaloide als salzsaure Salze, ca. 50% Morphin
Paraffinum subliquidum	
Paraldehyd	
Paraxin	Chloramphenicol
PAS	Na-para-aminosalicylicum
Paspertin	Metoclopramid
Penicillin-G-Na	
Phenhydan	Phenytoin
Phosphatpuffer	
L-Polamidon	Methadon
Polymyxin B	Amphotericin B
PPL	Plasmaproteinlösung
PPSB	Prothrombinkonzentrat
Presomen	Natürliche konjugierte Östrogene
Prostigmin	Neostigmin
Protamin Sulfat	
Psyquil	Triflupromazin
Quantalan	Cholestyramin
Reducto	Kaliumdihydrogenphosphat, Natriummonohydrogenphosphat
Refobacin	Gentamycin
Regitin	Phentolamin
Resonium A	Sulfoniertes Styrol-Divinyl-benzol-Copolymer
Reverin	Rolitetracyclin
Rheomacrodex	Dextran
Rhythmodul	Disopyramid

Fortsetzung ▶

Präparatename	Generic name
Rifa	Rifampicin
Rimactan	Rifampicin
Rivotril	Clonazepam
Rytmonorm	Propafenon-HCl
Securopen	Azlocillin
Sedaraupin	Reserpin
Serpasil	Reserpin
Serum-Cholinesterase	Hum. Ser.-Cholin.
Solosin	Theophyllin
Solu-Decortin H	Prednisolon
Solugastril	Al-hydroxid, Mg-hydroxid
Sorbisterit	Kationenaustauscher in Ca- und Al-Phase
Sorbosan	Moxaverin-HCl, Sorbit
Sterofundin	Dimercaprol = BAL-British Anti-Lewisit
Streptase	Streptokinase
Streptomycin	Streptomycinsulfat
Sulfactin	
Suprarenin	Epinephrin-HCl
Synacthen	Tetracosactid ACTH
Tachostyptan	Lipidthromboplastin
Tacitin	Benzoctamin
Tagamet	Cimetidin
Tavegil	Clemastinhydrogenfumarat
Tetanol	Tetanusimpfstoff
Thrombophob-Gel	Heparin-Na, Hexachlorophen
L-Thyroxin-inject "Henning"	Levothyroxin-Na
Tolvidinblau	
Topostasin	Thrombin
Torecan	Thiethylperazin
Toxogonin	Obidoximchlorid
Trasylol	Aprotinin
Triadenyl	Triphosadenin
Tris-steril (THAM) Trispuffer	
Trommcardin	K – Mg – hydrogenaspartat
Tutofusin S 40	Infusionslösung z. Osmotherapie
Ugurol	Tranexamsäure
Ultracorten H	Prednisolon
Uralyt U	Hexakaliumhexanatriumpentacitrat
Urbason solubile forte 100	Methylprednisolon
Valoron N	Tilidin-HCl, Naloxon-HCl
Valium	Diazepam
Vasopressin	Lypressin
Vibravenös	Doxycyclin
Vidarabinphosphat 500 Thilo	
Vigantol forte	Vit. D_3
Xylocain	Lidocain
Zinacef	Cefuroxin
Zyloric	Allopurinol

Sachregister